国家出版基金项目
NATIONAL PUBLICATION FOUNDATION

国家出版基金资助项目
“十四五”时期国家重点出版物出版专项规划项目
组织修复生物材料研究著作

骨修复与再生材料

BIOMATERIALS FOR BONE REPAIR AND REGENERATION

张 超 王佳力 全昌云 等编著

哈爾濱工業大學出版社
HARBIN INSTITUTE OF TECHNOLOGY PRESS

内容简介

本书概括了骨科材料与植介入器械转化研究团队师生近年来在骨科材料及相关领域的科研成果，主要包括多孔骨修复材料及相关修复机制、电刺激与电活性材料、用于关节软骨修复的3D打印生物墨水、聚醚醚酮人工关节、生物活性玻璃复合材料、可降解镁金属骨科器械、部分可吸收骨水泥等内容。

本书适合从事骨科材料基础与转化研究的科研人员、企业研发人员，高等学校研究生及高年级本科生阅读。

图书在版编目(CIP)数据

骨修复与再生材料/张超等编著. —哈尔滨：哈尔滨工业大学出版社，2025. 5. —(组织修复生物材料研究著作). —ISBN 978-7-5767-1811-9

Ⅰ. R318.08

中国国家版本馆CIP数据核字第2025CK2255号

骨修复与再生材料

GUXIUFU YU ZAISHENG CAILIAO

策划编辑　许雅莹　杨　桦

责任编辑　周轩毅　马毓聪　李佳莹　李青晏

封面设计　卞秉利　刘　乐

出版发行　哈尔滨工业大学出版社

社　　址　哈尔滨市南岗区复华四道街10号　邮编150006

传　　真　0451-86414749

网　　址　http://hitpress.hit.edu.cn

印　　刷　辽宁新华印务有限公司

开　　本　720 mm×1 000 mm　1/16　印张15.25　字数300千字

版　　次　2025年5月第1版　2025年5月第1次印刷

书　　号　ISBN 978-7-5767-1811-9

定　　价　108.00元

前 言

2019年春，王佳力博士以“百人计划”副教授身份被引进中山大学生物医学工程学院，那时，全学院仅全昌云老师和我两人在骨科生物材料领域上下求索，适逢学院鼓励团队化建设，三人商议许久，定下了骨科材料与植介入器械转化研究团队（简写TOMID）的名字，加上2017年以博士后身份入职的吴钊英、刘杨二位博士，团队正式成立。紧随其后，肖林博士（2020.5，助理教授）、宋剑博士（2020.11，副教授）、贾昭君博士（2021.10，副教授）、林倩明博士（2022，助理教授）、李睿博士（2024.5，副教授）陆续加入，团队日益壮大。

骨科材料与植介入器械转化研究团队之名，重点落在转化研究。生物医学工程作为一个工程学科，其研究内容应与工程应用直接关联；作为生物医学工程学科下设的生物医学材料领域，也应与临床及行业需求相结合。钻研产业与临床亟需的骨科材料、植介入器械，是TOMID团队师生的使命与任务。

本书概括了TOMID团队师生近年来在骨科材料及相关领域的文献调研、科学研究的成果，具体内容包括：多孔骨修复材料及相关修复机制、电刺激与电活性材料、用于关节软骨修复的3D打印生物墨水、聚醚醚酮人工关节、生物活性玻璃复合材料、可降解镁金属骨科器械、部分可吸收骨水泥等内容。撰写分工如下：第1、2章由张超撰写，第3章由刘杨撰写，第4章由肖林撰写，第5章由宋剑撰写，第6章由吴钊英撰写，第7章由王佳力撰写，第8、9章由全昌云撰写。全书由张超统稿。

希望这本书只是一个开始，随着骨科材料与植介入器械转化研究团队的发展，会有更多更丰富的成果呈现出来。

由于作者水平有限，书中疏漏之处在所难免，恳请广大读者批评指正。

张 超

2024年11月

目 录

第1章

基于聚(γ-谷氨酸)的组织工程支架材料研究

1.1 组织工程原理及其临床应用简介

组织工程是一门涵盖细胞学、工程学、材料学、生物化学和物理化学等诸多内容的交叉学科。组织工程是指应用生命科学和工程学的原理和方法，将生物材料[1]、种子细胞[2]、生化因子[3]有机结合以实现在体外对于组织器官的构建[4]，进而在此基础上针对受损器官部分或者整体进行改善、修复乃至重建[5]。再生医学不仅涵盖组织工程研究所有的研究手段及方法[6-9]，还包括结合机体组织自修复机制以及生物材料的辅助，来共同实现细胞再生乃至组织和器官的修复与重建。再生医学的终极目标是治愈复杂而慢性的疾病。随着组织工程和再生医学的发展，组织工程和再生医学这两个领域所包含的研究内容相互交叉。

迄今为止，组织工程领域研究成果在临床医学上的应用尚处于起步阶段。目前仅人造膀胱[10-11]、人造血管[12]、创口敷料[13]、软骨/骨组织修复[14-15]、人造气管[16-17]在临床上已有相关报道的案例，但这些治疗手段不成熟且花费高昂。另外，更为复杂的器官组织例如人工心脏、肺、肝等已经在科研实践中实现了体外的构建。

组织工程的基本原理如下：从组织中分离并且得到合适的种子细胞，经过体外扩增并接种于支架材料内培养，在一定的外界环境刺激下（例如生长因子刺激[18-20]、力学刺激[21-23]、电刺激[24-25]），种子细胞得到进一步的增殖、诱导、分化，最终实现细胞在体外的正常功能化[1]，随后再回植于组织缺损部位，从而实现对于机体的修复。在组织工程中，种子细胞的类型包括干细胞（例如胚胎干细胞、骨髓间充质干细胞(BMSCs)、脂肪干细胞(ADSCs))和正常的组织细胞(例如软骨细胞、成纤维细胞等)。

在生物体内,细胞处于细胞外基质(ECM)构成的三维微环境中,细胞的黏附、增殖、迁移、分化、凋亡等功能需要通过与其相邻的细胞外基质的相互作用来实现[26-27],例如细胞通过细胞膜表面受体与细胞外基质上的配体相互作用激发相应的信号通路,进而调节细胞核内的基因表达[28]。因此,构建模拟或接近ECM微环境的三维支架,对于组织工程至关重要[29]。

1.2 组织工程支架材料研究进展

组织工程支架材料应当满足以下要求[30-33]:①多孔结构,有利于细胞在支架材料上的黏附、增殖以及营养物质的传递;②生物相容性,不会引起周围组织的免疫排斥反应;③合适的力学性能;④可生物降解性,在生物体内相关酶的作用下可以实现生物降解;⑤可塑性,保证支架材料能够被加工成需要的形状;⑥可功能化修饰性,表面可修饰或负载特定的生化因子、药物;⑦能够模拟天然细胞外基质的结构、成分。按照材料来源及性质,组织工程支架材料主要分为天然高分子材料、合成高分子材料。

1.2.1 天然高分子材料

天然高分子材料来源于自然界中动、植物以及微生物[34],主要包括胶原(Collagen)及其衍生物明胶(Gelatin)、透明质酸(Hyaluronic acid)、海藻酸钠(Alginate)、琼脂糖(Agarose)以及甲壳素(Chitin)及其衍生物壳聚糖(Chitosan)等。天然高分子材料通常具有良好的生物相容性以及可降解性,其缺点是在体内降解速率过快以及机械性能不足。

以胶原和明胶为例,胶原是人体和动物结缔组织中主要存在的结构蛋白[35],能够维持细胞外基质的生物学功能和结构的完整[36]。胶原经过高温水解、变性得到明胶[37]。基于胶原和明胶的支架材料具有很好的生物相容性[38]。例如,基于Ⅱ型胶原的支架材料能够支持软骨细胞的生长以及功能化表达[39]。单纯的胶原支架材料的机械性能较差,据报道[39],其综合刚度仅有1 000 Pa。以修复软骨组织为例,机械性能不到天然软骨综合刚度的二十分之一[40]。基于胶原的支架材料近几年来仍然是组织工程领域的研究热点。Mizuno等[41]发现,由胶原和脱矿物质的骨粉构成的海绵支架可以促进人体的成纤维细胞向软骨细胞分化[42]。Pinnagoda等[43]制备了基于胶原的双层管状支架用于输尿管的重建,在实验动物体内取得了良好的修复效果。Chan等[44]利用牛Ⅰ型胶原构建了一个平均孔径为 80 μm 的胶原支架材料,动物实验结果表明,胶原支架材料能够支持内皮细胞生存以及促进血管化形成。

海藻酸钠是从褐藻中提取的多糖物质,具有良好的生物相容性、低成本、抗血栓形成、与细胞外基质中糖胺聚糖(Glycosaminoglycans,GAGs)结构类似等诸多特点[45],海藻酸盐可在金属离子(例如二价的钙离子)的作用下通过离子键的相互作用形成物理凝胶[46]。基于海藻酸钠制备的水凝胶在心脏移植、干细胞输送、组织支撑重建、生长因子控释等方面有广泛的应用。近几年来,海藻酸钠在组织工程领域的报道很多。Leijs 等[47]将间充质干细胞包载在海藻酸钠形成的水凝胶内用于治疗关节炎,借由海藻酸钠形成的细胞支架以延长干细胞在修复组织部位的驻留时间,通过这样的方式加强对于修复部位的治疗效果。Celli 等[48]研究了由海藻酸钠构建的微粒对番茄红素的载药能力,通过对比不同黏度的海藻酸钠形成微粒的载药量,结果表明,低黏度的海藻酸钠微粒拥有更高的药物包载效率。琼脂糖是从天然海藻中提取的多糖物质,可随温度的变化发生凝胶一溶胶转变形成水凝胶[49]。Mauck 等[50]采用琼脂糖凝胶包载软骨细胞,研究外力施加对琼脂糖内的软骨细胞生长以及分泌细胞外基质的影响。海藻酸盐虽具有良好的生物相容性,然而有文献报道,海藻酸钠在交联过程中使用的二价金属钙离子会缓慢地从水凝胶中释放,研究结果表明,钙离子的释放会提高细胞分泌炎性因子的水平[51]。

透明质酸广泛分布于人体和动植物的结缔组织、上皮组织以及神经组织。文献表明,细胞膜表面拥有多种与透明质酸相关的受体[52],细胞的行为受到调控[53],透明质酸在促进细胞的黏附、迁移、增殖方面起到重要作用[54-55]。壳聚糖来源于脱乙酰化甲壳素,壳聚糖在结构上与 GAG 类似,并具有一定的生物活性[56-58]。透明质酸和壳聚糖一直都是组织工程材料的研究热点,在基因/药物治疗、靶向输药、创口愈合、干细胞分化、软骨组织工程等领域取得了很多研究成果[20,24,59-68]。近几年关于透明质酸和壳聚糖构建组织工程支架的报道很多,例如,Huang 等[69]制备的由纳米羟基磷灰石/乙二醇壳聚糖/透明质酸构成的可注射的复合水凝胶可用作骨组织的修复,报道指出此水凝胶在溶菌酶的作用下可以加速降解,并且体外细胞实验表明此水凝胶细胞相容性良好。Ganesh 等[70]利用某些肿瘤细胞膜表面过度表达 CD44 受体这一特征,制备由透明质酸及其衍生物组成的纳米输送系统并包载 siRNA(small interfering RNA),此纳米系统用于对肿瘤以及受肿瘤细胞转移侵袭组织的药物输送治疗,实验结果表明,此纳米系统可以被肿瘤细胞特异性地摄取,相关的致癌基因被沉默。Liu 等[71]制备了羟基磷灰石/壳聚糖纳米纤维支架并用于骨髓间充质干细胞(BMSCs)的三维培养,研究结果表明,此支架能够支持 BMSCs 细胞在支架表面的黏附、迁移、增殖以及成骨分化。

1.2.2 合成高分子材料

合成高分子材料主要包括聚丙烯酸(PAA)及其衍生物、聚乙二醇(聚氧化乙烯)(PEG/PEO)及其衍生物、聚乙烯醇(PVA)、聚乳酸(PLA)和聚乙醇酸(PGA)及其衍生物、聚己内酯(PCL)等。

合成高分子材料具有较好的力学性能和可加工性,在工业上能够实现大规模标准化生产;但是其自身往往不具备生物活性,需要引入与细胞黏附、增殖、分化相关的生化因子。部分可降解的合成高分子材料,例如 PLA 和 PGA 及其共聚物,其降解产物偏酸性,会致使植入部位周围环境 pH 下降,进而引起炎症反应[72]。基于 PCL[73] 和 PVA[74] 的组织工程材料,虽然在组织体内的降解不会引起类似于 PLA 和 PGA 的炎症反应,但是降解的时间难以控制。近几年来,基于上述可降解的合成高分子材料在组织工程中的研究报道多见于 PLA、PGA 和 PCL 与无机纳米粒子或天然高分子材料形成的复合物。Qiu 等[75]将地塞米松(DEX)吸附在多孔的二氧化硅纳米粒子表面,并将此粒子沉积在聚乳酸/聚己内酯(PLA/PCL)纳米纤维支架材料表面用于研究修复 Sprague－Dawley(SD)大鼠颅骨缺损,实验结果表明,DEX 可以从此支架中持续释放,含有 DEX 纳米粒子支架比单纯 PLA/PCL 纳米纤维支架在颅骨缺损部位有更好的修复效果。Chuenjitkuntaworn 等[76]采用蔗糖作为造孔剂制备了具有多孔结构的聚己内酯/羟基磷灰石支架,并研究此支架在骨组织修复中的应用,细胞培养结果表明此类型的支架可以促进多种类型的干细胞成骨分化。Roh 等[77]使用 3D 打印技术将聚乳酸－聚乙醇酸共聚物(PLGA)与纳米羟基磷灰石、β－磷酸三钙共混制备具有生物活性的三维支架,同时应用氧气等离子体表面改性技术提高支架材料表面的疏水性以及粗糙程度,细胞实验结果表明,此三维支架可以促进前成骨细胞(MC3T3－E1)细胞的黏附、增殖以及分化,在骨组织工程中有潜在的应用价值。

PEG 生物相容性良好,具有不被体内免疫系统识别、能够阻止蛋白吸收等诸多优良特点[78],PEG 及其衍生物已被广泛应用于构建基因/药物/蛋白质控制释放载体、组织工程支架。例如,Kar 等[79]在 PEG 骨架上引入二硫键并制备水凝胶,研究表明此类型水凝胶的降解行为受到细胞分泌的蛋白酶调控,降解速率与所包载细胞的类型、细胞数量以及骨架中二硫键所占比例有关,此类型水凝胶可以用作细胞输送治疗。Zhang 等[80]制备了 Gelatin/PEG 大孔径互穿网络水凝胶,该水凝胶具有良好的机械性能,细胞实验表明,该水凝胶不仅能够促进细胞间的相互作用,还能够促进软骨细胞在水凝胶表面的黏附、增殖及分泌细胞外基质。Cao 等[81]采用巯基－双键迈克尔加成的方式合成明胶－聚乙二醇的大分子前驱体 Gelatin－PEG(GP),并且指出改变明胶和聚乙二醇的比例可制备不同类型的 GP 前驱体。针对不同 GP 前驱体的制备以实现对水凝胶力学性能的调控,细胞实验的结果表明,此类型水凝胶可以设计出符合特定细胞需要的力学环境。

1.3 聚(γ-谷氨酸)及其组织工程应用

聚(γ—谷氨酸)(γ—PGA)是经由苞芽杆菌发酵制备的一种高分子聚合物[82],具有很好的吸水保水特性,并且可在生物体内经由代谢被机体吸收。细胞膜表面含有与谷氨酸相关的受体[83-85];谷氨酸体内参与代谢与调控[83],具有生物活性。研究表明,谷氨酸是中枢神经系统中的一种神经递质,在维持神经细胞正常传导中起重要作用[84]。谷氨酸在人体软组织中作为细胞信号因子参与细胞的调控[85]。在软骨和骨组织中[86],谷氨酸通过细胞膜表面的谷氨酸受体(GluRs)参与了组织细胞间的通信和信号传导,对于细胞外软骨组织的矿化起到抑制和调节作用[87]。细胞外过量的谷氨酸在胱胺酸/谷氨酸逆转运子(Cystine/Glu antiporter)的反向操作(retrograde operation)下,降低细胞内胱胺酸的含量导致细胞内谷胱甘肽合成量的减少,引发了细胞的凋亡机制,同时细胞外的谷氨酸激活软骨细胞膜上谷氨酸受体(Group Ⅲ mGluR),引发信号转导刺激软骨细胞进行中止矿化行为[88]。γ—PGA侧链羧基还可引入不同的功能化基团进行化学修饰。

近几年,γ—PGA被广泛应用于组织工程。Akagi等[89]报道了基于苯丙氨酸残基接枝到γ—PGA侧链,制备两亲性大分子,用于构建蛋白质载体纳米颗粒,研究表明,该纳米颗粒可以很好地固定包载的蛋白质;同时,此纳米颗粒对人前髓细胞(HL—60)细胞没有破坏作用。Liang等[90]制备由γ—PGA与PLA嵌段共聚形成的纳米颗粒,半乳糖胺(Galactosamine,Gal)接枝到此纳米颗粒表面后能够被肝癌细胞(HePG2)摄取,用作肝癌组织的靶向输药。随后该课题组将γ—PGA—PLA/Gal纳米颗粒包载紫衫醇(Paclitaxel)用于对肝癌组织的治疗,取得了良好的治疗效果。Chang等[91]将硫酸软骨素(Chondroitin sulfate,CS)接枝到γ—PGA侧链,再与PCL共混形成多孔支架,用于体外软骨细胞的培养,实验结果表明,该支架能够促进软骨细胞分泌更多的胶原和GAGs。Tsao等[66]将带有正电的壳聚糖和带有负电的γ—PGA进行静电复合,得到聚电解质复合物(PEC),该复合物具有良好的保湿性以及机械性能,将该复合物用作修复动物创伤模型的敷料,实验结果表明,此PEC敷料可以加快受损创面的愈合速率并降低炎症反应程度,同时该敷料可以容易地从创面剥落而不会对新生组织产生破坏。

构建适合细胞在体外三维培养的支架材料,使细胞能够在支架材料中实现黏附、增殖、迁移、分化等生物学功能是组织工程领域的研究重点。天然高分子材料虽然具有良好的生物相容性以及可降解性,但其来源不够稳定,不同生物个体在材料的组成和性能上有较大差异且不同批次产品的理化性能也不尽相同。以胶原和明胶为例，研究表明，其存在一定的免疫源性；在组织工程的应用方面存在风险。合成高分子材料自身不具备生物活性，需要引入具有生物活性的物质参与材料改性，材料的合成难度加大，并且在合成过程中残留的引发剂或催化剂可能对细胞产生毒性。

结合聚(γ－谷氨酸)的优点，胡伟康等制备聚乙二醇－聚(γ－谷氨酸)(PEG－PGA)共聚水凝胶支架材料并研究其作为组织工程支架的性能。与现有的用于组织工程的水凝胶支架材料相比，PEG－PGA 共聚水凝胶具有如下优势：

(1)PEG－PGA 共聚水凝胶具有可生物降解性，据相关文献报道，γ－PGA 可在体内多种酶的催化下降解，降解后的谷氨酸小分子具有生物活性，可参与细胞新陈代谢及细胞调控。

(2)PEG－PGA 共聚水凝胶具有智能响应性，由于 γ－PGA 侧链带有大量羧基，在不同 pH 环境下可表现出不同的性质。

(3)PEG－PGA 共聚水凝胶具有可拓展性，γ－PGA 侧链的羧基可通过化学修饰接枝生物活性分子，也可经由物理间相互作用，负载/包载药物分子或生长因子，在药物输送领域具有应用潜力。

(4)PEG－PGA 共聚水凝胶机械性能可调，采用不同分子量的 PEG 和 γ－PGA 共聚，得到不同力学性能的 PEG－PGA 共聚水凝胶，可以拓展水凝胶在组织工程领域的应用范围。

1.3.1 聚乙二醇－聚(γ－谷氨酸)共聚水凝胶

聚乙二醇(PEG)对生物体具有低毒性、生物惰性、低免疫原性等诸多优良特性。然而 PEG 不能在生物体内发生与酶相关的降解，极大地限制了单一 PEG 支架材料在组织工程中的应用。聚(γ－谷氨酸)(γ－PGA)可以在生物体内发生酶促降解，降解后的谷氨酸小分子物质也可被细胞代谢利用。谷氨酸是生物体内神经信号传递的介质以及软骨细胞表面受体的一种刺激物[91－93]，能够参与软骨细胞生理活动信号的传递，此外，对软骨基质中的氨基酸含量测试表明，谷氨酸是构成软骨基质的主要成分之一[94－95]；因此基于 γ－PGA 的支架材料在组织工程中具有潜在的应用价值。近年来，已有报道研究基于聚(γ－谷氨酸)及其衍生物制备的水凝胶支架材料在软骨组织工程中的应用。

以 PEG 和甲基丙烯酰化的 γ－PGA 与 mPGA(图 1.1)为原料，在 365 nm 紫外光辐照下交联制备 PEG－PGA 共聚水凝胶支架材料。

研究发现，共聚水凝胶中，γ－PGA 侧链羧基对于猪软骨细胞的存活有显著影响，当 γ－PGA 侧链羧基去质子化后，猪软骨细胞在高浓度 γ－PGA 影响下存活率显著提高。当 mPGA 质量浓度为 6 g/dL 时，去质子化 mPGA 细胞存活率

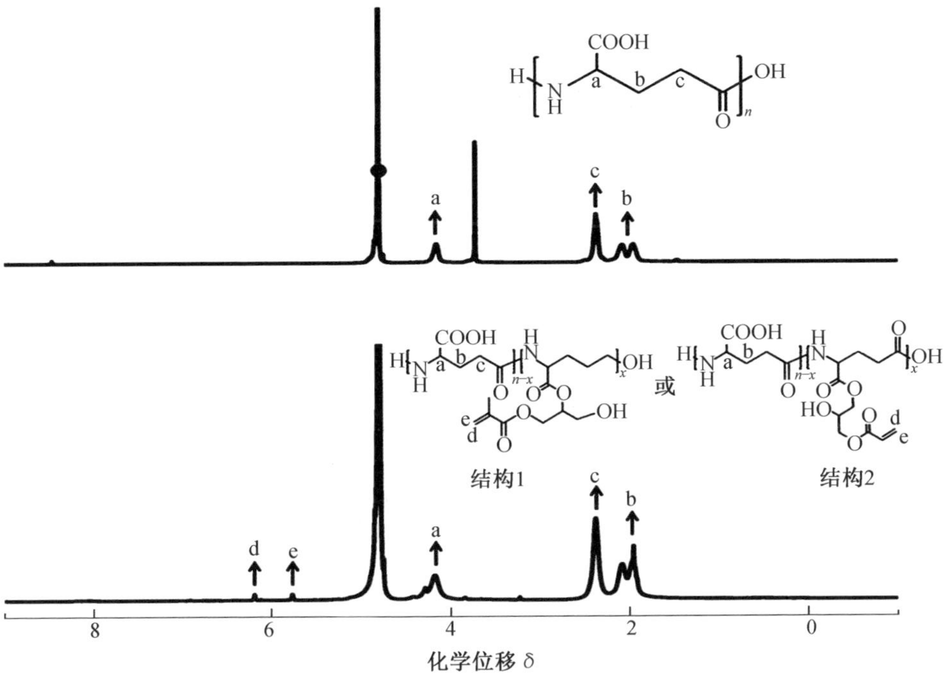

图 1.1　γ－PGA 与 mPGA 核磁共振氢谱(重水 D_2O)

为 70.46%(48 h 共培养)、54.88%(72 h 共培养);质子化 mPGA 质量浓度为 6 g/dL时,细胞存活率为 33.22%(48 h 共培养)、9.08%(72 h 共培养)。当 mPGA 质量浓度为 6 g/dL 时,培养基 pH 值降低(可观察到细胞培养基的颜色从粉红色变为淡黄色),影响猪软骨细胞增殖。当 mPGA 处于低浓度时,其侧链羧基对于细胞的增殖无明显影响。在特定浓度下(0.5%),细胞呈现大幅增殖(48 h 共培养)。不同质量浓度去质子化和质子化 mPGA 对猪软骨细胞的毒性如图1.2所示。

随着培养时间的延长,在支架材料上正常生长的软骨细胞会不断分泌 ECM 成分,例如 GAG 和胶原这类细胞外基质。从图 1.3 可知,软骨细胞/水凝胶支架溶胀度随培养时间的延长表现出先上升后下降的趋势,且不同 γ－PGA 组分的软骨细胞/水凝胶支架溶胀度变化趋势一致。导致软骨细胞/水凝胶支架溶胀度变化的因素有很多,例如,材料本体的降解导致细胞/支架交联密度下降,网格尺寸增大,溶胀度上升;或细胞在水凝胶支架内大量增殖并分泌 ECM,导致细胞/支架亲水性上升,溶胀度上升。软骨细胞/水凝胶支架的干重随培养时间延长呈现先下降后上升的趋势;而 DNA 含量不断下降表明,软骨细胞在支架中数量不断减少。因此,细胞在第 1 周分泌的 ECM 量不足,支架材料本体的降解是导致软骨细胞/水凝胶支架干重减少的主因,这与 γ－PGA 可生物降解的特点相符。

尽管支架材料本体降解，但细胞不断分泌 ECM 并且在水凝胶支架表面沉积，因此软骨细胞/水凝胶支架的干重随着培养时间的延长再度出现上升。软骨细胞/水凝胶支架材料的湿重在整个培养过程中几乎不变。综上所述，导致软骨细胞/水凝胶支架材料溶胀度变化的原因是水凝胶支架本体的降解和细胞分泌 ECM 在支架材料表面沉积的综合效应，溶胀度在第 1 周上升的主要原因是支架材料本体降解。以上数据说明，PEG－PGA 共聚水凝胶支架材料在三维培养细胞的过程中发生降解行为，细胞分泌的 ECM 可以在材料表面沉积。

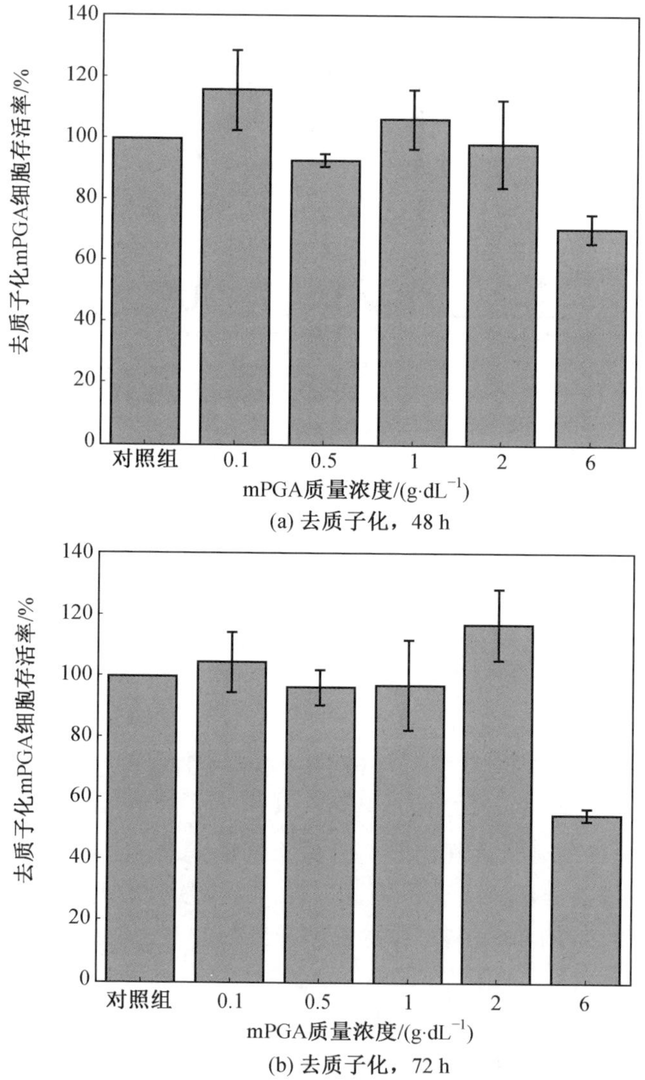

图 1.2　不同质量浓度去质子化和质子化 mPGA 对猪软骨细胞的毒性

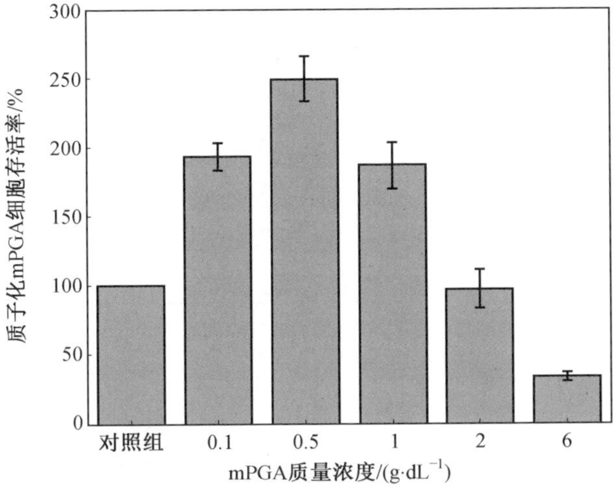

(c) 质子化，48 h

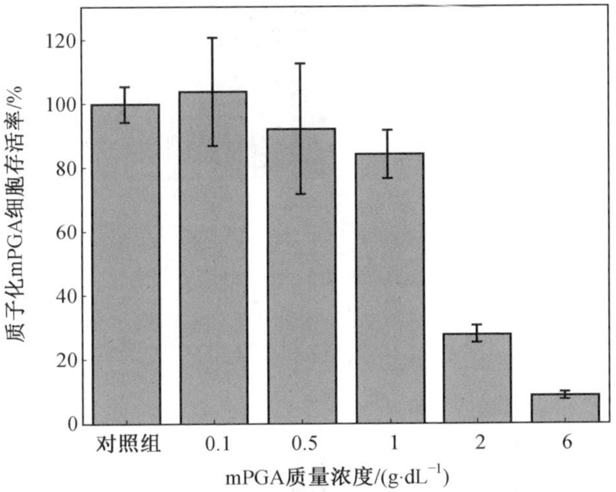

(d) 质子化，72 h

续图 1.2

1.3.2　聚乙二醇－巯基聚(γ－谷氨酸)共聚水凝胶

可注射、原位聚合的水凝胶在组织工程中受到广泛关注，在组织工程支架构建和药物/细胞输送领域有潜在的应用。可注射水凝胶在成胶之前，以液态或软形态在缺损部位完好填充并可形成任意需要的形状，可注射水凝胶能够与组织表面良好结合，尤其对于表面粗糙的组织，水凝胶与组织界面结合程度大幅提高。此外，采用可注射方式植入水凝胶还可以降低在组织修复过程中造成的创伤面积。

对于可注射水凝胶的交联方式，已有皮下紫外光引发交联的报道，但存在以下缺点：①光致引发交联聚合需要借助光引发剂，引发自由基的聚合反应，反应过程存在明显的热效应，对周围组织可能造成损害；②自由基引发剂存在细胞毒性，皮下光致引发交联的方法在临床应用中存在风险。

对于可注射的水凝胶的实际应用，还需要考虑以下因素：①聚合反应可在生理环境下进行，例如前驱体溶液可在湿润、37 ℃温度以及含氧的条件下进行交联聚合，同时聚合过程中没有副产物的生成；②在注射过程中，前驱体溶液从开始注射到完全凝胶化所消耗的时间可控。

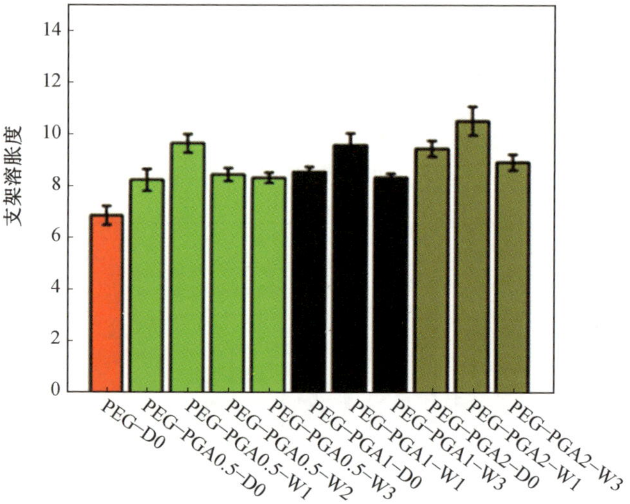

(a)

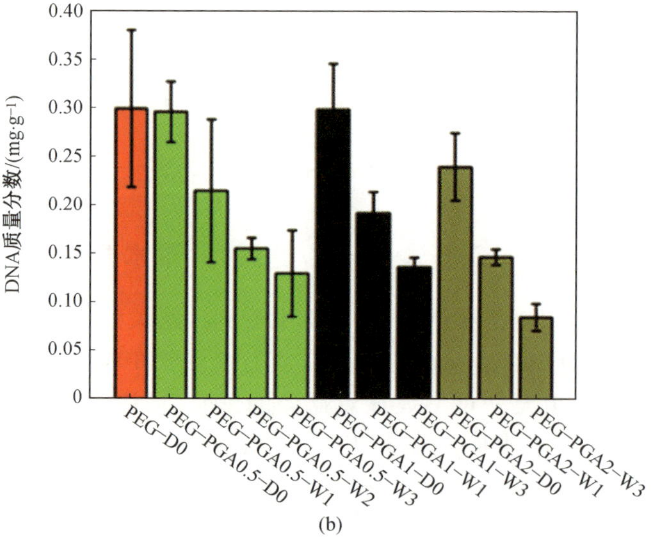

(b)

图 1.3　猪软骨细胞体外 3 周培养后，支架溶胀度、DNA 质量分数、GAG 质量分数以及胶原蛋白质量分数随着培养时间的变化情况

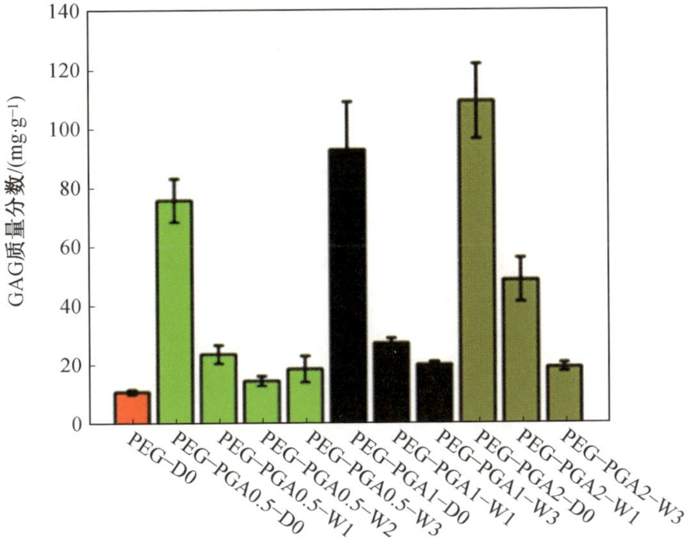

(c)

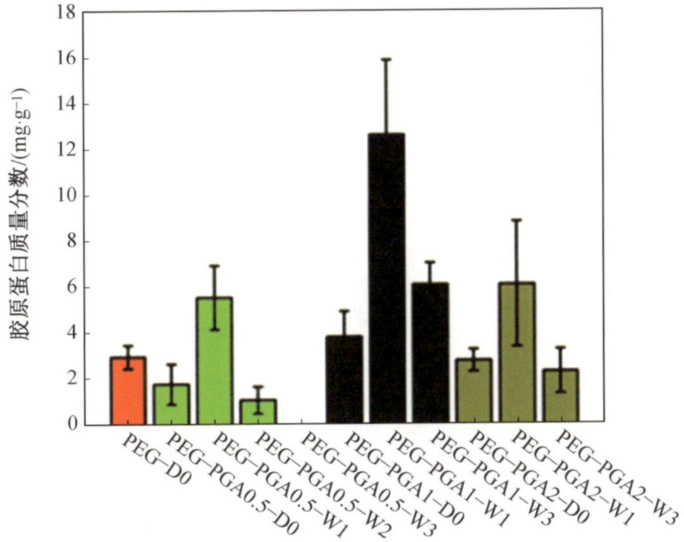

(d)

续图 1.3

虽然丙烯酸酯发生自由基聚合是制备水凝胶的常见方式，但需在引发剂的帮助下进行，且反应动力学可控性差；因此，有必要探索其他聚合方式以规避上述问题。巯基与双键可在生理条件下以迈克尔加成反应的方式交联，采用巯基作为交联基团具有如下优点：①巯基广泛地用于分子间键合：巯基之间可以形成不稳定的二硫键，在药物控释、支架材料表面结构改性[78]方面有潜在应用，已有不少文献报道与巯基相关的材料表面改性，提高了材料对细胞的相容性[52]；②巯基与不饱和双键发生的加成反应具有高效、迅速的特点，巯基/双键的加成反应不需要引入额外的引发剂，也不会产生副产物。

以聚（γ－谷氨酸）（γ－PGA）为原料，将胱胺接枝到γ－PGA侧链，得到侧链部分巯基化的γ－PGA（γ－PGA－SH），如图1.4所示。在37 ℃、pH＝7.4的生理条件下，γ－PGA－SH与聚乙二醇二丙烯酸酯（PEGDA）发生迈克尔加成反应，制备聚乙二醇－聚（γ－谷氨酸）（PEG－PGA）共聚水凝胶（图1.5）。通过¹H－NMR表征胱胺接枝到γ－PGA侧链的接枝度，Ellman法检测γ－PGA－SH中自由巯基的含量。最后将PEG－PGA水凝胶前驱体皮下注射到Sprague－Dawley（SD）大鼠背部并原位交联形成水凝胶，通过组织病理切片分析水凝胶的组织相容性，为该可注射水凝胶在组织工程中的应用奠定基础。

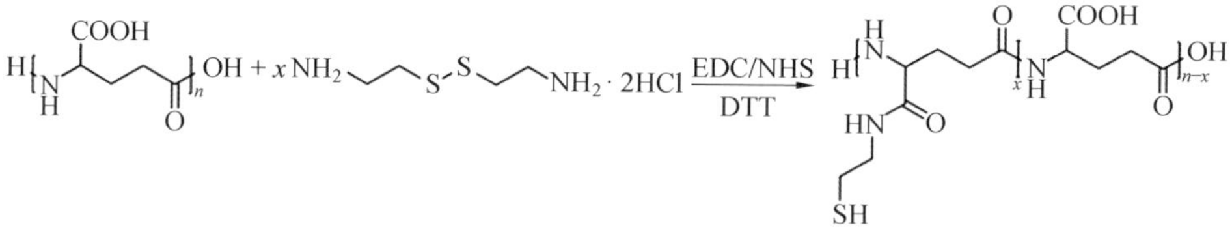

图1.4 γ－PGA－SH合成路线

（EDC为1－乙基－（3－二甲基氨基丙基）碳酰二亚胺，NHS为N－羟基琥珀酰亚胺，DTT为二硫苏糖醇）

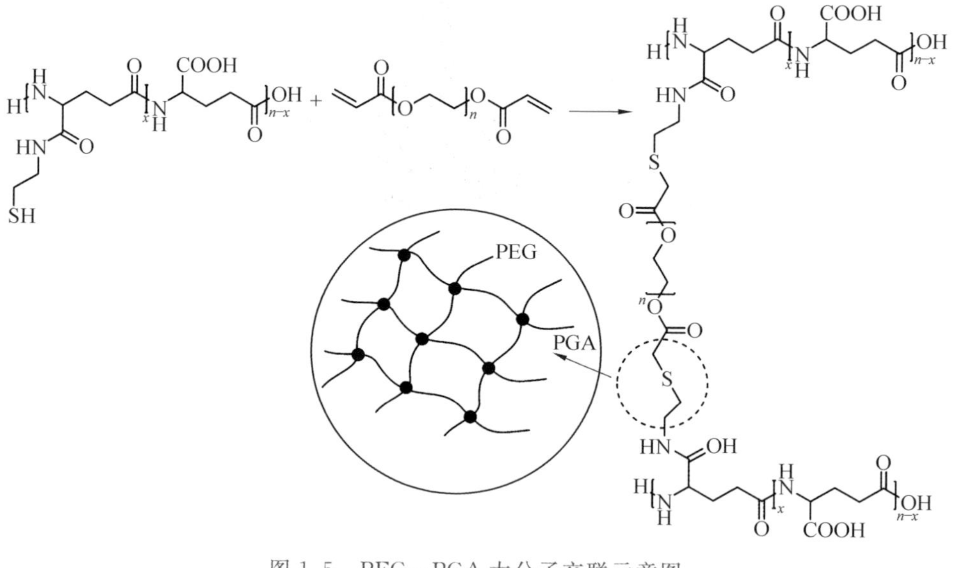

图1.5 PEG－PGA大分子交联示意图

PEG－PGA 共聚水凝胶流变示例图如图 1.6 所示。流变测试结果表明，PEG－PGA 共聚水凝胶的成胶时间、机械性能受到活性巯基(γ－PGA－SH)与双键(PEGDA)比例的影响，见表 1.1。PEG－PGA 共聚水凝胶在合适的活性巯基与双键比例下，其储能模量可以 16～3 463 Pa 之间变化。当活性巯基与双键的比例控制在 1∶1.2～1∶2.5 时，共聚水凝胶的成胶性能良好，成胶时间在 5 min之内。

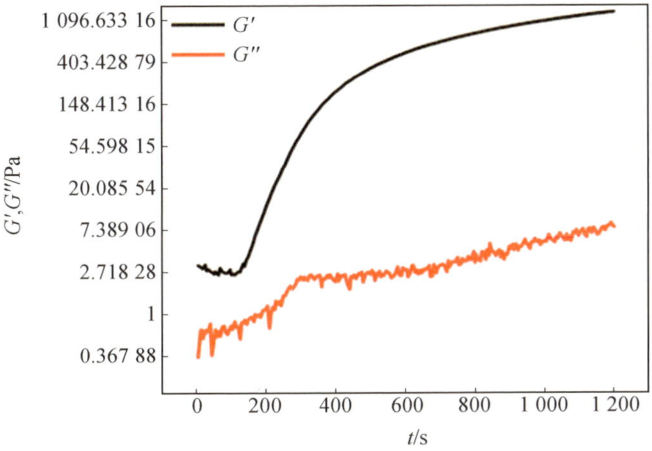

(a) PEG3-PGA3

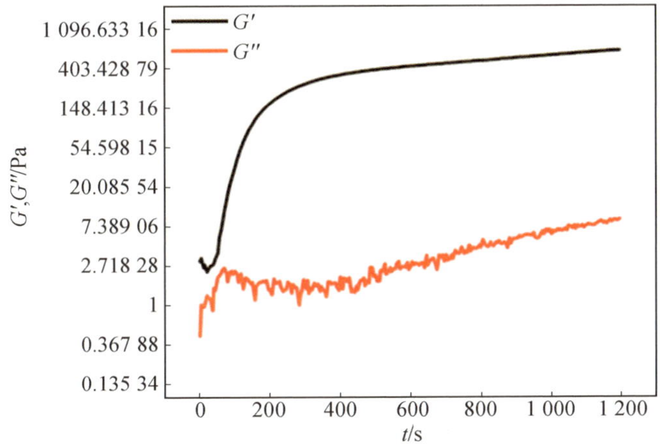

(c) PEG5-PGA3

图 1.6　PEG－PGA 共聚水凝胶流变示例图

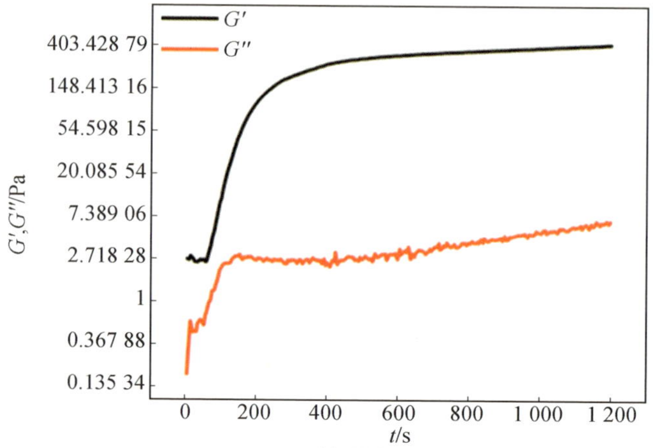

(c) PEG7-PGA3

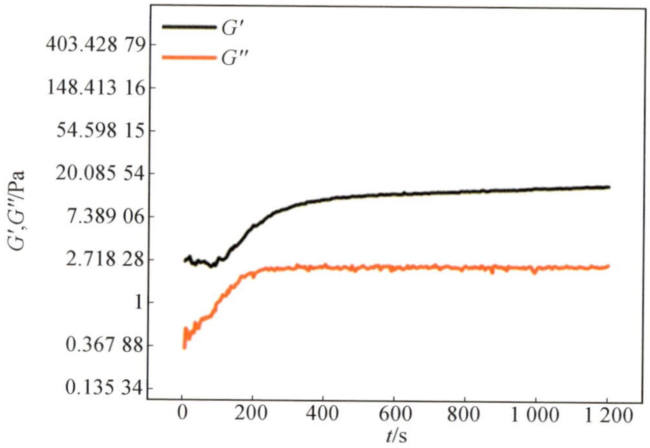

(d) PEG10-PGA3

续图 1.6

表 1.1 PEG－PGA 共聚水凝胶流变学测试结果

水凝胶	活性巯基与双键比例	储能模量 G' /Pa	损耗模量 G'' /Pa	成胶时间 /min
PEG3－$PGA_1$10	1∶2	105.9±17.2	3.907±0.332	>16
PEG3－$PGA_1$20	1∶4	378.8±25.0	13.71±2.29	>10
PEG5－$PGA_1$20	1∶2.4	1 835±415	13.81±1.68	<6
PEG10－$PGA_1$20	1∶1.2	2 153±60	67.41±8.51	<5
PEG10－$PGA_1$5	1∶0.4	51.24±2.70	4.320±1.230	>18

续表1.1

水凝胶	活性巯基与双键比例	储能模量 G' /Pa	损耗模量 G'' /Pa	成胶时间 /min
PEG3－$PGA_2$3	1∶1.7	1 272±153	7.840±0.150	<5
PEG5－$PGA_2$3	1∶1	633.8±57.1	7.015±0.982	<5
PEG7－$PGA_2$3	1∶0.7	440.6±27.8	7.064±0.434	<4
PEG10－$PGA_2$3	1∶0.5	16.39±4.11	2.395±0.138	<5
PEG5－$PGA_2$5	1∶1.7	3 463±779	18.70±0.33	<1

注：PGA_1 指代活性巯基摩尔浓度为 0.36 mmol/g，PGA_2 指代活性巯基摩尔浓度为 1.00 mmol/g。

在细胞三维培养中，随着 γ－PGA 浓度的提高，3T3 细胞的生长受到抑制；γ－PGA浓度与 3T3 细胞受到抑制程度呈正相关，如图 1.7 所示。MTT 测试与 CCK－8 的测试结果共同表明：当 γ－PGA 质量浓度小于 1 g/dL 时，对 3T3 细胞的增殖的抑制程度较小，70%以上的细胞存活（共培养 48 h）。当 γ－PGA 质量浓度达到 6 g/dL 时，细胞的增殖明显受到了抑制，以 MTT 测试的结果为例，细胞存活率不到 20%（共培养 72 h）。γ－PGA 侧链带有大量羧基，培养基中高浓度的 γ－PGA 会导致培养基 pH 值的降低（γ－PGA 在培养基中质量浓度为 6 g/dL时，培养基的颜色由红色变为黄色，说明培养基 pH 下降），酸性条件不利于细胞的增殖。

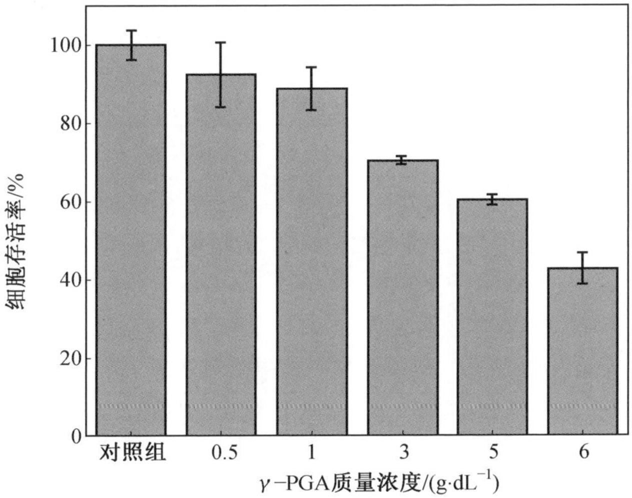

(a) 48 h, MTT测试

图 1.7　不同质量浓度的 γ－PGA 对于 3T3 细胞毒性的影响

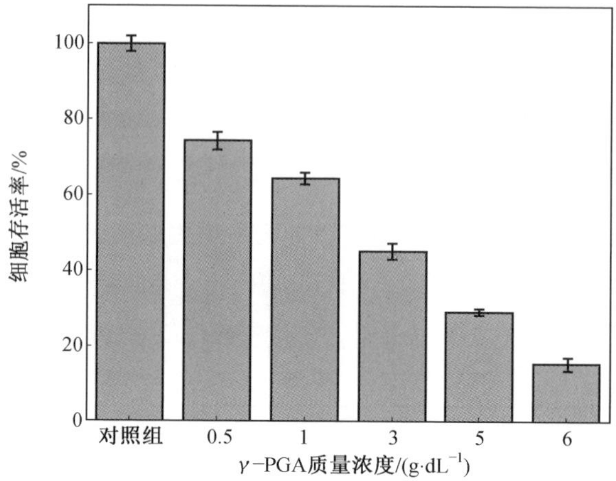

(b) 72 h, MTT测试

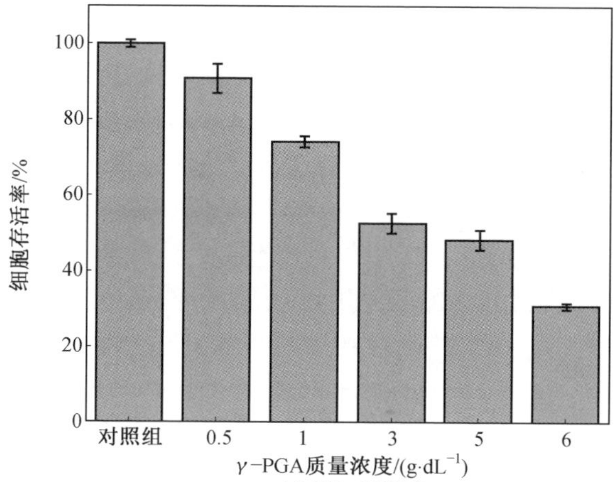

(c) 48 h, CCK-8

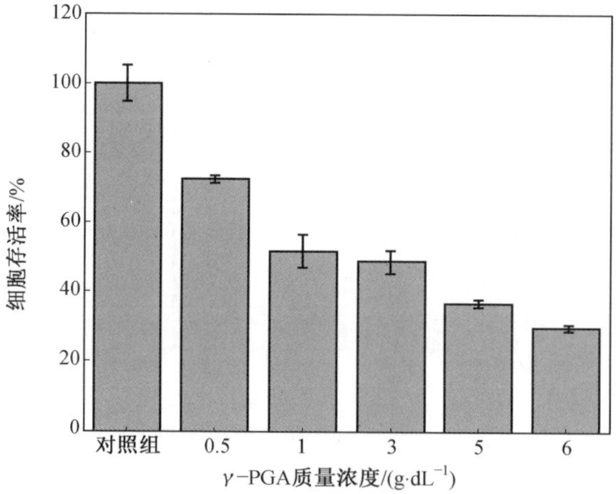

(d) 72 h, CCK-8

续图 1.7

PEG－PGA 水凝胶植入 SD 大鼠皮下后，随着植入时间的延长，水凝胶在大鼠体内逐渐降解。水凝胶降解的程度与水凝胶中 PEG/PGA 的组成比有关。当水凝胶植入大鼠皮下 1 周后，可以观察到大鼠背部有明显的皮丘，植入部位肿胀，如图 1.8(a)、(b)所示；随着时间的延长，肿胀部位尺寸逐渐变小，如图 1.8(c)、(d)所示。

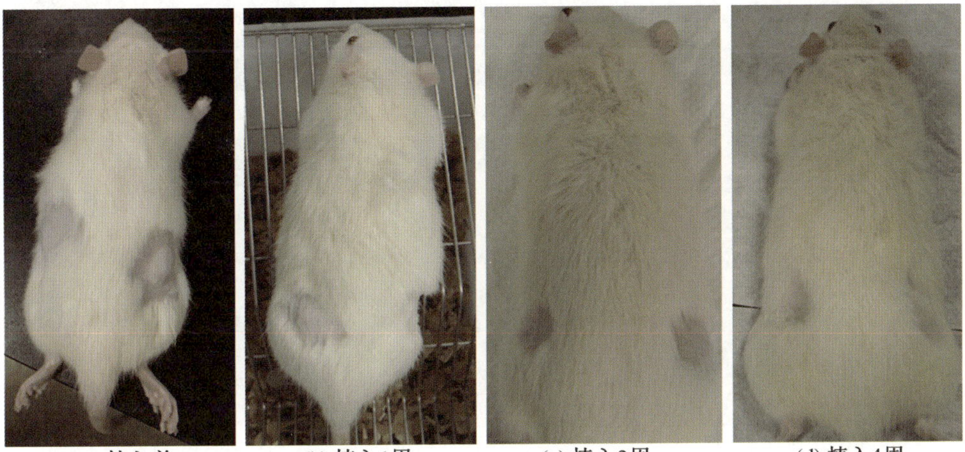

(a) 植入前　(b) 植入1周　(c) 植入2周　(d) 植入4周

图 1.8　SD 大鼠背部皮下植入 PEG－PGA 水凝胶

PEG10－PGA3 共聚水凝胶在大鼠体内可以存在大约 3 周，4 周后，几乎在注射部位找不到水凝胶的残片(图 1.9(f))。PEG7－PGA3 共聚水凝胶植入大鼠背部 4 周后还可以观察到水凝胶残片的存在(图 1.9(c))。此外，所有实验组都没有观察到肉眼可见的组织坏死或者溃烂，从一定程度上说明此支架材料及其降解产物对于大鼠皮下组织没有严重的毒害作用，具有良好的生物相容性。

从大鼠皮下组织切片苏木精－伊红染色(HE 染色)可见，PEG－PGA 共聚水凝胶植入大鼠体内后，引发了炎症反应，如图 1.10 和图 1.11 所示。大量的炎细胞(例如淋巴细胞，图中已标示)和成纤维细胞(图中长条状细胞)被观察到，同时巨噬细胞存在较少。当水凝胶植入到大鼠皮下 1～2 周内，可以观察到肉芽组织的形成(图中红色颗粒聚集区域)，还观察到了上皮样细胞的存在，肉芽组织的形成，说明免疫反应的发生后，组织开始愈合。HE 染色的结果表明：PEG7－PGA3 和 PEG10－PGA3 共聚水凝胶与周围组织发生了炎性细胞浸润，随着植入时间的延长，炎性细胞的数量逐渐减少。以上分析说明水凝胶植入大鼠皮下后，组织开始愈合，炎症反应程度逐渐下降。

γ－PGA 可在生物体内相关酶的作用下降解，因此 PEG－PGA 共聚水凝胶植入体内的降解在一定程度上缓解了周围组织的肿胀程度。同时对成纤维细胞的体外三维培养后的细胞毒性/细胞活性测试表明，此水凝胶对细胞的毒性较

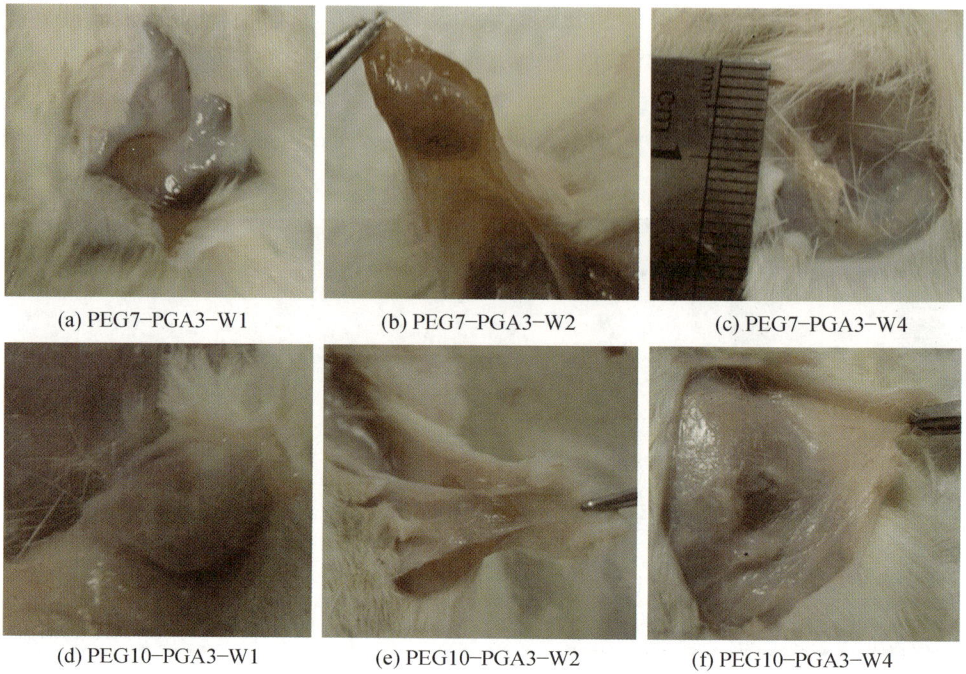

(a) PEG7–PGA3–W1　(b) PEG7–PGA3–W2　(c) PEG7–PGA3–W4

(d) PEG10–PGA3–W1　(e) PEG10–PGA3–W2　(f) PEG10–PGA3–W4

图 1.9　水凝胶在 SD 大鼠皮下形态

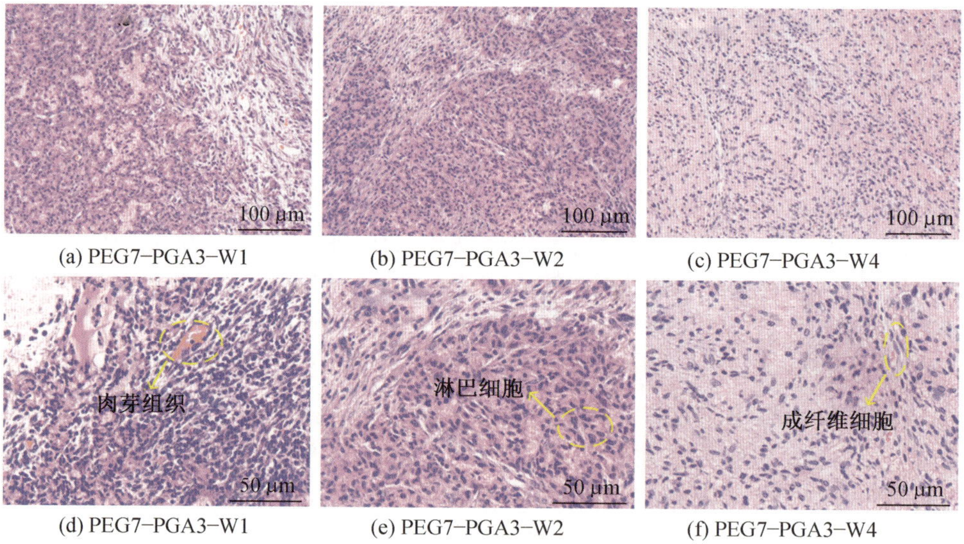

(a) PEG7–PGA3–W1　(b) PEG7–PGA3–W2　(c) PEG7–PGA3–W4

(d) PEG7–PGA3–W1　(e) PEG7–PGA3–W2　(f) PEG7–PGA3–W4

图 1.10　SD 大鼠 HE 染色图

低。综上所述，PEG－PGA 共聚水凝胶对于大鼠皮下组织具有良好的生物相容性。

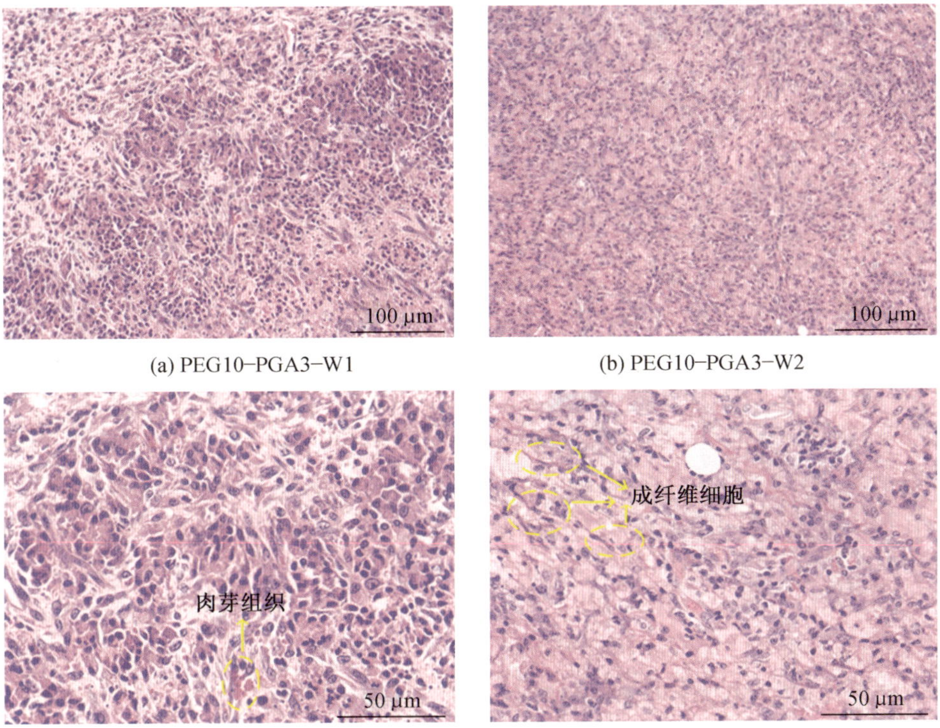

(a) PEG10–PGA3–W1　(b) PEG10–PGA3–W2

(c) PEG10–PGA3–W1　(d) PEG10–PGA3–W2

图 1.11　SD 大鼠 HE 染色图

本章参考文献

[1] O'BRIEN F J. Biomaterials & scaffolds for tissue engineering[J]. Materials today, 2011, 14(3): 88-95.

[2] GOMILLION C T, BURG K J L. Stem cells and adipose tissue engineering [J]. Biomaterials, 2006, 27(36): 6052-6063.

[3] CHEN F M, ZHANG M, WU Z F. Toward delivery of multiple growth factors in tissue engineering[J]. Biomaterials, 2010, 31(24): 6279-6308.

[4] KING J A, MILLER W M. Bioreactor development for stem cell expansion and controlled differentiation[J]. Current opinion in chemical biology, 2007, 11(4): 394-398.

[5] LANGER R, VACANTI J P. Tissue engineering[J]. Science, 1993, 260 (5110): 920-926.

[6] GIMBLE J M, KATZ A J, BUNNELL B A. Adipose-derived stem cells for regenerative medicine[J]. Circulation research, 2007, 100(9): 1249-1260.

[7] CAPLAN A I. Adult mesenchymal stem cells for tissue engineering versus regenerative medicine[J]. Journal of cellular physiology, 2007, 213(2): 341-347.

[8] SLAUGHTER B V, KHURSHID S S, FISHER O Z, et al. Hydrogels in regenerative medicine [J]. Advanced materials, 2009, 21 (32/33): 3307-3329.

[9] HUANG G T J, GRONTHOS S, SHI S. Mesenchymal stem cells derived from dental tissues vs. those from other sources: Their biology and role in regenerative medicine [J]. Journal of dental research, 2009, 88 (9): 792-806.

[10] YOO J, SATAR N, RETIK A, et al. Ureteral replacement using biodegradable polymer scaffolds seeded with urothelial and smooth muscle cells [J]. J Urol, 1995, 153(4):375.

[11] KASSABY E, YOO J, RETIK A, et al. A novel inert collagen matrix for urethral stricture repair[J]. J Urol, 2000, 163(4):70-71.

[12] NEREM R M, SELIKTAR D. Vascular tissue engineering[J]. Annual review of biomedical engineering, 2001, 3: 225-243.

[13] CLARK R A F, GHOSH K, TONNESEN M G. Tissue engineering for cutaneous wounds[J]. Journal of investigative dermatology, 2007, 127 (5): 1018-1029.

[14] TEMENOFF J S, MIKOS A G. Review: Tissue engineering for regeneration of articular cartilage [J]. Biomaterials, 2000, 21 (5): 431-440.

[15] HUTMACHER D W. Scaffolds in tissue engineering bone and cartilage [J]. Biomaterials, 2000, 21(24): 2529-2543.

[16] VACANTI C A, PAIGE K T, KIM W S, et al. Experimental tracheal replacement using tissue-engineered cartilage [J]. Journal of pediatric surgery, 1994, 29(2): 201-205.

[17] NEVILLE W E, PATRICK BOLANOWSKI P J, KOTIA G G. Clinical experience with the silicone tracheal prosthesis[J]. The journal of thoracic and cardiovascular surgery, 1990, 99(4): 604-613.

[18] LEE K, SILVA E A, MOONEY D J. Growth factor delivery-based tissue engineering: General approaches and a review of recent developments[J]. Journal of the royal society, interface, 2011, 8(55): 153-170.

[19] MA Z W, GAO C Y, GONG Y H, et al. Cartilage tissue engineering

PLLA scaffold with surface immobilized collagen and basic fibroblast growth factor[J]. Biomaterials, 2005, 26(11): 1253-1259.

[20] KIM S E, PARK J H, CHO Y W, et al. Porous chitosan scaffold containing microspheres loaded with transforming growth factor-β1: Implications for cartilage tissue engineering [J]. Journal of controlled release, 2003, 91(3): 365-374.

[21] BUTLER D L, JUNCOSA-MELVIN N, BOIVIN G P, et al. Functional tissue engineering fortendon repair: A multidisciplinary strategy using mesenchymal stem cells, bioscaffolds, and mechanical stimulation[J]. Journal of orthopaedic research, 2008, 26(1): 1-9.

[22] STEGEMANN J P, NEREM R M. Phenotype modulation in vascular tissue engineering using biochemical and mechanical stimulation [J]. Annals of biomedical engineering, 2003, 31(4): 391-402.

[23] MARTIN I, WENDT D, HEBERER M. The role of bioreactors in tissue engineering[J]. Trends in biotechnology, 2004, 22(2): 80-86.

[24] COLLIER J H, CAMP J P, HUDSON T W, et al. Synthesis and characterization of polypyrrole-hyaluronic acid composite biomaterials for tissue engineering applications [J]. Journal of biomedical materials research, 2000, 50(4): 574-584.

[25] GHASEMI-MOBARAKEH L, PRABHAKARAN M P, MORSHED M, et al. Application of conductive polymers, scaffolds and electrical stimulation for nerve tissue engineering[J]. Journal of tissue engineering and regenerative medicine, 2011, 5(4): e17-e35.

[26] KLEIN F, RICHTER B, STRIEBEL T, et al. Two-component polymer scaffolds for controlled three-dimensional cell culture [J]. Advanced materials, 2011, 23(11): 1341-1345.

[27] ABBOTT A. Cell culture: Biology's new dimension[J]. Nature, 2003, 424(6951): 870-872.

[28] SCHMEICHEL K L, BISSELL M J. Modeling tissue-specific signaling and organ function in three dimensions[J]. Journal of cell science, 2003, 116(Pt 12): 2377-2388.

[29] LEE J, CUDDIHY M J, KOTOV N A. Three-dimensional cell culture matrices: State of the art[J]. Tissue engineering part B, reviews, 2008, 14(1): 61-86.

[30] HOLLINGER J O, EINHORN T A, DOLL B, et al. Bone tissue

engineering[M]. New York: CRC Press, 2004.
[31] KIM B S, MOONEY D J. Development of biocompatible synthetic extracellular matrices for tissue engineering[J]. Trends in biotechnology, 1998, 16(5): 224-230.
[32] GRIMSTONE A V. Molecular biology of the cell[J]. 3rd ed. Trends in biochemical sciences, 1995, 20(5): 210.
[33] GILBERT J C, TAKADA T, STEIN J E, et al. Cell transplantation of genetically altered cells on biodegradable polymer scaffolds in syngeneic rats[J]. Transplantation, 1993, 56(2): 423-427.
[34] 杨立群，张黎明. 天然生物医用高分子材料的研究进展[J]. 中国医疗器械信息，2009(5): 21-27.
[35] SHERMAN V R, YANG W, MEYERS M A. The materials science of collagen[J]. Journal of the mechanical behavior of biomedical materials, 2015, 52: 22-50.
[36] CEN L, LIU W, CUI L, et al. Collagen tissue engineering: Development of novel biomaterials and applications[J]. Pediatric research, 2008, 63(5): 492-496.
[37] 李国英，张忠楷，雷苏，等. 胶原、明胶和水解胶原蛋白的性能差异[J]. 四川大学学报(工程科学版)，2005(4):54-58.
[38] GLOWACKI J, MIZUNO S. Collagen scaffolds for tissue engineering[J]. Biopolymers, 2008, 89(5): 338-344.
[39] LEE C R, GRODZINSKY A J, SPECTOR M. Biosynthetic response of passaged chondrocytes in a type Ⅱ collagen scaffold to mechanical compression[J]. Journal of biomedical materials research part A, 2003, 64A(3): 560-569.
[40] LEE C R, GRODZINSKY A J, HSU H P, et al. Effects of a cultured autologous chondrocyte-seeded type Ⅱ collagen scaffold on the healing of a chondral defect in a canine model[J]. Journal of orthopaedic research, 2003, 21(2): 272-281.
[41] MIZUNO S, GLOWACKI J. Three-dimensional composite of demineralized bone powder and collagen for in vitro analysis of chondroinduction of human dermal fibroblasts[J]. Biomaterials, 1996, 17(18): 1819-1825.
[42] MIZUNO S, GLOWACKI J. Chondroinduction of human dermal fibroblasts by demineralized bone in three-dimensional culture[J]. Experimental cell research, 1996, 227(1): 89-97.

[43] PINNAGODA K, LARSSON H M, VYTHILINGAM G, et al. Engineered acellular collagen scaffold for endogenous cell guidance, a novel approach in urethral regeneration[J]. Acta biomaterialia, 2016, 43: 208-217.
[44] CHAN E C, KUO S M, KONG A M, et al. Three dimensional collagen scaffold promotes intrinsic vascularisation for tissue engineering applications[J]. PLoS One, 2016, 11(2): e0149799.
[45] RUVINOV E, COHEN S. Alginate biomaterial for the treatment of myocardial infarction: Progress, translational strategies, and clinical outlook from ocean algae to patient bedside[J]. Advanced drug delivery reviews, 2016, 96: 54-76.
[46] ROWLEY J A, MADLAMBAYAN G, MOONEY D J. Alginate hydrogels as synthetic extracellular matrix materials[J]. Biomaterials, 1999, 20(1): 45-53.
[47] LEIJS M J, VAN BUUL G M, NIEBOER M F, et al. Endurable injectable mesenchymal stem cell therapy for osteoarthritis by encapsulation in alginate constructs[J]. Osteoarthritis and cartilage, 2016,24:S12-S13.
[48] CELLI G B, TEIXEIRA A G, DUKE T G, et al. Encapsulationof lycopene from watermelon in calcium-alginate microparticles using an optimised inverse-gelation method by response surface methodology[J]. International journal of food science & technology, 2016, 51(6): 1523-1529.
[49] 朱琳，贺健康，刘亚雄，等. 琼脂糖/胶原复合水凝胶的制备及性能研究[J]. 西安交通大学学报，2013，47(10)：121-126.
[50] MAUCK R L, SOLTZ M A, WANG C C, et al. Functional tissue engineering of articular cartilage through dynamic loading of chondrocyte-seeded agarose gels[J]. Journal of biomechanical engineering, 2000, 122(3): 252-260.
[51] CHAN G, MOONEY D J. Ca^{2+} released from calcium alginate gels can promote inflammatory responses in vitro and in vivo[J]. Acta biomaterialia, 2013, 9(12): 9281-9291.
[52] PARK Y D, TIRELLI N, HUBBELL J A. Photopolymerized hyaluronic acid-based hydrogels and interpenetrating networks[J]. Biomaterials, 2003, 24(6): 893-900.

[53] NAOR D. Editorial: Interaction between hyaluronic acid and its receptors (CD44, RHAMM) regulates the activity of inflammation and cancer[J]. Frontiers in immunology, 2016, 7: 39.
[54] TROCHON V, MABILAT C, BERTRAND P, et al. Evidence of involvement of CD44 in endothelial cell proliferation, migration and angiogenesis in vitro[J]. International journal of cancer, 1996, 66(5): 664-668.
[55] GERECHT S, BURDICK J A, FERREIRA L S, et al. Hyaluronic acid hydrogel for controlled self-renewal and differentiation of human embryonic stem cells[J]. Proceedings of the national academy of sciences of the United States of America, 2007, 104(27): 11298-11303.
[56] FRANCIS SUH J K, MATTHEW H W T. Application of chitosan-based polysaccharide biomaterials in cartilage tissue engineering: A review[J]. Biomaterials, 2000, 21(24): 2589-2598.
[57] CARREÑO-GÓMEZ B, DUNCAN R. Evaluation of the biological properties of soluble chitosan and chitosan microspheres[J]. International journal of pharmaceutics, 1997, 148(2): 231-240.
[58] PELUSO G, PETILLO O, RANIERI M, et al. Chitosan-mediated stimulation of macrophagefunction[J]. Biomaterials, 1994, 15(15): 1215-1220.
[59] XIAO Z S, LIU Y C, PALUMBO F S, et al. In situ crosslinkable hyaluronan hydrogels for tissue engineering[J]. Biomaterials, 2004, 25(7/8): 1339-1348.
[60] LI F, BA Q J, NIU S M, et al. In-situ forming biodegradable glycol chitosan-based hydrogels: Synthesis, characterization, and chondrocyte culture[J]. Materials science and engineering: C, 2012, 32(7): 2017-2025.
[61] TENG D Y, WU Z M, ZHANG X G, et al. Synthesis and characterization of in situ cross-linked hydrogel based on self-assembly of thiol-modified chitosan with PEG diacrylate using Michael type addition [J]. Polymer, 2010, 51(3): 639-646.
[62] JIN R, MOREIRA TEIXEIRA L S, KROUWELS A, et al. Synthesis and characterization of hyaluronic acid-poly(ethylene glycol) hydrogels via Michael addition: An injectable biomaterial for cartilage repair[J]. Acta biomaterialia, 2010, 6(6): 1968-1977.

[63] TAN H P, CHU C R, PAYNE K A, et al. Injectable in situ forming biodegradable chitosan-hyaluronic acid based hydrogels for cartilage tissue engineering[J]. Biomaterials, 2009, 30(13): 2499-2506.
[64] WIELAND J A, HOUCHIN-RAY T L, SHEA L D. Non-viral vector delivery from PEG-hyaluronic acid hydrogels[J]. Journal of controlled release, 2007, 120(3): 233-241.
[65] PARK K M, YANG J A, JUNG H, et al. In situ supramolecular assembly and modular modification of hyaluronic acid hydrogels for 3D cellular engineering[J]. ACS nano, 2012, 6(4): 2960-2968.
[66] TSAO C T, CHANG C H, LIN Y Y, et al. Evaluation of chitosan/γ-poly (glutamic acid) polyelectrolyte complex for wound dressing materials[J]. Carbohydrate polymers, 2011, 84(2): 812-819.
[67] TANG D W, YU S H, HO Y C, et al. Heparinized chitosan/poly(γ-glutamic acid) nanoparticles for multi-functional delivery of fibroblast growth factor and heparin[J]. Biomaterials, 2010, 31(35): 9320-9332.
[68] KIM J, KIM I S, CHO T H, et al. Bone regeneration using hyaluronic acid-based hydrogel with bone morphogenic protein-2 and human mesenchymal stem cells[J]. Biomaterials, 2007, 28(10): 1830-1837.
[69] HUANG Y X, ZHANG X L, WU A M, et al. An injectable nano-hydroxyapatite (n-HA)/glycol chitosan (G-CS)/hyaluronic acid (HyA) composite hydrogel for bone tissue engineering[J]. RSC advances, 2016, 6(40): 33529-33536.
[70] GANESH S, IYER A K, MORRISSEY D V, et al. Hyaluronic acid based self-assembling nanosystems for CD44 target mediated siRNA delivery to solid tumors[J]. Biomaterials, 2013, 34(13): 3489-3502.
[71] LIU H H, PENG H J, WU Y, et al. The promotion of bone regeneration by nanofibrous hydroxyapatite/chitosan scaffolds by effects on integrin-BMP/Smad signaling pathway in BMSCs[J]. Biomaterials, 2013, 34(18): 4404-4417.
[72] YOON S J, KIM S H, HA H J, et al. Reduction of inflammatory reaction of poly(d, l-lactic-co-glycolic acid) using demineralized bone particles[J]. Tissue engineering part A, 2008, 14(4): 539-547.
[73] GOLDBERG D. A review of the biodegradability and utility of poly(caprolactone)[J]. Journal of environmental polymer degradation, 1995, 3(2): 61-67.
[74] SOLARO R, CORTI A, CHIELLINI E. Biodegradation of poly(vinyl

alcohol) with differentmolecular weights and degree of hydrolysis[J]. Polymers for advanced technologies, 2000, 11(8/9/10/11/12): 873-878.
[75] QIU K X, CHEN B, NIE W, et al. Electrophoretic deposition of dexamethasone-loaded mesoporous silica nanoparticles onto poly(L-lactic acid)/poly(ε-caprolactone) composite scaffold for bone tissue engineering[J]. ACS applied materials & interfaces, 2016, 8(6): 4137-4148.
[76] CHUENJITKUNTAWORN B, OSATHANON T, NOWWAROTE N, et al. The efficacy of polycaprolactone/hydroxyapatite scaffold in combination with mesenchymal stem cells for bone tissue engineering[J]. Journal of biomedical materials research part A, 2016, 104(1): 264-271.
[77] ROH H S, JUNG S C, KOOK M S, et al. In vitro study of 3D PLGA/n-HAp/β-TCP composite scaffolds with etched oxygen plasma surface modification in bone tissue engineering[J]. Applied surface science, 2016, 388: 321-330.
[78] ZHU J M. Bioactive modification of poly(ethylene glycol) hydrogels for tissue engineering[J]. Biomaterials, 2010, 31(17): 4639-4656.
[79] KAR M, VERNON SHIH Y R, VELEZ D O, et al. Poly(ethylene glycol) hydrogels with cell cleavable groups for autonomous cell delivery [J]. Biomaterials, 2016, 77: 186-197.
[80] ZHANG J J, WANG J, ZHANG H, et al. Macroporous interpenetrating network of polyethylene glycol (PEG) and gelatin for cartilage regeneration[J]. Biomedical materials, 2016, 11(3): 035014.
[81] CAO Y, LEE B H, PELED H B, et al. Synthesis of stiffness-tunable and cell-responsive Gelatin-poly (ethylene glycol) hydrogel for three-dimensional cell encapsulation [J]. Journal of biomedical materials research part A, 2016, 104(10): 2401-2411.
[82] RICHARD A, MARGARITIS A. Poly(glutamic acid) for biomedical applications[J]. Critical reviews in biotechnology, 2001, 21(4): 219-232.
[83] CHENU C, SERRE C M, RAYNAL C, et al. Glutamate receptors are expressed by bone cells and are involved in bone resorption[J]. Bone, 1998, 22(4): 295-299.
[84] HINOI E, TAKARADA T, UESHIMA T, et al. Glutamate signaling in peripheral tissues[J]. European journal of biochemistry, 2004, 271(1): 1-13.
[85] SKERRY T M, GENEVER P G. Glutamate signalling in non-neuronal tissues[J]. Trends in pharmacological sciences, 2001, 22(4): 174-181.

[86] ITZSTEIN C, CHEYNEL H, BURT-PICHAT B, et al. Molecular identification of NMDA glutamate receptors expressed in bone cells[J]. Journal of cellular biochemistry, 2001, 82(1): 134-144.
[87] WANG L Y, HINOI E, TAKEMORI A, et al. Abolition of chondral mineralization by group Ⅲ metabotropic glutamate receptors expressed in rodent cartilage[J]. British journal of pharmacology, 2005, 146(5): 732-743.
[88] WANG L Y, HINOI E, TAKEMORI A, et al. Glutamate inhibits chondral mineralization through apoptotic cell death mediated by retrograde operation of the cystine/glutamate antiporter[J]. Journal of biological chemistry, 2006, 281(34): 24553-24565.
[89] AKAGI T, KANEKO T, KIDA T, et al. Preparation and characterization of biodegradable nanoparticles based on poly(gamma-glutamic acid) with l-phenylalanine as a protein carrier[J]. Journal of controlled release, 2005, 108(2/3): 226-236.
[90] LIANG H F, YANG T F, HUANG C T, et al. Preparation of nanoparticles composed of poly(gamma-glutamic acid)-poly(lactide) block copolymers and evaluation of their uptake by HepG2 cells[J]. Journal of controlled release, 2005, 105(3): 213-225.
[91] CHANG K Y, CHENG L W, HO G H, et al. Fabrication and characterization ofpoly(gamma-glutamic acid)-graft-chondroitin sulfate/polycaprolactone porous scaffolds for cartilage tissue engineering[J]. Acta biomaterialia, 2009, 5(6):1937-1947.
[92] RAMAGE L, MARTEL M A, HARDINGHAM G E, et al. NMDA receptor expression and activity in osteoarthritic human articular chondrocytes[J]. Osteoarthritis and cartilage, 2008, 16(12): 1576-1584.
[93] PIEPOLI T, MENNUNI L, ZERBI S, et al. Glutamate signaling in chondrocytes and the potential involvement of NMDA receptors in cell proliferation and inflammatory gene expression[J]. Osteoarthritis and cartilage, 2009, 17(8): 1076-1083.
[94] 杨琨，宋敏，张晨. 猪耳软骨脱细胞基质氨基酸成分的分析[J]. 中国医科大学学报，2003，32(2)：175-176.
[95] 赵中杰，张秀云. 鲨鱼软骨的氨基酸分析[J]. 中国生化药物杂志，1997，17(2)：89-90.

第 2 章

聚合物晶胶多孔支架影响干细胞成骨分化研究

2.1 聚合物晶胶与骨组织工程

2.1.1 晶胶的制备、特点与生物医学应用

凝胶广泛应用于生物分离、组织工程、治疗药物递送等生物医学工程领域。凝胶的孔隙特性显著影响溶剂扩散速率、大分子和颗粒物的物质运输、凝胶与生物大分子的相互作用。相分离法、气体或液体造孔法、超临界介质法等被用于制备多孔凝胶，基于以上方法可以形成直径数百微米的孔隙[1]。然而以上方法操作复杂，制孔剂的残留具有潜在的细胞毒性，在组织工程中阻碍细胞浸润。

晶胶或称冷冻凝胶，呈弹性海绵状，具有高孔隙率和高孔隙连通性，通过冷冻凝胶化技术制备[2]。制备过程中，聚合物前体或单体、引发剂或交联剂与溶剂混合形成反应溶液，降温至溶剂结晶温度以下，降温结晶的晶体作为造孔剂，解冻后在晶胶中形成相互连接的大孔，聚合物前体或单体被结晶排斥浓缩在孔壁处聚合或交联形成聚合物网络。晶胶通常用水作为溶剂进行制备，操作过程环保安全，最终材料中无造孔剂残留。晶胶的制备过程示意图如图 2.1 所示。

晶胶常具有高溶胀能力和大比表面积，可调控的力学强度，与水凝胶相比更高的稳定性，以及与水(以及水溶液)的热力学相容性。晶胶被应用于生物分子和细胞分离，血液中生物标志物的分离，细胞固定，研究细胞和病毒悬浮液、微生物之间的相互作用，生物分析化学，生物催化等方向[3]。晶胶的贯通大孔隙结构

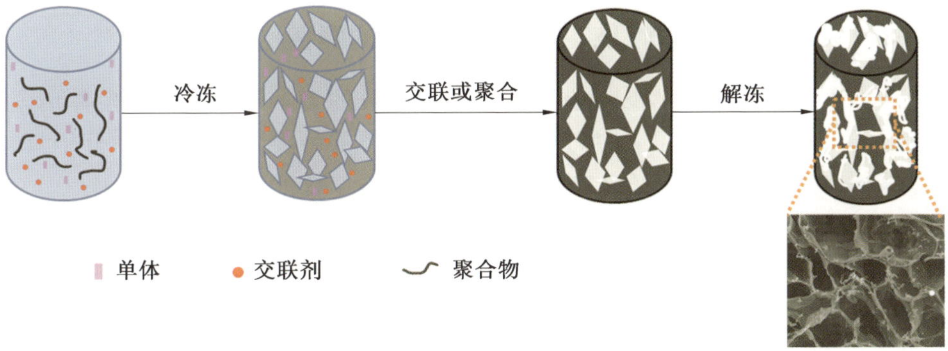

图 2.1　晶胶的制备过程示意图

有利于营养物质、代谢废物或气体的扩散以及细胞浸润，可以模拟细胞外基质环境进行三维细胞培养，因此晶胶作为三维组织工程支架以及伤口愈合敷料具有优异的表现。晶胶具有大的比表面积，作为细胞扩增的生物反应器也具有显著优势。在一定的应变范围内，晶胶被反复压缩后能够恢复形状而不发生结构破坏，可被用作生物 3D 打印墨水[4]、可注射细胞支架[5]。晶胶具有非均相开放孔结构，可用于负载并输送药物，包括多肽和生长因子等，晶胶制备流程简单且保持低温，负载对热敏感药物能够不破坏其结构和功能[6]。细胞在晶胶与水凝胶中增殖情况对比如图 2.2 所示。

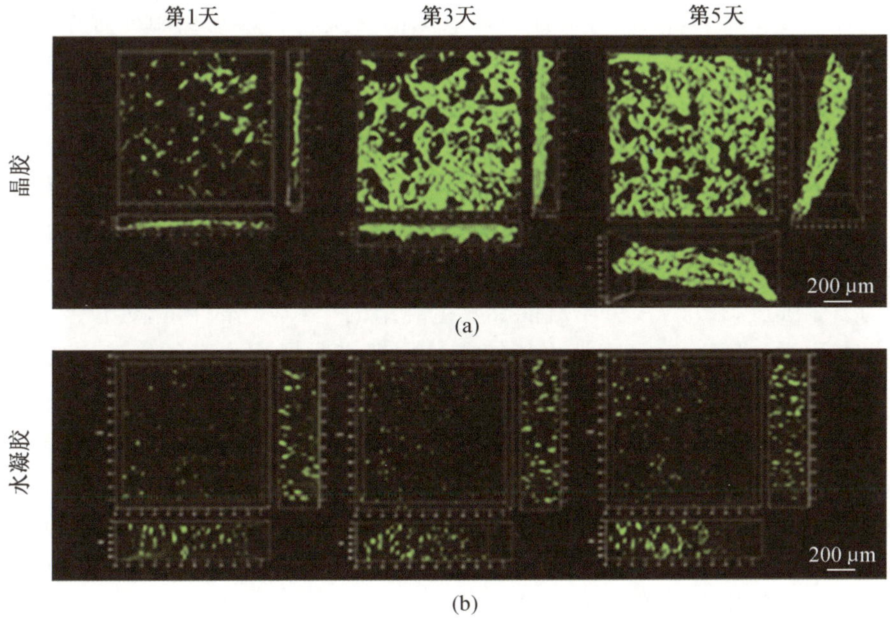

图 2.2　细胞在晶胶与水凝胶中增殖情况对比[7]

2.1.2 晶胶力学性能、孔径与孔结构的调控

孔径、孔隙率、孔壁厚度和孔壁密度等对晶胶的力学性能起决定性作用。晶胶的力学性能和结构不仅取决于聚合物或者单体的种类，还受聚合物分子量、聚合物前体或单体浓度、交联方式与密度、冷冻相关参数等条件调控[8]。

提高聚合物前体或单体的浓度，通常会使孔壁厚度增加，孔壁密度提高，从而提高晶胶的强度。PVA 晶胶中，PVA 质量浓度从 10 g/dL 增加到 15 g/dL 或 20 g/dL，切向弹性模量分别增加 69%和 137%，割线弹性模量分别增加 83%和 180%[9]。但提高聚合物单体或前体浓度会造成孔径减小，孔隙率下降，贯通孔减少。采用甲基丙烯酰化明胶(GelMA)制备晶胶，GelMA 质量浓度由 1 g/dL 升高到 5 g/dL，力学性能由脱离液体环境无法保持自身形状提高到压缩模量为 30 kPa，但是孔隙率由 67%下降至 18%[10]。聚丙烯酰胺晶胶中，初始单体质量浓度由 6 g/dL 增加到 15 g/dL，孔隙率由 93%下降至 80%[11]。此外，聚合物的分子量会影响孔壁的结构，改变晶胶在溶液中的溶胀及力学强度。在不改变其他条件的情况下，增加聚乙二醇的分子量，压缩模量由 59 kPa 显著下降到0.2 kPa[12]。

晶胶的交联方式可分为物理交联和化学交联。通过调控交联过程相关参数能够调控晶胶的力学性能、孔径和孔结构。晶胶的物理交联可通过冻融循环法由聚合物分子链物理缠结、聚合物区域结晶等实现。通过控制冻融循环的参数(冻融循环次数、降温或升温速率、冷冻温度等)能够调控晶胶的力学强度、孔径和孔隙结构。PVA 是典型的能通过物理交联形成稳定晶胶的材料。降温冷冻时，PVA 和溶剂之间发生相分离，水相中形成冰晶，PVA 聚合物相被浓缩，冻融循环使 PVA 聚合物相中逐渐形成微晶而交联，形成结构稳定的晶胶。降低冻融循环的速率，聚合物有更长的时间发生缠结和结晶，因此具有更高的力学强度。增加冻融循环的次数会提高 PVA 晶胶的力学强度。改变冷冻时间能够调控晶胶的力学强度，在 PVA 分子链能够发生缠结的 −10 ℃条件下，延长冷冻时间可以提高力学强度[13]。壳聚糖也能够通过物理交联形成力学结构稳定的晶胶，壳聚糖在稀酸中氨基质子化而溶解，在 pH 为 7 以上通常不溶，利用此特点可以通过冻融循环法制备物理交联的壳聚糖晶胶。Madihally 等制备的物理交联壳聚糖晶胶，冷冻温度由 −20 ℃改变为 −196 ℃，孔径由 220 μm 下降至 50 μm，冷冻温度为 −20 ℃时壳聚糖质量分数由 1%提高到 2%，孔径由 220 μm 下降至 100 μm[14]。Alizadeh 等制备的壳聚糖/明胶复合晶胶，壳聚糖与明胶质量比为 1∶1时晶胶的压缩强度 171.8 kPa，壳聚糖与明胶质量比为 3∶1 时压缩强度上升到 300.6 kPa[15]。

在化学交联过程中，交联密度和速度会显著影响晶胶的力学强度和孔隙结

构，在聚合物分子中引入更多的可交联基团或者增加交联剂用量进而提高晶胶聚合物相的交联度，从而增大晶胶的硬度[16]，但是在部分材料如明胶中，过高的交联度使聚合物链段运动受阻，材料变硬但脆，晶胶的孔壁处实质上是聚合物浓度更高的水凝胶。在过硫酸铵/四甲基乙二胺（APS/TEMED）体系中，增加引发剂的浓度可以加快聚合反应，但引发剂的浓度过高使聚合物相快速交联，短时间内冰晶无法生长到相互接触，无法形成具有贯通孔的晶胶。引发剂的浓度过低的情况下，聚合反应发生缓慢且不完全，制备时间延长，晶胶结构脆弱，力学强度差乃至不能成型[17]。冷冻温度和降温速率与化学交联过程共同影响晶胶的最终性能。

此外，化学交联中交联剂的选择和设计可以改变晶胶的降解速度，影响基质被细胞重塑的能力，有利于细胞进行基质重塑，更能促进细胞成骨分化[18,19]。K. T. Shalumon 等采用戊二醛和 1－乙基－(3－二甲基氨基丙基)碳酰二亚胺（EDC）分别交联制备壳聚糖/明胶晶胶，交联剂未改变晶胶的孔径和孔隙率，EDC 交联晶胶降解速度更快并促进 BMSC 成骨分化，而 GA 交联晶胶则促进 BMSC 增殖[20]。

2.1.3　力学性能增强晶胶在骨组织工程中的应用

大量应用于骨组织工程的材料包括天然材料，如海藻酸钠、胶原、明胶、壳聚糖、丝素蛋白、透明质酸等[21]，合成材料，如聚乙二醇[22]、甲基丙烯酸羟丙酯等，均能够制备成晶胶。晶胶的孔隙特点使其适宜作为骨修复材料，但骨组织工程支架材料要求具有较高的力学性能。并且支架材料的硬度影响细胞的分化方向，细胞通过黏着斑等感知并传导来自基质的力学信号，从而分化成与支架具有相似刚度的组织[23]。因此提高晶胶的力学性能，有利于晶胶内部细胞向成骨方向分化，也有利于晶胶在非主要承重部位诱导新骨生成而修复缺损部位[24]。增强材料增强晶胶的力学性能和促成骨性能见表 2.1。

表 2.1　增强材料增强晶胶的力学性能和促成骨性能

基体材料	增强材料	交联方式	弹性模量	特征与细胞响应
甲基丙烯酰化海藻酸钠	富血小板血浆（PRP）	APS/TEMED	数十至 1 500 kPa	PRP 的掺入与基体材料形成更多的交联，增强晶胶的力学性能、促血管生成能力和促成骨性能[25]

续表2.1

基体材料	增强材料	交联方式	弹性模量	特征与细胞响应
胶原/角蛋白	硼杂化二氧化硅	缩聚反应	0.88～1.06 kPa	硼杂化二氧化硅一定程度上提高了晶胶的线性压缩模量，硼和硅的掺入增强了晶胶促成骨性能[26]
甲基丙烯酰化明胶	生物玻璃	APS/TEMED	84.67～178 kPa	生物活性玻璃复合晶胶使人骨髓间充质干细胞(hTMSCs)成骨分化提高，体内骨再生效果增强，含有2.5%生物玻璃的晶胶的骨体积/总体积(BV / TV)比空白晶胶组高出3.89倍[27]
甲基丙烯酰化明胶	羟基磷灰石纳米线	光交联	＞0.2 MPa	复合晶胶强度高于同成分复合水凝胶(0.1 MPa)，细胞浸润效果显著高于水凝胶，在体内/体外具有更好的成骨和骨修复效果[7]
明胶(肝素/VEGF)	白云母	EDC/NHS	0.98～4.89 kPa	白云母提高了晶胶的压缩模量，并且促进矿化和成骨[28]
壳聚糖/明胶	铈锌掺杂羟基磷灰石	戊二醛	未检测	铈锌掺杂羟基磷灰石复合明胶/壳聚糖晶胶促进BMSCs成骨分化，具有大肠杆菌和金黄色葡萄球菌抗菌活性[29]
壳聚糖/明胶	纳米羟基磷灰石、蜂蜜	戊二醛	12～35 kPa	纳米羟基磷灰石的掺入提高了晶胶的压缩模量，蜂蜜掺入具有大肠杆菌和金黄色葡萄球菌抗菌活性[30]
壳聚糖/明胶	生物活性玻璃或纳米羟基磷灰石	戊二醛	637.3 kPa	生物活性玻璃和纳米羟基磷灰石增强了晶胶的压缩强度和力学稳定性，同时增强了晶胶细胞浸润和促成骨性能。增强的晶胶可承受反复应力加载[31]

续表2.1

基体材料	增强材料	交联方式	弹性模量	特征与细胞响应
壳聚糖/明胶	氮化硅生物陶瓷	戊二醛	5.24～10.90 kPa	氮化硅生物陶瓷的掺入提高了晶胶的力学性能，增强的晶胶能够承受生物反应器中的循环负载，且矿物沉积性能增强[32]
壳聚糖/丝素蛋白	聚乙二醇缩水甘油醚、银与锶掺杂羟基磷灰石	冻融与热致交联	30 kPa	聚乙二醇缩水甘油醚、银与锶掺杂羟基磷灰石在晶胶聚合物网络中形成物理化学杂化交联点，晶胶具有强弹性和柔韧性[33]以及良好的抗菌性能和骨诱导性
甲基丙烯酰化明胶/聚乙二醇	富血小板血浆(PRP)	APS/TEMED	120～330 kPa	PRP 与基体材料形成共价键交联，增强晶胶的力学强度[34]，并实现成骨因子控制释放
丙烯酰化聚乙二醇	氧化石墨烯	APS/TEMED	约 70 kPa	氧化石墨烯的加入使晶胶在>40%的应变处具有更高的应力，同时提高了细胞黏附性和成骨以及骨修复性能[35]
聚(甲基丙烯酸羟丙酯)	铈锌掺杂羟基磷灰石	APS/TEMED	75～145 kPa	铈锌掺杂羟基磷灰石增强了晶胶的力学强度，提高了其促成骨性能，并且同时能够抑制 10^5 CFU/mL的大肠杆菌[36]

注：VEGF 为血管内皮生长因子。

晶胶的弹性模量通常在数 kPa 至百 kPa，显著低于 GPa 级别的皮质骨，作为骨组织工程支架应用于骨缺损修复时，由于本身的力学性能限制，难以独立替代承重骨部位。但是晶胶优越的细胞浸润性能和可调的降解性能，可以在复合材料中，用于改善高强度材料与宿主骨界面的整合[37]。为了增强晶胶的力学性能，生物活性玻璃、生物陶瓷、氧化石墨烯、富血小板血浆等增强材料被掺入晶胶中。增强材料通过与晶胶聚合物之间形成更多交联点增强增韧晶胶，并且通常能够同时提高晶胶的生物功能。

2.2 基质力学特性与细胞命运

细胞感知细胞外基质(ECM)的力学特性并作出响应，产生一系列生化信号，并通过后续信号转导过程调节细胞行为(扩散、迁移、增殖、分化)，细胞行为又会逐步对基质进行改建。材料的力学特性包括弹性(刚度/弹性模量)、非线性弹性、黏弹性等，均会改变基因表达和最终命运[38,39]。基质硬度(或称为基质模量)能够强有力地调控干细胞形态和分化行为。

在硬度不同的平面上培养细胞，细胞响应具有明显差异。黏附于弹性模量更高或刚度更高的平面上的细胞，具有更大的铺展面积，更高的细胞刚度，更强的应力纤维，更多更稳定的黏着斑，同时细胞增殖速度加快，细胞迁移加快。在低弹性模量的平面上，细胞铺展面积更小，圆度更高，细胞刚度小，应力纤维不明显[40]。细胞在感受基质的刚度的同时，也在周围环境上施加力导致其变形。当细胞在表现出非线性弹性的材料表面时，细胞在基质上发生应变拉伸周围基质，可导致相邻细胞感知的局部刚度增加，使得细胞在具有较低模量(600 Pa)非线弹性的材料上，表现出同等条件下在线弹性高弹性模量表面上的形态[41]。Winer等也验证了细胞对基质的非线性弹性有敏锐的反应，由于细胞拉伸周围基质，对周围距离百微米的细胞形态产生影响[42]。

基质的硬度进一步调控干细胞的分化方向。当间充质干细胞(MSCs)在模仿肌肉弹性表面为胶原蛋白Ⅰ的凝胶上生长时，肌源性标志物上调；当MSCs在模仿预钙化骨的刚性凝胶上生长时，细胞向成骨方向分化。神经干细胞(NSC)在模仿正常大脑的软基质向神经元方向分化，而在类似于神经胶质疤痕的较硬基质上向神经胶质分化[43]。在组织工程支架的构建中，研究者们倾向于调节材料力学特性，模拟人体内相应组织的力学特性[43]。

2.2.1 细胞力学转导结构及相关信号通路与成骨分化

基质的力学特性通过整合素介导的力学转导途径调控干细胞的自我更新和分化[44]，细胞黏附和细胞力学转导过程密不可分。整合素是细胞力学感知的起点[45]，是由α亚基和β亚基组成的异源二聚体。整合素识别并结合多种ECM蛋白，进而激活介导黏着斑组装、细胞骨架组织和一系列下游信号[46]。细胞外环境的力学信号能够调节整合素亚基的表达，整合素αVβ3和α5β1被分别认为与细胞力学转导和调节细胞收缩力密切相关[47]。单个整合素的胞外结构域与ECM蛋白结合后，活化的整合素聚集形成集簇状结构，从而加强与ECM蛋白的结合强度。整合素与ECM蛋白结合后，会募集踝蛋白(Talin)、桩蛋白(Paxillin)和连接蛋白(Vinculin)等到黏附位点处,在黏附初期形成直径小于 1 μm 的黏附结构[48],与肌球蛋白力学结构连接,肌动蛋白与肌球蛋白力学装置收缩产生牵引力,牵引力沿着细胞骨架作用于 ECM 和胞内结构[49]。基质的高模量会给予细胞更强的力信号刺激,促进黏附结构形成成熟的黏着斑,同时促进球状肌动蛋白(G—actin)组装为纤维状肌动蛋白(F—actin)并与黏着斑相连。

细胞通过整合素识别并结合 ECM 蛋白,基质的高模量会促使细胞形成成熟黏着斑和与之相连接的更强的细胞骨架结构,此过程是一个正反馈过程。Talin 作为力学感应蛋白,能够与整合素亚基结合,在基质高模量的刺激下激活后暴露出与连接蛋白的结合位点,促进肌动蛋白与连接蛋白形成复合。同时,Talin 与整合素亚基结合后会促进相邻整合素与基质结合,从而在力学刺激下以正反馈的方式促进黏着斑的组装和成熟[50,51]。Vinculin 是细胞—ECM 界面与细胞骨架力信号传递的枢纽,磷酸化后会暴露出与 Talin、α—actinin、Paxillin、F—actin 的结合位点,响应刚性基质的力学刺激并动员细胞骨架的组装。Paxillin 活化后存在与整合素亚基和 F—肌动蛋白(F—actin)的结合位点,与 Vinculin 共同介导细胞骨架和黏着斑的连锁反应。

基质硬度引起的生物力学信号会转化为生物化学信号,其中 RhoA/ROCK 通路、MAPK 通路、Hippo 通路等被认为是力学信号调控干细胞分化的经典通路[52]。

黏着斑激酶(FAK)是黏着斑中存在的重要蛋白质,在力学刺激提高时被募集至黏着斑处并通过自磷酸化激活。FAK 的募集与激活既受力学刺激调控,也受化学信号调控。基质模量的增加通过上调肌球蛋白Ⅱ的收缩来增加 FAK 的募集和激活[53];整合素的聚集促进磷脂酰肌醇 4,5—二磷酸(PIP2)产生,通过化学信号促进 FAK 的募集和 Tyr397 位点处的磷酸化[54,55]。磷酸化的 FAK(p—FAK)通过丝裂元活化蛋白激酶(MAPK)通路调控细胞生长与分化。MAPK 通路的典型的 4 种分支路线中,激活的 ERK1/2 作用于 RUNX—2 基因并激活细胞成骨分化[56]。

RhoA 是一种 GTPase,激活后刺激效应蛋白 ROCK,通过 MLCK 信号通路作用至非肌肉肌球蛋白Ⅱ(NMM Ⅱ),增强肌球蛋白生成的细胞骨架张力[57],但也有在三维下培养细胞的研究发现 ROCK 信号转导与 NMM Ⅱ无关[12]。活化的 ROCK 会进一步通过增强 FAK 促进黏着斑组装,促进干细胞的成骨分化[58]。

Hippo 通路通过效应器 YAP 和共活化因子 TAZ(YAP/TAZ)的脱磷酸化与核转位响应力学刺激并调节细胞基因表达。YAP/TAZ 的缺失会抑制高模量基质诱导的 MSCs 的成骨分化[59]。

2.2.2　基质力学特性影响细胞重塑基质与成骨分化

基质的力学特性可调节基质金属蛋白酶(MMP)的表达或活性,进而影响细胞对基质的重塑。细胞分泌的 MMP 和赖氨酰氧化酶降解或交联基质组分，进一步改变基质的力学性能；而细胞对基质的重塑与细胞的分化密不可分。

MMP 的活性受到基质力学特性和细胞张力的调节[60]，并且 MMP 的活性直接作用于成骨相关蛋白的表达和沉积。通过将尼龙棒放置在鼠尾胶原凝胶中阻止细胞收缩凝胶，从而获得更高的张力，能够促进 MMP 家族中 MMP－2、MMP－13、MT1－MMP 的 mRNA 和蛋白表达上调，同时三者的活化也被增强，最终碱性磷酸酶(ALP)、骨唾液蛋白(BSP)、骨保护素(OPG)和骨钙素(OCN)的表达和钙沉积提高，使得细胞成骨分化增强，通过 siRNA 下调 MT2－MMP，OC、ALP 和 OPG 表达也下调，下调 MMP－2 和 MMP－13 使得 BSP 表达下调，表明 MMP 的活性能够直接作用于成骨相关蛋白的表达和沉积[61]。

MMP 在很多组织中通过对胶原的重塑促进基质的硬度增加，造成包括心脏、胰脏、主动脉在内的组织硬化。但是对于成骨方向而言，MMP 介导的基质硬度的重塑起有利作用。MMP 通过促进Ⅰ型胶原的重塑，使之构成类骨质基质的致密排列[62]，促进 MSCs 成骨分化。MT1－MMP 降解基质中的Ⅰ型胶原，允许细胞在三维培养中侵入凝胶内部，而 MT1－MMP 沉默导致 MSCs 无法成骨分化[63]。过表达的 MT1－MMP 可以上调碱性磷酸酶(ALP)，间接参与成骨细胞基质中Ⅰ型胶原纤维支架上的晶体沉积，形成成骨微环境并促进成骨分化[64]。

2.2.3 基质力学特性影响细胞通信与成骨分化

细胞－细胞相互作用和交流在决定细胞功能和命运中起到重要作用，细胞感知基质的力学特性，并通过细胞通信行为将力学信息传递给其他细胞，进一步影响 MSCs 的分化。

在局部微环境中，细胞与细胞间通过多种方式进行细胞通信。通过生化因子进行的细胞通信包括旁分泌作用、近分泌作用、外泌体对周围细胞的作用。其中旁分泌和外泌体的通信实施不需要细胞间接触，而近分泌依赖于细胞间接触和间隙连接或膜纳米管等结构的形成。细胞的间隙连接受到基质硬度的调控。在骨质疏松的小鼠体内，骨质疏松症降低了骨基质硬度，造成骨质疏松小鼠的骨细胞数目减少和骨细胞突起减少，以及间隙连接蛋白(connexin 43，CX－43)表达降低[65]。随着基质硬度的增加，CX－43 表达提高，细胞间间隙连接增加，且物质在通过间隙连接相连的细胞间迁移速度加快[66,67]。基质硬度能改变生化因子在细胞间的传递速度，较软的基质不仅直接阻碍细胞向成骨方向分化，还通过给细胞间隙连接通信给骨细胞施加不利影响。

细胞也可以通过基质的力学信号实现力学通信，并且力学通信行为依赖于细胞的力学感知结构。细胞响应相邻细胞产生的力学变形，还能通过相邻细胞引起基质力学性能变化来进行力学通信。细胞与基质的力学作用是相互的，从力学的角度看，细胞依赖于细胞骨架产生张力感知基质的力学性能，作用于基质的力造成基质的力学特性发生变化和基质蛋白的构象改变，进而作用于周围细胞，因此基质的高硬度对 MSCs 成骨分化的促进作用是整体性的。使用经典模型材料 Neo－Hookean 凝胶进行建模，MSCs 产生的张力能够作用到距离一个细胞直径长度的周围细胞，引起细胞和基质间张力的增强[68]。在修饰 RGD 的聚丙烯酰胺水凝胶表面，牛主动脉内皮细胞在最软的表面（E＝500 Pa）始终保持接触，在中间硬度的表面上（E＝2.5 kPa 和 5.5 kPa）反复接触，在最硬的表面上（E＝33 kPa）上接触一次后分离，细胞产生的张力引起基质形变，在细胞周围产生张力梯度，张力梯度促进了细胞黏附，并造成周围细胞的迁移和接触行为改变，为了排除细胞在不同硬度的表面分泌的生化因子的干扰，交换不同硬度表面细胞之间的培养基，但并没有改变周围细胞的迁移和接触行为，表明细胞的力学通信独立于细胞旁分泌和自分泌的生化因子作用于周围细胞[69]。

2.3　BMP－2 信号与细胞命运

2.3.1　BMP－2 信号的调控方式

BMPs 是分泌性的细胞因子，属于转化生长因子（TGF－β）超家族。其中 BMP－2、BMP－4、BMP－5、BMP－6、BMP－7 与骨骼发育有关[70]。BMP－2 具有良好的骨诱导作用，在体外能够促进 MSC、C2C12 等细胞成骨分化，在体内具有成骨诱导作用和骨传导性，能够刺激干细胞或骨祖细胞向成骨细胞分化，促进成骨细胞生成新骨。临床上多将其用于促进移植物与骨融合，例如脊柱融合术，也用于治疗骨缺损和骨不连[71]。游离的或者固定在细胞外基质上的 BMP－2，最终靶向成骨基因 Runt 相关转录因子－2（Runx2）和 Osterix（Osx），来调控 MSC 的成骨分化[72]。

细胞膜上的 BMPs 受体（BMPR）有两种类型：Ⅰ型和Ⅱ型受体，这两种受体结构类似，包括一个短的胞外结构域、一个跨膜结构域和一个具有丝氨酸－苏氨酸激酶活性的胞内结构域，短的胞外结构域是 BMPs 的结合位点。两种类型的受体与 BMPs 单独作用的亲和力不高，而 BMPR Ⅰ和 BMPR Ⅱ组成的寡聚受体复合物具有高度 BMPs 亲和力。BMPs 与 BMPR 结合，导致 Smad 通路（典型 BMP 通路）和非 Smad 通路（非典型 BMP 通路，p38 通路）的激活[73]。

典型 Smad 通路的效应器包括受体特异性 Smads（R－Smads）和共同介体 Smad（Co－Smad）。Smad1/5/8 是一种 R－Smad，在 BMP－2 信号激活的典型途径中被磷酸化。磷酸化 Smad1/5/8 与 Smad4 形成复合物，转位进入细胞核中并调节基因表达。抑制性 Smad7 通过抑制 Smad1/5/8 的磷酸化来抑制 BMP－2 信号转导[74,75]。Smad7 的活化受细胞外因子信号的高度控制[74]。BMP－2 诱导的 Smad 表达是负反馈调节的体现，表明 BMP－2 诱导成骨是限制性的。

BMP－2 来源有限，在体内调控机制作用下很快被灭活，因此使用模拟肽替代 BMP－2 已有广泛应用。BMP－2 模拟肽(BMMP)具有更高的稳定性，在体外实验中被固定化修饰在聚对苯二甲酸乙二醇酯(PET)表面，作用于 Runx2 通路表现出优秀的成骨诱导性[76]。在海藻酸钠水凝胶中，固定化修饰的 BMP－2 模拟肽也表现出成骨诱导性[77]。

2.3.2　基质组分对 BMP 信号转导的调控

基质在 BMP 信号转导过程中发挥重要作用，基质不仅起到储存 BMP 蛋白的作用，其理化性质包括蛋白类型和力学特性能够共同调节 BMP 的生物活性[78,79]。根据目前的理解，基质的蛋白或蛋白聚糖上具有 BMP 结合的结构区域，BMP 结合到基质蛋白上并共同呈递至 BMPR，蛋白的种类和黏附位点均会调控 BMP 信号的转导[80]。基质中的糖胺聚糖和纤维蛋白都在向细胞呈递 BMP－2 过程中发挥重要作用。

硫酸乙酰肝素蛋白多糖(HSPG)与 BMP 信号分子向 BMPR 的共同呈递，在调节成骨和生物发育中起到重要作用。BMP－2 与基质的 HSPG 结合，骨诱导性与游离 BMP－2 相比显著增强。BMP－2 与细胞表面的 HSPG 结合，向 BMPR 呈递后抑制 Smad1/5/8 复合物的磷酸化，非硫酸化透明质酸(HA)，其受体 CD44 与 Smad1 的相互作用，增强 BMP－7 介导的成软骨分化[81]。

基质含有的纤维蛋白中，纤连蛋白、胶原蛋白和原纤维蛋白中部分结构域能够直接与 BMP 和/或 BMP 信号分子结合，动态调控 BMPs 的生物利用度和活性，限制 BMPs 的作用位置和时间[82]。Dpp 是一种 BMP 信号分子，在果蝇中调控不同发育阶段的细胞命运，Dpp 和Ⅳ型胶原蛋白之间的相互作用会增强胚胎中的 Dpp 信号传导[83]。原纤维蛋白(Fibrillin)与 BMPs 结合并改变其蛋白构象，BMP－7 前结构域与 Fibrillin－1 结合引起蛋白构象改变，抑制 BMP－7 与 BMPR 结合[84]。ECM 组分对 BMP 生物活性的作用示意图如图 2.3 所示。

BMP 能够调节细胞对基质的重塑，反向作用于基质。在体外细胞培养中，BMP 信号通过 Runx2、Notch 等通路调节蛋白表达，重塑基质。BMP－2 信号刺激 BMSC 或者 C2C12 细胞向成骨方向分化，向基质大量分泌Ⅰ型胶原。BMP－1 与原胶原 C 蛋白酶(PCP)具有同一的作用，切割原胶原Ⅰ、Ⅱ和Ⅲ的 COOH—前肽，产生脊椎动物细胞外基质的主要纤维成分[85]。

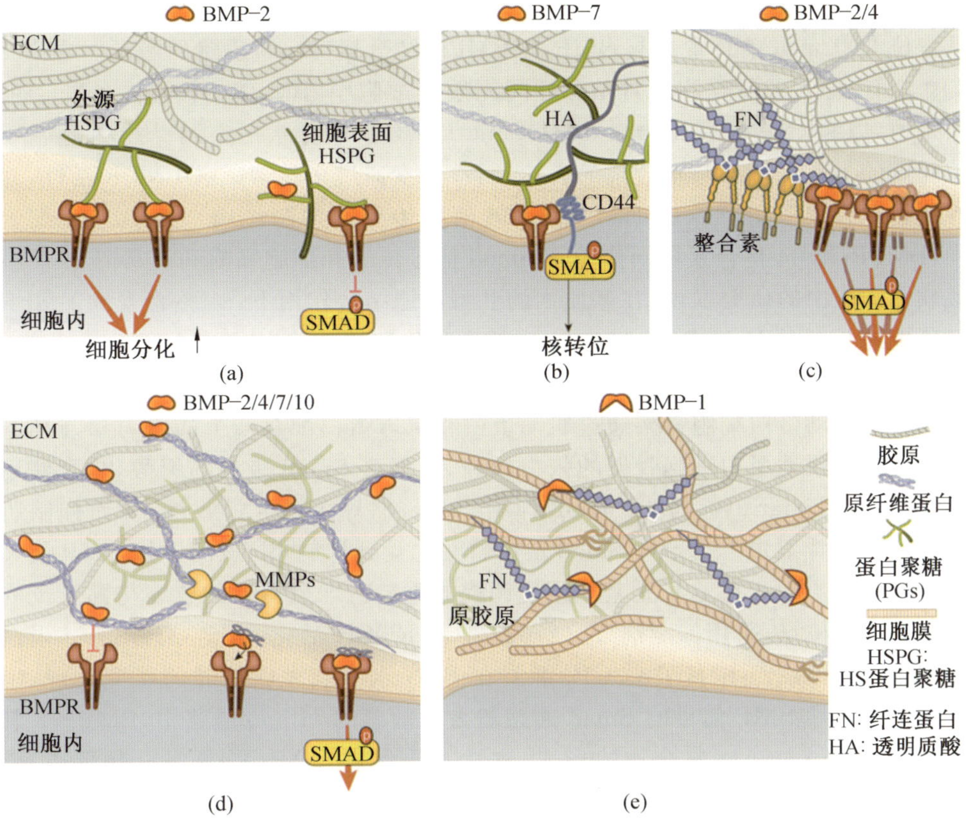

图 2.3　ECM 组分对 BMP 生物活性的作用示意图[79]

2.4　力学信号与 BMP 信号的串扰

基质力学信号和 BMP 信号能够协同调控成骨分化[86]。细胞感知基质的力学特性，转导力学信号过程和 BMP 信号发生串扰，两者之间的串扰发生在信号转导过程中的多个位点，形成调控网络，但相互作用的完整机制未被完全厘清[87]。串扰机制随着细胞种类、培养方式和培养细胞的支架材料的不同具有差异。

基质纤维蛋白不仅储存和释放 BMPs，还具有细胞黏附受体识别与结合的结构域。整合素与基质黏附配体结合，是细胞力学感知的起点。BMPR 在整合素处发生 BMP 信号和力学信号的串扰。部分整合素和 BMPR 在细胞膜处共定位[88]。Lai 等研究者发现在人骨肉瘤细胞中，整合素 αvβ1、αvβ3、αvβ5、αvβ8 与

BMPRs共定位[89]。在人骨髓间充质干细胞中，整合素β5被发现与BMPR IA共定位[90]。部分整合素参与BMP与BMPR结合后Smad通路的激活。在MC 3T3细胞、原代成骨细胞和骨髓源性间充质干细胞中，BMPR IA与整合素α1β1共定位，以siRNA干扰整合素α1使Smad1/5/8磷酸化水平上调[91]。细胞基于感受到的力学信号调整整合素的表达，而整合素通过多步骤影响BMPR活性，并控制糖原合成激酶－3(GSK3)对Smad信号传导的抑制作用。在C2C12细胞中，BMPR和β3整合素协同作用于Smad信号传导和细胞黏附和迁移[92]。在小鼠软骨细胞中的研究发现，在基质中的Ⅱ型胶原结合作用下，β1整合素和BMPR竞争性地与Smad1结合，抑制Smad1的磷酸化和核转位[93]。

肌动蛋白细胞骨架是继整合素和黏着斑之后，参与细胞力学感知的重要下游元件。肌动蛋白细胞骨架通过肌动蛋白和肌球蛋白配合产生的张力参与细胞力学感知。肌动蛋白细胞骨架的张力较高，会促进Smad蛋白的磷酸化，而使用抑制剂Blebbistatin(简写为Blebb)抑制非重链肌球蛋白Ⅱ的收缩，从而抑制肌动蛋白细胞骨架张力会导致Smad蛋白磷酸化受到抑制[94]，从而干扰BMP信号向下游转导。ROCK途径是基质刚度调控非重链肌球蛋白Ⅱ的收缩与黏着斑的组装的重要位点，采用抑制剂Y－27632抑制ROCK活化，也会导致Smad蛋白磷酸化受到抑制[95]。基于C2C12细胞在PEG水凝胶表面培养的研究发现，串扰发生在转导BMP信号的Smad通路与力学敏感的Hippo通路中，BMP－2刺激磷酸化Smad1/5/8复合物的形成，刚性基质促进YAP/TAZ复合物形成，磷酸化Smad1/5/8复合物与YAP/TAZ复合物共同进行核转位，调节基因表达，驱动细胞的成骨分化[96]。

2.5 二维/三维培养条件下，基质特性与干细胞的分化行为

使用二维平面或三维支架培养细胞，细胞的形态和扩散明显不同，细胞的力学转导结构(F－肌动蛋白纤维的形成和细胞骨架排列)具有显著差异[97]，在三维支架内部，细胞分泌的生化因子扩散速度比平面培养过程更慢，因此生长因子对周围细胞有更高的作用浓度[98]，以上力学与生化信号的差异共同作用，最终细胞在二维或者三维培养中，表现出不同的增殖和分化行为[99]。在三维培养过程中，支架的孔隙率、孔结构和可降解性(或称为支架可被细胞改建或重塑的能力)也会影响细胞的力学转导结构，是决定细胞命运的不可忽视的因素。不同维度下培养细胞的差异如图2.4所示。

在平面培养中，基质硬度的增加促进了MSCs的增殖，较高的基质硬度调节

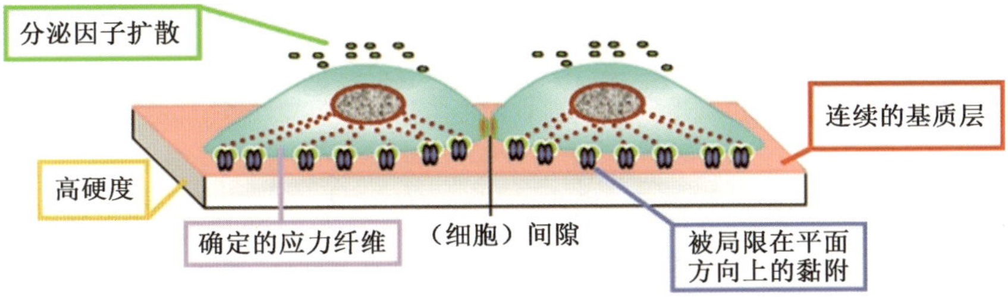

(a) 二维微环境

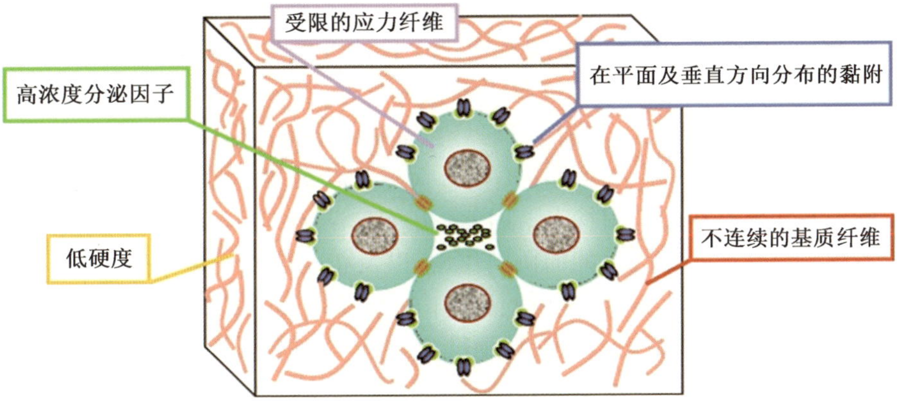

(b) 三维微环境

图 2.4　不同维度下培养细胞的差异[98]

细胞周期蛋白 D1 的表达，促进骨髓基质干细胞进入 S 期，然后增强增殖[100,101]。不同于平面环境，同样材料的三维支架可能在物理上限制细胞的铺展，此时提高基质硬度反而阻碍细胞增殖行为[102]。

有观点倾向于能够在三维环境中铺展是部分种类细胞感知力学信号并作出响应的前提。因此对三维支架的孔隙率、孔结构和可降解性影响细胞力学感知与命运的研究并不鲜见。使用胶原/海藻酸钠复合凝胶控制 NIH 3T3 成纤维细胞的形状，通过改变海藻酸钠的交联时间控制细胞铺展或者呈圆形，铺展的细胞会响应水凝胶的力学信号，在模量更高的水凝胶中呈 α—SMA 阳性，而未铺展的圆形细胞不会响应水凝胶硬度[103]。而支架的可降解性也会影响细胞的生长形状，在初始模量相同的甲基丙烯酰化透明质酸水凝胶中，引入可被基质金属蛋白酶降解的可降解肽，在含有可降解肽的水凝胶中 MSCs 能够扩散和拉动周围基质，呈现铺展状态，向成骨方向分化；不含可降解肽的水凝胶中细胞保持圆形且无法移动周围基质，向成脂方向分化[18]。但也有研究者认为 MSCs 的形态与成骨分化无关，被包裹在交联的 PEGDM 水凝胶中的 MSCs、肌动蛋白丝、微管、肌球蛋白和 ROCK 在成骨中不必需[12]，而整合素—ECM 蛋白黏合带和中间丝可能在这种情况中参与介导细胞的力学转导[104]。

2.6 支架力学信号及表面化学信号对干细胞成骨分化的影响

支架的硬度和表面化学信号都是调控 MSCs 功能的强有力的信号，二者可以独立或者联合起来调控细胞命运。细胞黏附到支架并且通过力学感知结构感知其硬度，通过受体感知支架表面化学信号，在此期间触发多条信号通路来调控细胞行为，这些通路之间并不完全独立，MSCs 通过通路间信号串扰来整合支架硬度和表面化学信号，最终决定细胞命运。目前关于支架硬度与表面化学共同作用于 MSCs 成骨分化的分子机制仍未被完全厘清，并且大多的信号通路研究集中在平面培养的 MSCs。显然，平面培养模式与细胞体内生长的微环境差异很大，细胞形态和力学感知结构显著不同。而三维培养更贴近体内微环境并且更符合植入型支架材料的应用特点。因此，在三维培养环境下，研究基质硬度和表面化学对 MSCs 成骨分化可能的协同作用，以及相关信号通路作用机制，有助于确定支架硬度和表面化学信号在更接近干细胞体内行为的条件下，调控其成骨分化的机制，并为骨组织支架的设计提供参考。

李思静等研究了在三维培养环境下，多孔晶胶的基质硬度和 BMP－2 模拟肽(BMMP)协同调控 rBMSCs 成骨分化，如图 2.5 所示。具体地，使用甲基丙烯酰化明胶(GelMA)和甲基丙烯酰化聚乙二醇(PEGDM，分子量分别为 3 000、6 000、9 000 g/mol，记为 G3、G6、G9)为原料，制备多孔力学性能可调晶胶，通过改变 GelMA 的双键取代度调控晶胶的硬度，用于在三维培养环境下，研究基质硬度对细胞成骨分化的作用；在晶胶中共价修饰 BMP－2 模拟肽，研究晶胶硬度

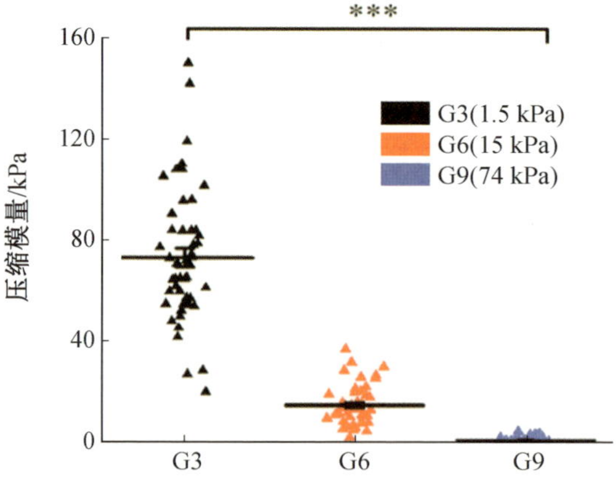

图 2.5 AFM 测定的 G3、G6、G9 晶胶孔壁处压缩模量
(＊＊＊代表 $P<0.001$；$n=50$，n 为采样点的个数)

与BMP信号对rBMSCs体外成骨分化的作用；使用力学感知抑制剂抑制细胞力学感知，研究在三维多孔晶胶中力学信号对BMP信号转导以及成骨分化的调控；研究三维多孔晶胶硬度和BMP－2模拟肽在体内促进骨缺损修复的能力。

为了研究晶胶硬度和模拟肽是否对细胞的力学感知结构（细胞骨架和黏着斑）造成影响，并且探明Y－27632与Blebbistatin抑制效果，采用免疫荧光染色检测细胞黏着斑蛋白（Vinculin）的表达。经过21 d的成骨诱导培养，细胞在晶胶内部呈现聚集分布，部分细胞相互接触。不同硬度组中均能观察到细胞的良好黏附，细胞骨架呈现纤维状，细胞黏附于基质呈现梭形或多极形状，与GelMA上的大量细胞黏附序列密切相关，如图2.6所示。

黏着斑蛋白的免疫荧光染色显示，无论BMMP是否存在，硬度高的晶胶中表达更高的黏着斑蛋白。硬度高的晶胶中细胞扩展更大，应力纤维更加清晰，硬基质能够提高细胞的扩散与铺展。在21 d成骨培养后，随着晶胶硬度增加，显示成骨细胞形态的细胞数目增加，表现为典型的椭球状或矮柱状，细胞核大并且细胞核位于细胞的一端，表面有短的突起伪足与周围细胞相连或黏附在晶胶孔壁上。

含BMMP的晶胶中，模拟肽并未明显促进细胞的细胞骨架和黏着斑装配，晶胶中显示成骨细胞形貌的细胞数量增加，细胞呈现椭球状，细胞核大且偏向细胞一侧。在培养基中使用力学感知抑制剂Blebbistatin或者Y－27632，抑制重链肌球蛋白收缩或者ROCK激酶，观察到晶胶中的细胞黏着斑蛋白Vinculin表达明显降低，表明黏着斑的形成受到抑制剂的抑制，显示出力学感知抑制剂Y－27632成功抑制ROCK信号，以及随后的黏着斑激酶（FAK）通路，而Blebbistatin通过成功抑制非重链肌球蛋白Ⅱ的收缩，抑制力学感知通路的正反馈，减少黏着斑的组装。

2.6.1　成骨分析

研究三维微环境下，BMP－2模拟肽（BMMP）和基质硬度共同调控rBMSCs的成骨分化行为。通过晶胶中多种成骨标志物的活性或含量，判断细胞的分化效果。基质硬度调节MSC行为依赖于整合素和力学感知结构（F－actin）介导的力学信号（ROCK信号通路）传导。因此使用Y－27632（抑制力学转导的ROCK途径）或Blebbistatin（抑制非肌肉肌球蛋白Ⅱ的收缩）来抑制细胞的力学转导，以研究机械转导信号和BMP－2信号之间的相互作用。

首先通过量化碱性磷酸酶（ALP）的活性来评估晶胶中rBMSCs的成骨分化情况，如图2.7所示。培养的第14天达到峰值，并随着晶胶的硬度的增加而上升。以上结果与目前体外二维间充质干细胞培养模型一致，具有较高硬度或模量（骨组织，＞25 kPa）的基质能促进BMSCs的成骨分化[23]。

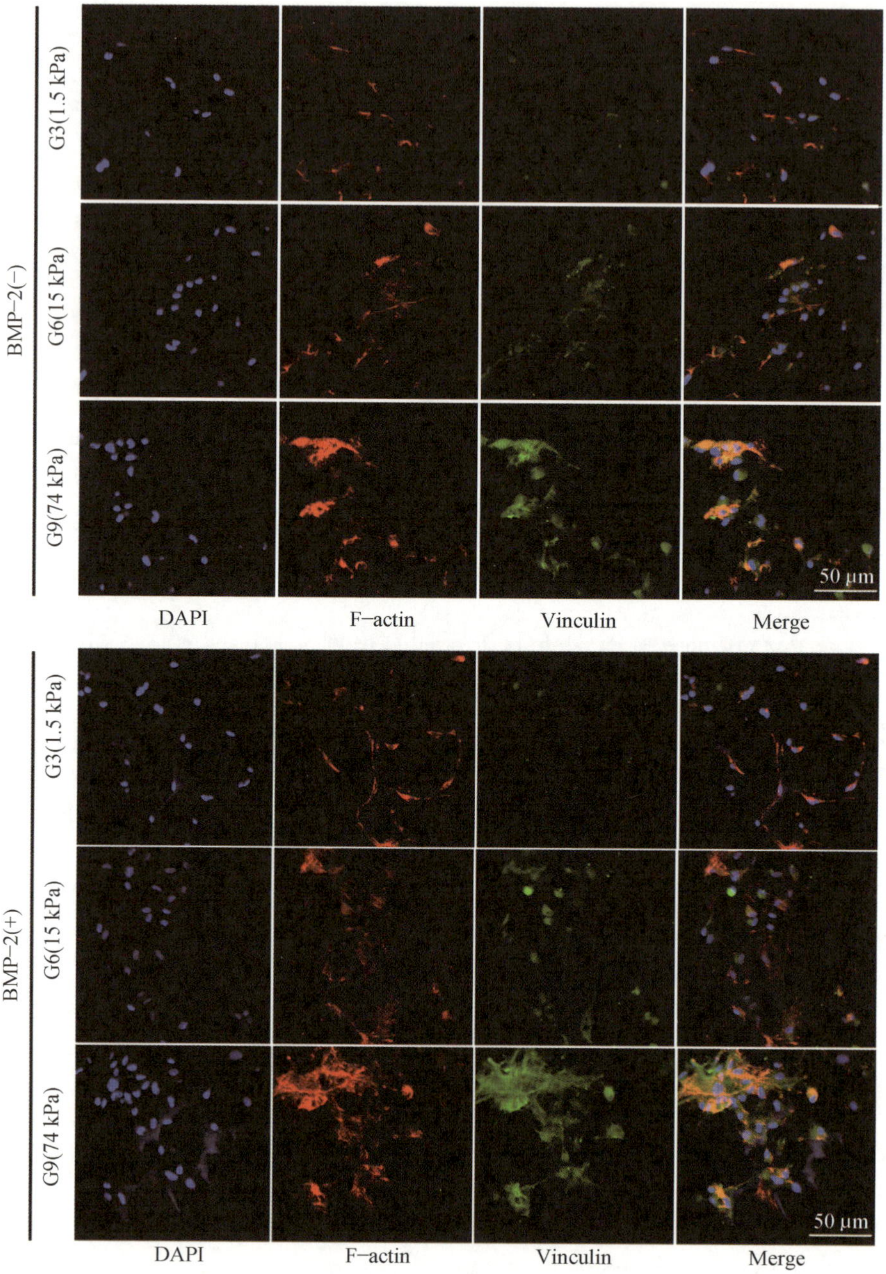

图 2.6　晶胶中细胞骨架和黏着斑

（蓝色：细胞核；红色：F－actin；绿色：Vinculin；

Merge 表示合并；“＋”表示添加；“－”表示未添加）

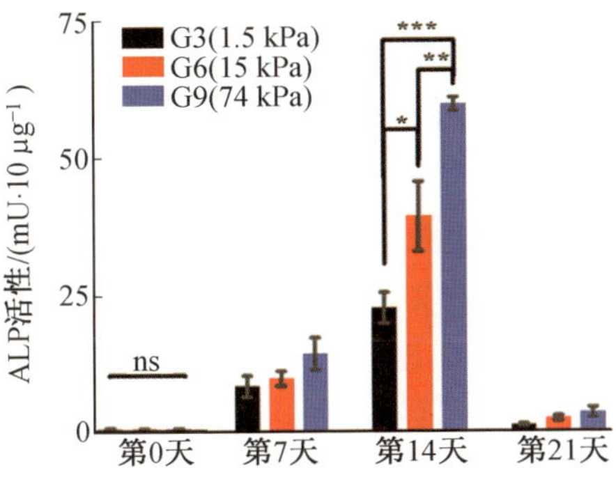

(a) 含有BMMP的晶胶在成骨培养第0、7、14、21天的ALP活性

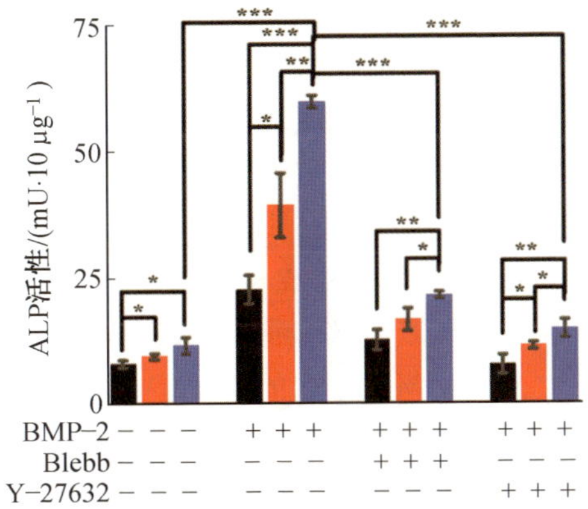

(b) 成骨培养第14天的ALP活性

图 2.7　成骨培养后 ALP 活性

（* 代表 $P<0.005$；* * 代表 $P<0.01$；* * * 代表 $P<0.001$；ns 代表非统计显著性(下同)）

在三种硬度的晶胶中，BMMP 均增加了 ALP 活性。根据 O. F. Zouani 等的研究，MSCs 的分化可以由力学信号决定，但生化信号可以区别于力学信号改写 MSCs 的命运[94]，BMMP 促进了 rBMSCs 在低模量 G3 晶胶中的成骨分化，表明 BMP－2 信号能够在力学信号之外，改变细胞命运。值得注意的是，在 BMP－2 模拟肽的作用下，晶胶中的 ALP 活性仍旧随着硬度的增加而增强，此结果表明 BMP－2 信号无法掩盖力学信号的作用，力学信号凌驾于 BMP－2 信号之上。以上结果同时显示出 BMP－2 信号促进成骨的过程可能受到力学信号的调控。

使用 Y－27632 或 Blebbistatin 抑制剂抑制细胞的力学感知，在 Y－27632 或者 Blebbistatin 的存在下，G3、G6、G9 含模拟肽晶胶中的 ALP 活性明显下降，表明 BMP－2 诱导的成骨分化依赖于力学信号传导，包括 ROCK 信号通路和基于非重链肌球蛋白Ⅱ的细胞骨架张力，因此表明 BMP－2 信号的成骨实际上受到力学信号的调控。然而在力学感知抑制的情况下，ALP 活性仍随着晶胶硬度的增加而明显增加，表明抑制非重链肌球蛋白Ⅱ的收缩或 RhoA 激酶不能完全抑制三维培养中由硬度驱动的 rBMSCs 的成骨分化，这些结果与 S. H. Parekh 等人研究中的现象相符合[12]，显示出 rBMSCs 可能具有 F－actin 结构和 ROCK 信号通路组成的经典力学感知通路之外的力学感知结构和信号通路。

为了验证 ALP 活性反映出的成骨分化的情况，在培养 21 d 后，检测成骨分化后期的骨组织特异性蛋白骨钙蛋白(OCN)的含量，以反映成骨细胞功能[105]。成骨细胞合成并分泌 OCN 改建基质，其中大部分沉积于基质中，小部分释放出基质外[106]，释放出基质外的 OCN 在体外培养中进入到细胞培养基中。

对于沉积在晶胶基质中的 OCN 进行免疫荧光染色，并且分析绿色荧光强度反应 OCN 的含量。晶胶内部 OCN 强阳性细胞显示出典型的成骨细胞形态，细胞椭圆状，细胞核大且偏向一侧。随着晶胶模量的提高检测到更高水平的 OCN 沉积，表明晶胶硬度能够单独促进 OCN 的沉积。BMMP 在 G3、G6、G9 三种模量的晶胶中，均促进 OCN 的沉积。这与 ALP 活性结果反映出来的成骨趋势一致，即模拟肽能够在 1.5 kPa—15 kPa—74 kPa 的范围内促进成骨，表明 BMMP 就具相对独立的促成骨作用。以上结果与 MSCs 在以往的研究中表现出的特性相符合[107—109]，即基质硬度和 BMP－2 均能够独立促进 MSCs 向成骨方向分化。

在 BMMP 存在的情况下，OCN 的沉积始终随着硬度的提高而提高，表现出力学信号在三维多孔晶胶中凌驾于 BMP－2 信号之上，调控 rBMSCs 的成骨分化。含 BMMP 晶胶中的细胞在受到 Blebbistatin 或 Y－27632 抑制后，OCN 的沉积均会降低，仍旧表现出 BMP－2 诱导的 OCN 沉积乃至成骨分化依赖于力学信号传导的现象。在 ROCK 通路和细胞骨架张力受到抑制后，OCN 沉积仍旧随着硬度的增加而增加，表明在三维培养环境中，细胞能够通过其他的力学感知方式响应基质的硬度。以上结果表明 OCN 沉积结果显示出的成骨分化趋势与 ALP 活性显示出的成骨分化趋势一致。

对于向外释放的 OCN，采用夹心法 ELISA 进行检测第 19～21 天，共 48 h 晶胶内细胞向培养基中释放的 OCN 质量浓度(图 2.8)，结果表明向培养基中释放的 OCN 与沉积在晶胶基质中 OCN 的量趋势相同。OCN 能够向晶胶外释放，表明晶胶硬度与模拟肽不仅能够直接促进其内部的细胞向成骨方向分化，晶胶的孔隙也允许其中细胞通过旁分泌的途径影响并调节周围细胞。

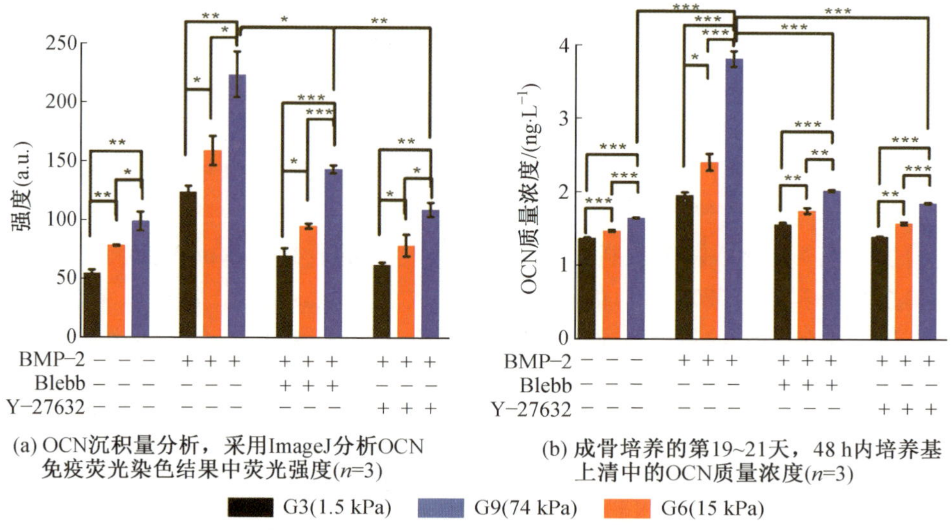

(a) OCN沉积量分析，采用ImageJ分析OCN免疫荧光染色结果中荧光强度(n=3)

(b) 成骨培养的第19~21天，48 h内培养基上清中的OCN质量浓度(n=3)

图 2.8　OCN 定量分析

MSCs 向成骨方向分化后，基质中的钙沉积能够反映出成骨细胞的功能，显示出成骨分化的趋势。因此在细胞接种并进行成骨诱导培养 21 d 后，使用茜素红染色的方式观察并半定量晶胶中的钙沉积，如图 2.9 所示。GelMA 材料会被茜素红着色，显示出淡粉色；而钙结节被茜素红染色后，呈现出明显的紫红色，并且呈现出结节形态。晶胶横切面茜素红染色切片显示，随着硬度提高，晶胶中显示出更多的钙化点。BMMP 的加入使三种硬度下的晶胶中钙化点均增多，但是钙化点数量和范围仍旧随着硬度的提高而提高。加入细胞机械力感知抑制剂 Blebbistatin 或者 Y－27632 显著抑制了 BMMP 加入后对钙沉积的促进作用，晶胶中的钙沉积水平仍然随着晶胶硬度的增加而提高。

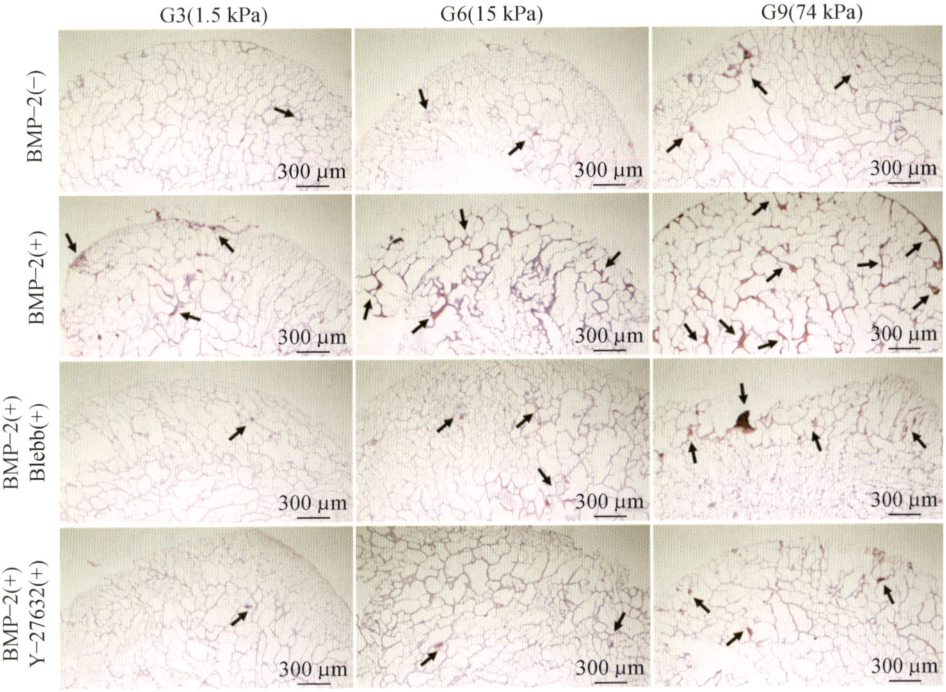

图 2.9　茜素红染色晶胶切片

（黑色箭头指示区域为钙结节位置。淡粉色区域：GelMA；紫红色区域：钙结节）

对成骨培养 21 d 的晶胶整体进行茜素红染色，晶胶中的 GelMA 会非特异性吸附茜素红染料而呈现淡粉色。通过与不含细胞的空白晶胶相对比，成骨分化程度更高的晶胶呈现红色，含有 BMMP 或者硬度更高的晶胶呈现出更深的红色着色，表明其中的钙沉积量更高。抑制剂的加入抑制了成骨分化，其中的红色着色减少，但是晶胶中的钙沉积量依旧随着晶胶硬度的增加而增加，晶胶整体显示出更深的红色着色，如图 2.10 所示。

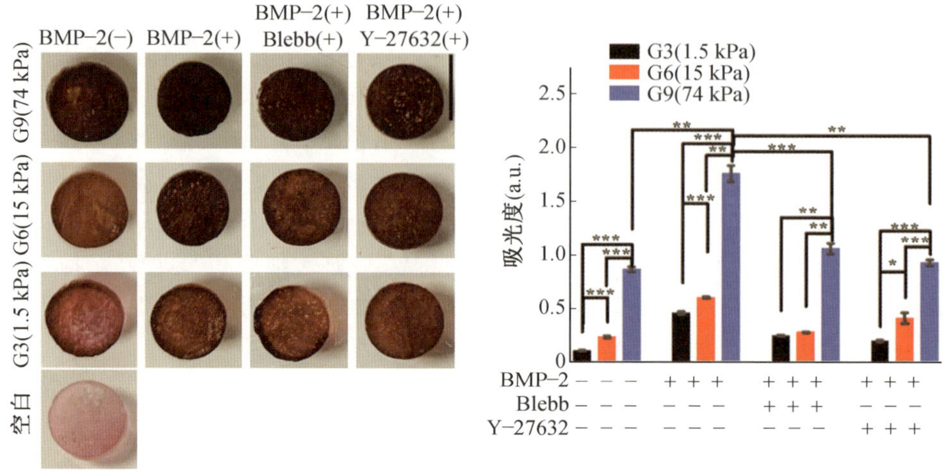

(a) 茜素红色染色晶胶（比例尺：5 mm）　(b) 钙沉积相对定量

图 2.10　茜素红染色晶胶和钙沉积相对定量

溶解钙结节，对其中吸附的茜素红进行定量分析，以此方法对钙沉积量进行相对定量，通过扣除空白晶胶组的测定值来消减晶胶对染料非特异性吸附带来的误差。钙沉积相对定量的结果显示，晶胶模量提高和 BMMP 的加入促进了细胞钙沉积，含有 BMMP 的硬质晶胶具有最高的钙沉积量，表明基质硬度和 BMMP 能够共同促进细胞钙沉积，两者的共同作用比高硬度或者模拟肽单独存在时具有更好的在体外促进成骨效果。

综合以上结果，在三维培养条件下，晶胶的硬度能够独立促进 rBMSCs 的成骨分化，表明硬度在三维环境中仍旧具有决定细胞分化的能力。在三种硬度的晶胶中，BMMP 均能够促进成骨分化，在较软的基质中 BMMP 仍旧促进成骨分化，显示出生化信号可以区别于力学信号改写 MSCs 的命运，BMMP 显示出促进 rBMSCs 成骨的强大能力。在 BMMP 的作用下，晶胶中的成骨效果随着硬度的增加而增强，此结果表明 BMP－2 信号促进成骨的过程受到力学信号的调控，BMP－2 信号无法掩盖力学信号的作用，力学信号凌驾于 BMP－2 信号之上，也显示出结合力学信号和 BMP－2 信号共同促进晶胶中的 rBMSCs 成骨具有协同作用，其促进成骨的效果优于两者之一单独存在。

在 Blebbistatin 或 Y－27632 抑制剂的存在下，晶胶中三维培养 rBMSCs 黏着斑蛋白表达明显下降，显示出抑制剂的力学感知抑制效果。在力学感知受到抑制的情况下，成骨分化效果仍随着晶胶硬度的增加而明显增加，表明细胞骨架张力或 ROCK 通路不能抑制三维培养中由硬度驱动的 rBMSCs 的成骨分化。但是在 BMMP 存在的情况下，力学感知抑制使得所有硬度晶胶中的成骨分化均受到抑制，显示出 BMP－2 信号受到机械信号（ROCK 通路，细胞骨架张力）的覆盖。在不同的研究中，BMP－2 信号通路受机械信号通路影响的位点尚未确定[79,110]。鉴于 BMP－2 信号通路通过经典 Smad 通路促进成骨[111]，且有报道称机械信号会干扰 Smad1/5/8 复合物的磷酸化[95]，因此检测磷酸化的 Smad1/5/8 复合物的表达水平，以验证机械信号通路是否可以调节 Smad 干预 BMP－2 信号转导。

2.6.2　RT－qPCR 成骨基因分析

成骨相关转录因子（ALP、COLⅠ、OCN）的 RT－qPCR 检测结果，反映出与上述结果相同的成骨分化趋势。在成骨培养的第 7 天，ALP 基因表达随着晶胶硬度的提高而上升，在 BMMP 加入后 3 种硬度的晶胶中均呈现出显著提高，且仍随着晶胶硬度的提高而提高。加入 Y－27632 后，BMMP 晶胶中的 ALP 基因表达显著下调，但是仍旧随着晶胶硬度的提高而提高。加入 Blebbistatin 后，BMMP 晶胶中的 ALP 基因表达也显著下调，也仍旧随着晶胶硬度的提高而提高。在成骨培养的第 14 天，ALP 基因的表达相对于第 7 天继续提高，不同实验组中的差异趋势与第 7 天相同，如图 2.11 所示。

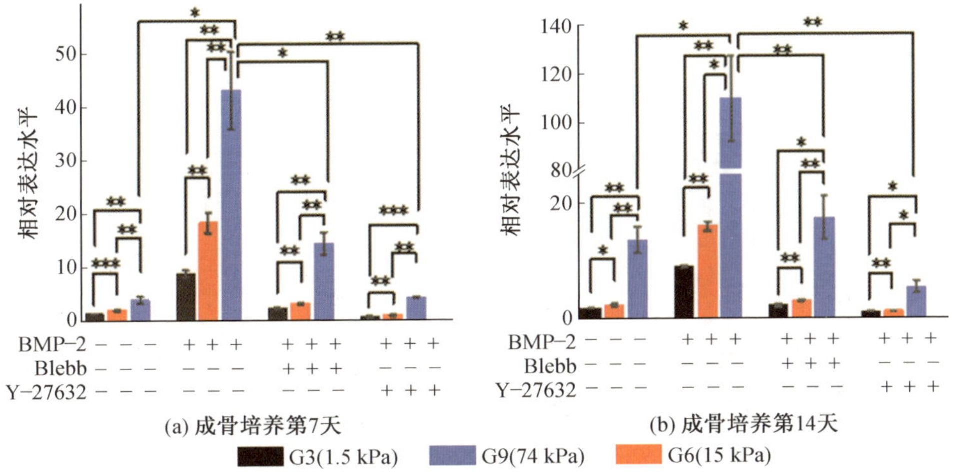

图 2.11　成骨培养第 7、14 天，晶胶中 ALP 基因表达（$n=3$）

在不含 BMMP 的晶胶中，OCN 基因的表达在第 7 天差别不大，但是在第 14 天随着晶胶硬度的提高而出现显著的提高，如图 2.12 所示。BMMP 的加入极为显著地促进了 OCN 基因的表达，在第 7 天 BMMP 晶胶中的 OCN 基因表达量出现了极大的提高，但是仍旧随着晶胶硬度的增加而增加。Y－27632 或者 Blebbistatin 促使 OCN 基因表达下调，但是晶胶硬度仍旧能够促进 OCN 基因的表达。

COLⅠ作为早期成骨基因，在第 7 天时表达量随着晶胶硬度的增强而提高，

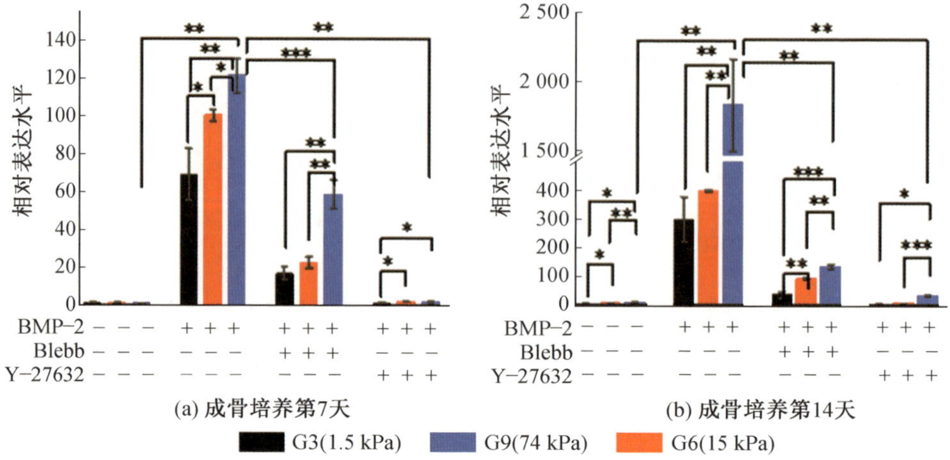

图 2.12　成骨培养第 7、14 天，晶胶中 OCN 基因表达($n=3$)

BMMP 的加入促进晶胶中 COL Ⅰ 基因表达，在软质 G3 晶胶和中等硬度的 G6 晶胶中，促进作用很小，但是在硬质的 G9 晶胶中，COL Ⅰ 基因表达显著增加，体现出晶胶硬度和 BMMP 增强成骨分化的协同作用效果。Y－27632 或者 Blebbistatin 下调了 COL Ⅰ 基因表达，但是晶胶硬度仍旧促进 COL Ⅰ 基因表达，如图 2.13 所示。

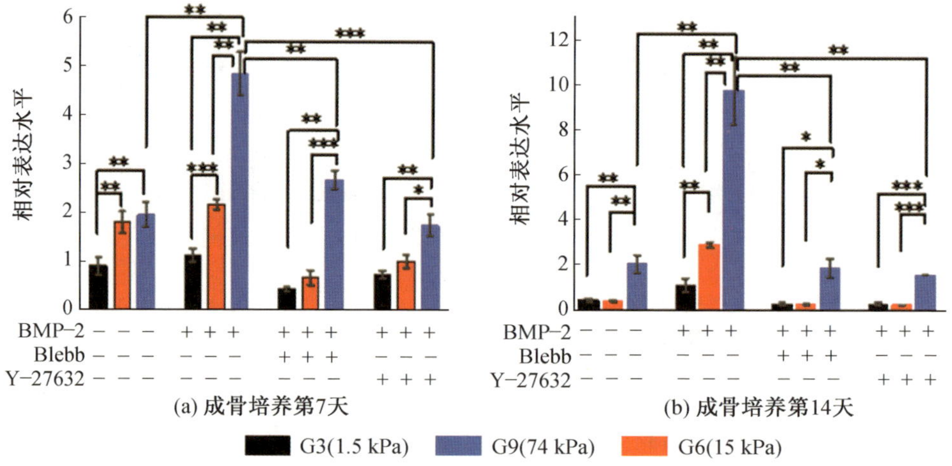

图 2.13　成骨培养第 7、14 天，晶胶中 COL Ⅰ 基因表达($n=3$)

上述结果从基因表达层面验证了 ALP 活性与 OCN 表达和钙沉积结果，以及其中显示出的成骨分化趋势。

2.6.3　细胞力学感知对 BMP－2 信号的作用

培养 14 d 后，Western Blot 检测 p－Smad1/5/8 在晶胶中的表达，以验证力学信号通路是否可以调节 Smad 干预 BMP－2 信号转导，如图 2.14 所示。p－Smad1/5/8表达量结果显示出晶胶的硬度和细胞的力学信号转导通过调节 Smad 蛋白的磷酸化，作用于 BMP－2 信号通路。在不添加 BMMP 的情况下，随着晶胶硬度的增加，磷酸化的 Smad1/5/8 含量提高。BMMP 的加入进一步促进了 Smad1/5/8 在晶胶中的磷酸化，且随着晶胶硬度的增加 Smad1/5/8 的磷酸化增加。使用 Y－27632 或 Blebbistatin 抑制机械传导，即使 BMMP 最初存在于冷冻液中，在所有硬度下 Smad1/5/8 的磷酸化仍然被抑制。因此，晶胶的基质硬度通过作用于细胞力学感知，提高磷酸化的 Smad1/5/8 的含量，细胞的力学信号通过影响 Smad 蛋白的磷酸化作用于 BMP－2 信号通路，而 Smad1/5/8 的磷酸化需要 ROCK 信号和细胞骨架张力的存在。

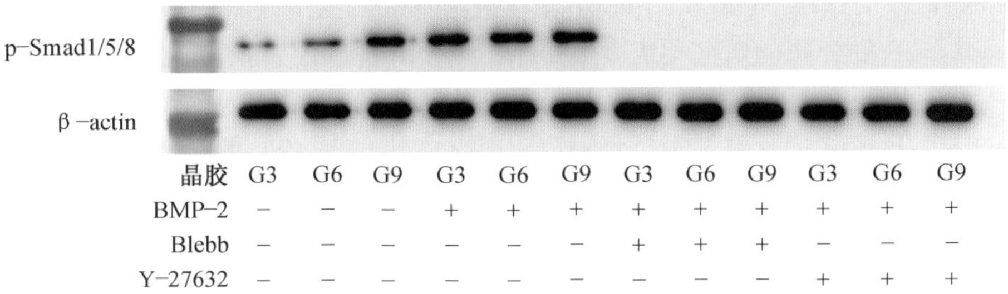

图 2.14　成骨培养 14 d 后，晶胶中 p－Smad1/5/8 和骨架蛋白 β－actin 的蛋白质印迹分析

值得注意的是，晶胶中细胞自分泌 BMP－2 水平与 Smad1/5/8 的磷酸化水平趋势相同。晶胶中细胞的 BMP－2 基因的 PCR 结果和 BMP－2 蛋白免疫荧光的检测结果显示，随着晶胶硬度的增加，细胞自身 BMP－2 基因表达和 BMP－2 蛋白自分泌显著增加。在第 7 天，G9 晶胶中 BMP－2 mRNA 的表达量是 G3 晶胶的 1.64 倍，在第 14 天这一比例上升到 2.72 倍。第 14 天，根据 BMP－2 免疫荧光结果显示，G9 晶胶中 BMP－2 蛋白的表达显著高于 G3 晶胶。已知 Smad 的磷酸化依赖于 BMP－2 的剂量[112]，因此硬度促进的 Smad 磷酸化可能与 BMP－2 的自分泌有关，如图 2.15 所示。

在成骨培养第 14 天，含 BMMP 的 G3、G6、G9 晶胶中 BMP－2 的 mRNA 的表达量分别增加到 4.64 倍、7.68 倍、8.90 倍，显示出 BMMP 和晶胶硬度能够协同促进内部细胞 BMP－2 的自分泌，如图 2.16 所示。此时磷酸化的 Smad1/5/8 的表达量也显著增加。使用抑制剂 Y－27632 或者 Blebbistatin 后，BMP－2 蛋白和 mRNA 的表达显著下调，此时导致 BMP－2 磷酸化 Smad1/5/8 的刺激信号不足，蛋白质印迹分析检测到磷酸化 Smad1/5/8 受到抑制。

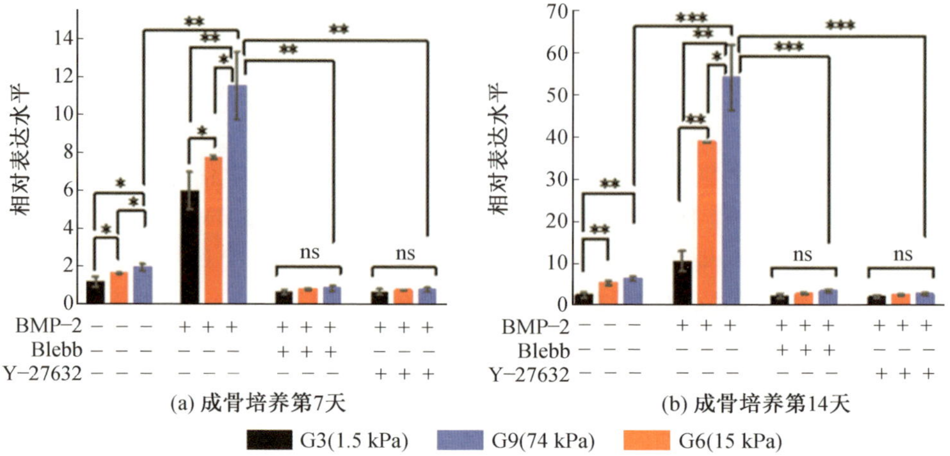

图 2.15　成骨培养第 7 天和第 14 天，BMP－2 的 mRNA 表达水平($n=3$)

综合以上结果，可以认为机械信号通过 Smad 通路影响 BMP－2 信号，而 Smad1/5/8 复合物的磷酸化需要 ROCK 通路和细胞骨架张力。O. F. Zouani 发现当 F－actin 的组装被抑制时，基于细胞骨架的机械传导对于 BMP 诱导的 Smad1/5/8 磷酸化及磷酸化 Smad1/5/8 的核转位是必要的[94]。Wang 等也认为 BMP－2 诱导的信号转导和成骨受细胞形状、RhoA/ROCK 和细胞骨架张力调控[95]。M. Kabiri 等研究表明，三维培养 MSCs 中 BMP－2 自分泌显著促进成骨分化[113]。而自分泌的 BMP－2 在三维培养中可能比平面培养中发挥更大的作用，因为平面培养中细胞分泌的生长因子迅速扩散，而在三维支架中生长因子能够以更高的浓度作用于周围细胞[98]。因此，晶胶基质硬度和细胞力学感知的力学信号(ROCK 通路和细胞骨架张力)影响 BMP－2 自分泌，进而影响 Smad1/5/8 复合物的磷酸化，这可能是力学信号作用于 Smad 通路调控 BMP－2 信号的方式。

2.6.4　晶胶硬度与 BMP－2 模拟肽协同修复大鼠颅骨缺损

晶胶硬度和 BMMP 在体外具有协同促进成骨分化的作用，为了评估在动物体内三维多孔晶胶支架的硬度和 BMP－2 模拟肽的成骨作用，使用大鼠临界颅骨缺损模型验证晶胶促进骨缺损修复的效果。在大鼠颅骨的左右两侧成功构建了全层骨缺损模型，并且在左右两侧分别植入 G3 或 G9 晶胶，验证晶胶的硬度在体内促进成骨分化的效果。在另外的实验组中，大鼠的颅骨左右两侧为分别植入 G3 BMP(＋)或 G9 BMP(＋)晶胶，验证晶胶的硬度和 BMMP 是否能够在体内具有协同促进成骨分化的效果，如图 2.17 所示。

通过 micro－CT 检测大鼠颅骨缺损处的新生骨情况，结果表明，G3 组在 4

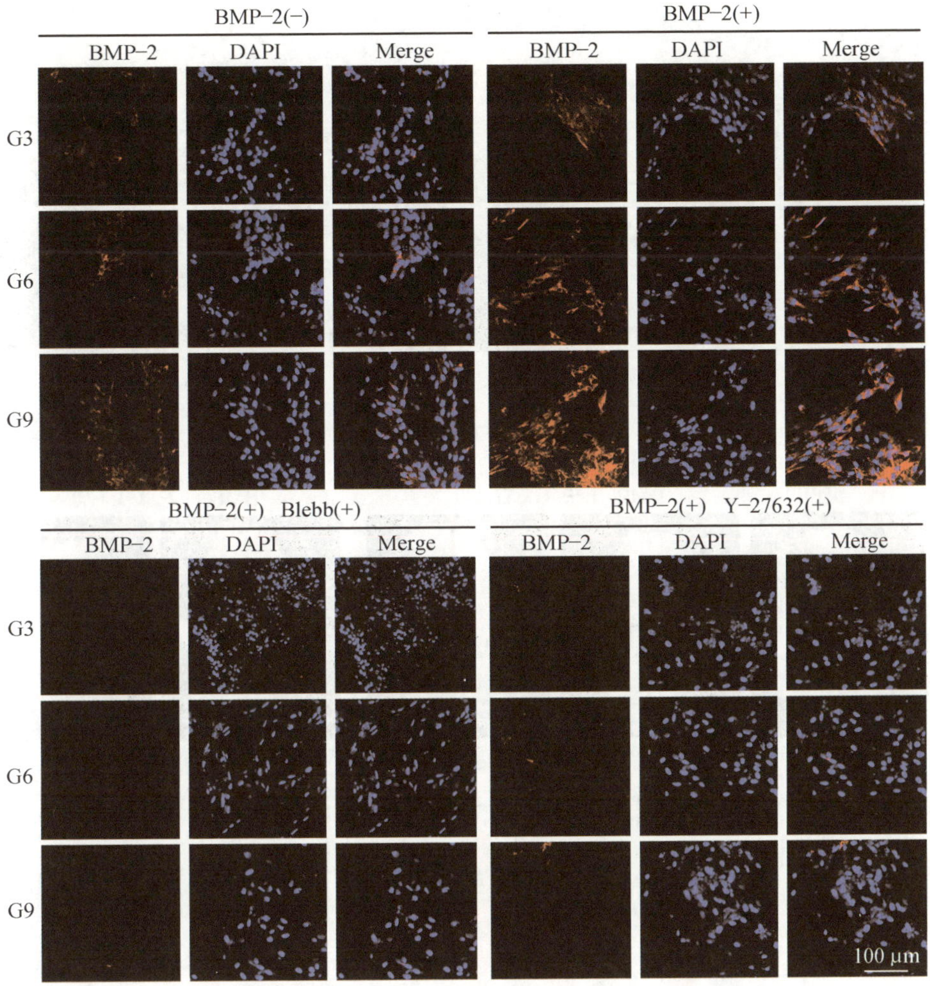

图 2.16　成骨培养第 14 天，晶胶中 BMP－2 蛋白的免疫荧光染色

（蓝色：细胞核；红色：BMP－2 蛋白）

周和 8 周时具有最小的新骨生成。G9 组新骨生成相对于 G3 晶胶组更多。BMMP 的加入使新骨生成量增加，G3 BMP(＋)组具有相对于无 BMMP 组更多的新生骨。G9 BMP(＋)组新生骨相对于 G3 BMP(＋)组明显增多，4 周时即开始出现大量的新生骨，而 8 周时缺损几乎被新生骨填满，如图 2.18 所示。

提高晶胶的硬度不仅促进了新生骨的增加，还提高了新生骨的平均骨密度(BMD)。在植入后第 4 周，G9 BMP(＋)组新生骨密度高于 G3 BMP(＋)组，植入后第 8 周，G9 组新生骨密度高于 G3 组，G9 BMP(＋)组新生骨密度高于 G3 BMP(＋)组。BMMP 的加入促进了新生骨密度的提高，相同硬度的晶胶植入后，含有 BMMP 的晶胶实验组中，新生骨密度更高。BMMP 和晶胶硬度在促进

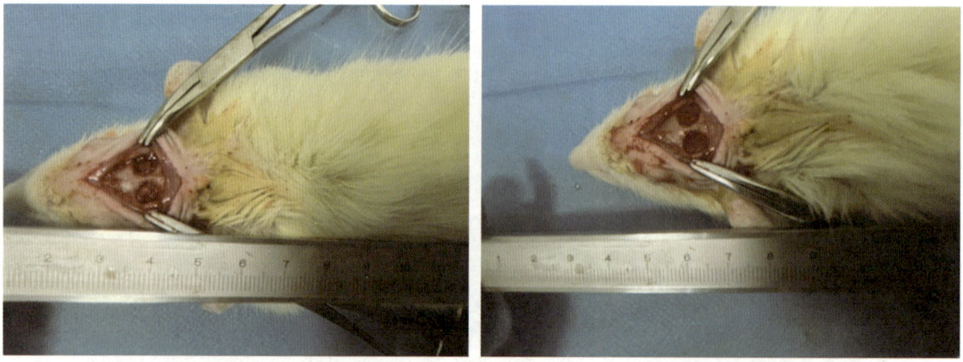

(a) 大鼠颅骨缺损模型　　(b) 晶胶植入后示意图

图 2.17　大鼠颅骨缺损模型和晶胶植入后示意图

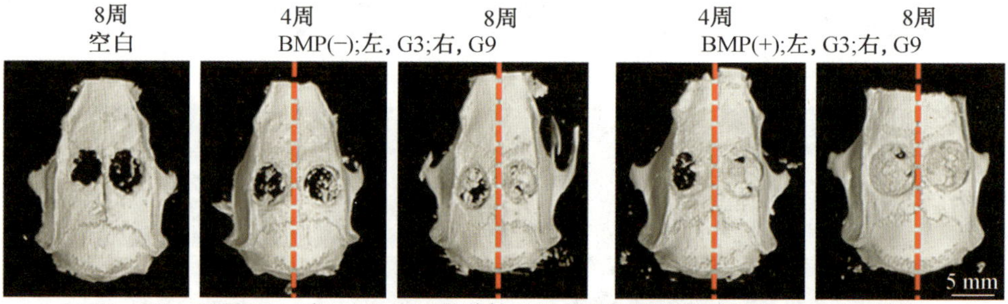

(a) G3、G9、G3 BMP(+)和G9 BMP(+)晶胶植入后颅骨缺损修复效果的micro-CT图片

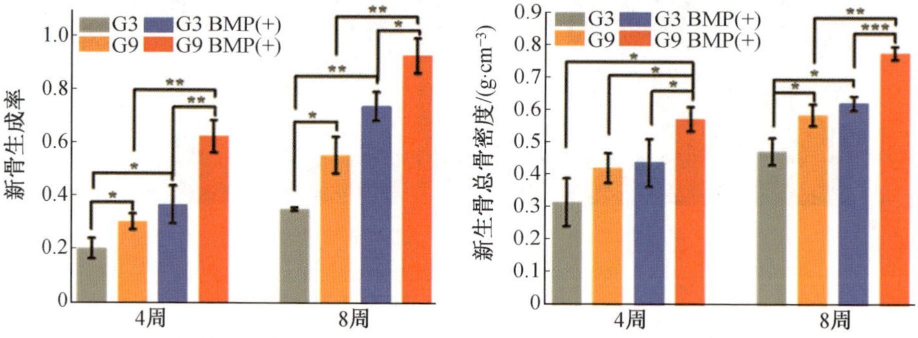

(b) 新骨生成率(BV/TV)　　(c) 新生骨总骨密度(BMD)

图 2.18　晶胶植入后新生骨分析

新生骨密度提高上具有协同作用，在两者均存在的情况下，新生骨密度在第 4 周和第 8 周均显著高于其他实验组。

如图 2.19 所示，HE 染色结果显示，主要由 GelMA 组成的 G3、G9、G3 BMP(＋)和 G9 BMP(＋)晶胶均具有良好的组织相容性，没有引起宿主免疫排斥反应。在晶胶和宿主组织相连的界面处，可以观察到晶胶与宿主原骨组织通过新生组织连接在一起，整合情况良好。

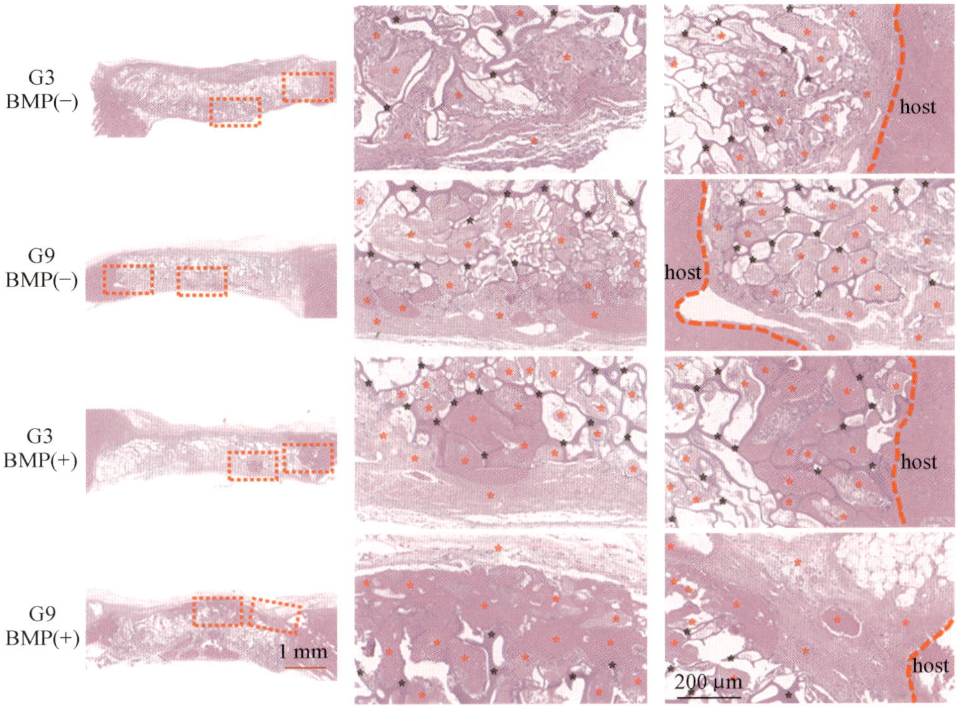

图 2.19　G3、G9、G3 BMP(＋)和 G9 BMP(＋)晶胶植入大鼠颅骨缺损后的 HE 染色
（黑色 * 代表晶胶孔壁；红色 * 代表新生组织；host 代表宿主原骨组织）

在 8 周植入期后，在 G3、G9、G3 BMP(＋)和 G9 BMP(＋)4 种晶胶中，宿主细胞能够沿孔浸润至晶胶内部，在晶胶孔道内生长，逐步修复缺损部位，显示出部分编织骨的结构。

在 G3 晶胶内部，呈现骨组织形态的区域较少，部分区域显示出结缔组织形态，表明软质晶胶中骨缺损修复速度较慢，软质晶胶不利于体内的骨缺损修复。在 G9 晶胶内部，出现部分类似于宿主骨组织形态的区域，面积相对于 G3 晶胶更多，表明相对于软质晶胶，硬质晶胶能够加快体内骨缺损的修复速度。以上结果表明提高晶胶的硬度能够在体内加快骨缺损的修复，表现出与体外实验中相同的趋势。

BMMP 的加入提高了晶胶的骨缺损修复效果。相较于相同硬度的不含 BMMP 晶胶，含有 BMMP 的晶胶中具有更为成熟的类似骨组织，且类骨组织形态的区域较大。在 G3 BMP(＋)晶胶中，明显出现具有更为成熟骨组织形态的结构，新生骨组织间间隙减小，连接更为紧密，并且呈现出骨陷窝结构[114]。G9 BMP(＋)晶胶中，表现为成熟骨组织结构的区域相对于 G3 BMP(＋)晶胶显著增多，并且新生骨组织相连的面积增大。因此在含有 BMMP 的晶胶中，骨缺损修复的速度随着晶胶的硬度提高而加快，表明晶胶硬度和BMMP在体内协同促进骨缺损的修复。

与HE染色相同部位的马松三色染色(图2.20)结果显示出植入晶胶中的胶原纤维。8周时G9晶胶中的显示出类骨组织，胶原结构比G3晶胶中的组织更为致密，染色图片中显示为蓝染区域增多而红染区域减少，但与宿主原骨组织相比结构疏松，组织间存在间隙，且体积较小。在G3 BMP(+)晶胶中，出现比不含BMMP的晶胶中更为致密的类骨组织，且逐渐相汇合，胶原纤维的紧密排列显示出更快的骨修复进程。G9 BMP(+)晶胶中，表现为成熟致密的骨组织结构的区域相对于G3 BMP(+)晶胶显著增多，并且形成较大的类骨组织区域，在此区域中呈现出与宿主原有骨组织类似的骨陷窝结构，其中有骨细胞存在。以上结果共同表明晶胶硬度和BMMP在体内协同促进骨缺损的修复。

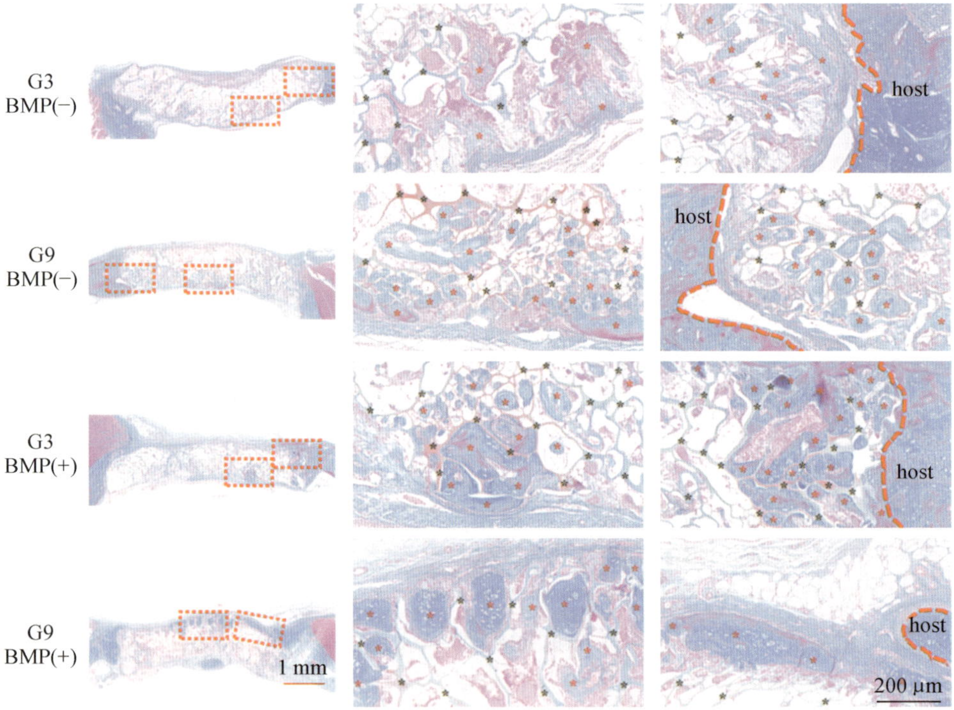

图2.20　G3、G9、G3 BMP(+)和G9 BMP(+)晶胶植入大鼠颅骨缺损后的马松三色染色(黑色*代表晶胶孔壁;红色*代表新生组织;host代表宿主原骨组织)

2.6.5　间隙连接蛋白(CX−43)的表达受力学感知的调控

在细胞骨架和黏着斑分析结果中，三维培养中晶胶的高硬度能够促进黏着斑蛋白的表达。黏着斑蛋白的表达受到ROCK通路下游信号黏着斑激酶

(FAK)的调控,有研究表明 FAK 能够与间隙连接蛋白－43(connexin 43,CX－43)共同作用于细胞间隙连接的形成,进而影响细胞通信[66],如图 2.21 所示。而更多研究表明基质硬度能够作用于基于细胞间隙连接的细胞通信,共同调控细胞分化[65,67,69]。因此检测 CX－43 的基因表达,来探究晶胶的基质硬度和 BMMP 是否会影响细胞间隙连接的形成,进而作用于细胞通信而影响成骨分化。

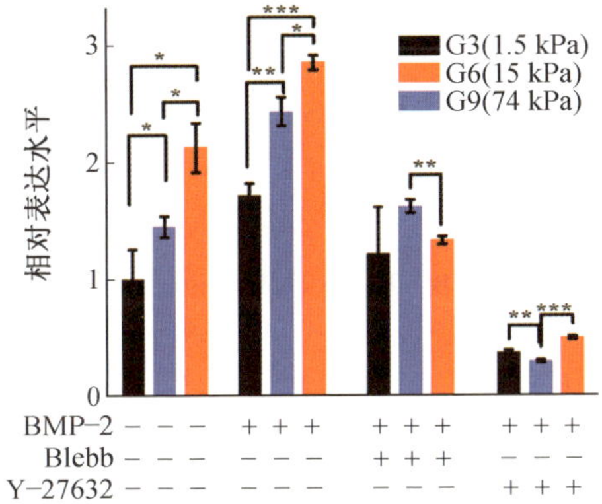

图 2.21　CX－43 的 mRNA 表达水平($n=3$)

CX－43 基因表达随着晶胶硬度的提高而上升,在 BMMP 加入后三种硬度的晶胶中均呈现出显著提高,且仍随着晶胶硬度的提高而提高。加入 Y－27632 后,晶胶中 CX－43 基因表达不再与晶胶硬度呈正相关。加入 Blebbistatin 后,晶胶中的 CX－43 基因表达显著下调,且不再与晶胶硬度呈正相关。综合以上结果,基质硬度和 BMMP 能够促进 CX－43 基因表达,抑制细胞力学感知能消除硬度促进 CX－43 基因表达的效果,并且抑制细胞骨架张力,能够显著降低 CX－43 基因表达。

本章参考文献

[1] LIU C T, TONG G Q, CHEN C Z, et al. Polymeric cryogel : preparation, properties and biomedical applications [J]. Progress in chemistry, 2014, 26(7): 1190-201.

[2] MEMIC A, COLOMBANI T, EGGERMONT L J, et al. Latest advances in cryogel technology for biomedical applications [J]. Advanced therapeutics, 2019, 2(4): 1800114.

[3] HIXON K R, LU T, SELL S A. A comprehensive review of cryogels and their roles in tissue engineering applications[J]. Acta biomaterialia, 2017, 62: 29-41.

[4] DE LA LASTRA A A, HIXON K R, ARYAN L, et al. Tissue

engineering scaffolds fabricated in dissolvable 3D-printed molds for patient-specific craniofacial bone regeneration [J]. Journal of functional biomaterials, 2018, 9(3): 46.

[5] JONES L O, WILLIAMS L, BOAM T, et al. Cryogels: Recent applications in 3D-bioprinting, injectable cryogels, drug delivery, and wound healing [J]. Beilstein journal of organic chemistry, 2021, 17: 2553-2569.

[6] SAYLAN Y, DENIZLI A. Supermacroporous composite cryogels in biomedical applications[J]. Gels, 2019, 5(2): 20.

[7] ZHANG Y F, LENG H J, DU Z Y, et al. Efficient regeneration of rat calvarial defect with gelatin-hydroxyapatite composite cryogel [J]. Biomedical materials, 2020, 15(6): 065005.

[8] AHMAD SHIEKH P, ANDRABI S M, SINGH A, et al. Designing cryogels through cryostructuring of polymeric matrices for biomedical applications[J]. European polymer journal, 2021, 144: 110234.

[9] MILLON L E, OATES C J, WAN W. Compression properties of polyvinyl alcohol: Bacterial cellulose nanocomposite [J]. Journal of biomedical materials research part B, Applied biomaterials, 2009, 90(2): 922-929.

[10] WANG L L, CHEN L, WANG J P, et al. Bioactive gelatin cryogels with BMP-2 biomimetic peptide and VEGF: A potential scaffold for synergistically induced osteogenesis[J]. Chinese chemical letters, 2022, 33(4): 1956-1962.

[11] SRIVASTAVA A, JAIN E, KUMAR A. The physical characterization of supermacroporous poly (N-isopropylacrylamide) cryogel: Mechanical strength and swelling/de-swelling kinetics[J]. Materials science and engineering: A, 2007, 464(1/2): 93-100.

[12] PAREKH S H, CHATTERJEE K, LIN-GIBSON S, et al. Modulus-driven differentiation of marrow stromal cells in 3D scaffolds that is independent of myosin-based cytoskeletal tension[J]. Biomaterials, 2011, 32(9): 2256-2264.

[13] WAN W, BANNERMAN A D, YANG L F, et al. Poly(vinyl alcohol) cryogels for biomedical applications [M]//OKAY O, ed. Advances in Polymer Science. Cham: Springer International Publishing, 2014: 283-321.

[14] MADIHALLY S V, MATTHEW H W T. Porous chitosan scaffolds for tissue engineering[J]. Biomaterials, 1999, 20(12): 1133-1142.

[15] ALIZADEH M, ABBASI F, KHOSHFETRAT A B, et al. Microstructure and characteristic properties of gelatin/chitosan scaffold prepared by a combined freeze-drying/leaching method[J]. Materials science and engineering: C, 2013, 33(7): 3958-3967.

[16] LEE B H, SHIRAHAMA H, CHO N J, et al. Efficient and controllable synthesis of highly substituted gelatin methacrylamide for mechanically stiff hydrogels[J]. RSC advances, 2015, 5(128): 106094-106097.

[17] YAO K J, SHEN S C, YUN J X, et al. Preparation of polyacrylamide-based supermacroporous monolithic cryogel beds under freezing-temperature variation conditions[J]. Chemical engineering science, 2006, 61(20): 6701-6708.

[18] KHETAN S, GUVENDIREN M, LEGANT W R, et al. Degradation-mediated cellular traction directs stem cell fate in covalently crosslinked three-dimensional hydrogels[J]. Nature materials, 2013, 12(5): 458-465.

[19] INCI I, KIRSEBOM H, GALAEV I Y, et al. Gelatin cryogels crosslinked with oxidized dextran and containing freshly formed hydroxyapatite as potential bone tissue-engineering scaffolds[J]. Journal of tissue engineering and regenerative medicine, 2013, 7(7): 584-588.

[20] SHALUMON K T, LIAO H T, KUO C Y, et al. Rational design of gelatin/nanohydroxyapatite cryogel scaffolds for bone regeneration by introducing chemical and physical cues to enhance osteogenesis of bone marrow mesenchymal stem cells[J]. Materials science and engineering: C, 2019, 104: 109855.

[21] MUZZARELLI R A A, GRECO F, BUSILACCHI A, et al. Chitosan, hyaluronan and chondroitin sulfate in tissue engineering for cartilage regeneration: A review[J]. Carbohydrate polymers, 2012, 89(3): 723-739.

[22] BAKER M I, WALSH S P, SCHWARTZ Z, et al. A review of polyvinyl alcohol and its uses in cartilage and orthopedic applications[J]. Journal of biomedical materials research part B: applied biomaterials, 2012, 100B(5): 1451-1457.

[23] ENGLER A J, SEN S, SWEENEY H L, et al. Matrix elasticity directs stem cell lineage specification[J]. Cell, 2006, 126(4): 677-689.

[24] SALGADO C L, GRENHO L, FERNANDES M H, et al. Biodegradation, biocompatibility, and osteoconduction evaluation of collagen-nanohydroxyapatite cryogels for bone tissue regeneration[J]. Journal of biomedical materials research part A, 2016, 104(1): 57-70.

[25] LU T, HIXON K R, ONA W J, et al. An in vitro analysis of injectable methacrylated alginate cryogels incorporated with PRP targeting minimally invasive treatment of bone nonunion[J]. Biomedical physics & engineering express, 2018, 4(5): 055001.

[26] CAL F, SEZGIN ARSLAN T, DERKUS B, et al. Synthesis of silica-based boron-incorporated collagen/human hair keratin hybrid cryogels with the potential bone formation capability[J]. ACS applied bio materials, 2021, 4(9): 7266-7279.

[27] KWON S, LEE S S, SIVASHANMUGAM A, et al. Bioglass-incorporated methacrylated gelatin cryogel for regeneration of bone defects [J]. Polymers, 2018, 10(8): 914.

[28] KIM I, LEE S S, KIM S H L, et al. Osteogenic effects of VEGF-overexpressed human adipose-derived stem cells with whitlockite reinforced cryogel for bone regeneration[J]. Macromolecular bioscience, 2019, 19 (5): 1800460.

[29] WU S Q, MA S Z, ZHANG C, et al. Cryogel biocomposite containing chitosan-gelatin/cerium-zinc doped hydroxyapatite for bone tissue engineering[J]. Saudi journal of biological sciences, 2020, 27(10): 2638-2644.

[30] HIXON K R, CARLETTA M N, NEAL S M, et al. Mineralization and antibacterial potential of bioactive cryogel scaffolds in vitro [J]. International journal of polymeric materials and polymeric biomaterials, 2019, 68(15): 901-914.

[31] HIXON K R, EBERLIN C T, LU T, et al. The calcification potential of cryogel scaffolds incorporated with various forms of hydroxyapatite for bone regeneration[J]. Biomedical materials, 2017, 12(2): 025005.

[32] LEE S S, LAGANENKA L, DU X Y, et al. Silicon nitride, a bioceramic for bone tissue engineering: A reinforced cryogel system with antibiofilm and osteogenic effects[J]. Frontiers in bioengineering and biotechnology, 2021, 9: 794586.

[33] LI P F, JIA Z R, WANG Q, et al. A resilient and flexible chitosan/silk

cryogel incorporated Ag/Sr Co-doped nanoscale hydroxyapatite for osteoinductivity and antibacterial properties[J]. Journal of materials chemistry B, 2018, 6(45): 7427-7438.

[34] ZHAO X L, XU H Y, YE G L, et al. Temperature-activated PRP-cryogel for long-term osteogenesis of adipose-derived stem cells to promote bone repair[J]. Materials chemistry frontiers, 2021, 5(1): 396-405.

[35] KIM H D, KIM J, KOH R H, et al. Enhanced osteogenic commitment of human mesenchymal stem cells on polyethylene glycol-based cryogel with graphene oxide substrate[J]. ACS biomaterials science & engineering, 2017, 3(10): 2470-2479.

[36] ZHOU H J, JIAO H P, XU J W, et al. Synthesis of poly hydroxypropyl methacrylate cryogel incorporated with Zn/Ce substituted hydroxyapatite nanoparticles for rejuvenation of femoral fracture treatment in a rat model [J]. Journal of photochemistry and photobiology B: biology, 2019, 201: 111651.

[37] DONG W Y, MA W D, ZHAO S S, et al. Multifunctional 3D sponge-like macroporous cryogel-modified long carbon fiber reinforced polyetheretherketone implants with enhanced vascularization and osseointegration[J]. Journal of materials chemistry B, 2022, 10(28): 5473-5486.

[38] BENAYAHU D, WIESENFELD Y, SAPIR-KOREN R. How is mechanobiology involved in mesenchymal stem cell differentiation toward the osteoblastic or adipogenic fate? [J]. Journal of cellular physiology, 2019, 234(8): 12133-12141.

[39] DISCHER D E, MOONEY D J, ZANDSTRA P W. Growth factors, matrices, and forces combine and control stem cells[J]. Science, 2009, 324(5935): 1673-1677.

[40] MILLER A E, HU P, BARKER T H. Feeling things out: Bidirectional signaling of the cell-ECM interface, implications in the mechanobiology of cell spreading, migration, proliferation, and differentiation[J]. Advanced healthcare materials, 2020, 9(8): e1901445.

[41] FIORE V F, WONG S S, TRAN C, et al. αvβ3 Integrin drives fibroblast contraction and strain stiffening of soft provisional matrix during progressive fibrosis[J]. JCI insight, 2018, 3(20): e97597.

[42] WINER J P, OAKE S, JANMEY P A. Non-linear elasticity of extracellular matrices enables contractile cells to communicate local position and orientation[J]. PLoS One, 2009, 4(7): e6382.

[43] WANG H Y, HEILSHORN S C. Adaptable hydrogel networks with reversible linkages for tissue engineering[J]. Advanced materials, 2015, 27(25): 3717-3736.

[44] SHIH Y R V, TSENG K F, LAI H Y, et al. Matrix stiffness regulation of integrin-mediated mechanotransduction during osteogenic differentiation of human mesenchymal stem cells[J]. Journal of bone and mineral research, 2011, 26(4): 730-738.

[45] GIANCOTTI F G, RUOSLAHTI E. Integrin signaling[J]. Science, 1999, 285(5430): 1028-1033.

[46] COPPOLINO M G, DEDHAR S. Bi-directional signal transduction by integrin receptors[J]. The international journal of biochemistry & cell biology, 2000, 32(2): 171-188.

[47] JORGENSON A J, CHOI K M, SICARD D, et al. TAZ activation drives fibroblast spheroid growth, expression of profibrotic paracrine signals, and context-dependent ECM gene expression[J]. American journal of physiology cell physiology, 2017, 312(3): C277-C285.

[48] SUN Z Q, LAMBACHER A, FÄSSLER R. Nascent adhesions: From fluctuations to a hierarchical organization[J]. Current biology, 2014, 24(17): R801-R803.

[49] WANG N, BUTLER J P, INGBER D E. Mechanotransduction across the cell surface and through the cytoskeleton[J]. Science, 1993, 260(5111): 1124-1127.

[50] KLAPHOLZ B, BROWN N H. Talin-the master of integrin adhesions [J]. Journal of cell science, 2017, 130(15): 2435-2446.

[51] GUADARRAMA BELLO D, FOUILLEN A, BADIA A, et al. A nanoporous titanium surface promotes the maturation of focal adhesions and formation of filopodia with distinctive nanoscale protrusions by osteogenic cells[J]. Acta biomaterialia, 2017, 60: 339-349.

[52] CHEN J C, JACOBS C R. Mechanically induced osteogenic lineage commitment of stem cells[J]. Stem cell research & therapy, 2013, 4(5): 107.

[53] PASAPERA A M, SCHNEIDER I C, RERICHA E, et al. Myosin Ⅱ

activity regulates vinculin recruitment to focal adhesions through FAK-mediated paxillin phosphorylation[J]. The journal of cell biology, 2010, 188(6): 877-890.
[54] TOUTANT M, COSTA A, STUDLER J M, et al. Alternative splicing controls the mechanisms of FAK autophosphorylation[J]. Molecular and cellular biology, 2002, 22(22): 7731-7743.
[55] MITRA S K, HANSON D A, SCHLAEPFER D D. Focal adhesion kinase: In command and control of cell motility[J]. Nature reviews molecular cell biology, 2005, 6(1): 56-68.
[56] BAI B, HE J, LI Y S, et al. Activation of the ERK1/2 signaling pathway during the osteogenic differentiation of mesenchymal stem cells cultured on substrates modified with various chemical groups[J]. BioMed research international, 2013, 2013: 361906.
[57] MCBEATH R, PIRONE D M, NELSON C M, et al. Cell shape, cytoskeletal tension, and RhoA regulate stem cell lineage commitment [J]. Developmental cell, 2004, 6(4): 483-495.
[58] RIVELINE D, ZAMIR E, BALABAN N Q, et al. Focal contacts as mechanosensors: Externally applied local mechanical force induces growth of focal contacts by an mDia1-dependent and ROCK-independent mechanism[J]. The journal of cell biology, 2001, 153(6): 1175-1186.
[59] DUPONT S, MORSUT L, ARAGONA M, et al. Role of YAP/TAZ in mechanotransduction[J]. Nature, 2011, 474(7350): 179-183.
[60] HAAGE A, SCHNEIDER I C. Cellular contractility and extracellular matrix stiffness regulate matrix metalloproteinase activity in pancreatic cancer cells[J]. The FASEB journal, 2014, 28(8): 3589-3599.
[61] BARTHELEMI S, ROBINET J, GARNOTEL R, et al. Mechanical forces-induced human osteoblasts differentiation involves MMP-2/MMP-13/MT1-MMP proteolytic cascade[J]. Journal of cellular biochemistry, 2012, 113(3): 760-772.
[62] WEI Q, YOUNG J, HOLLE A, et al. Soft hydrogels for balancing cell proliferation and differentiation [J]. ACS biomaterials science & engineering, 2020, 6(8): 4687-4701.
[63] LU C L, LI X Y, HU Y X, et al. MT1-MMP controls human mesenchymal stem cell trafficking and differentiation[J]. Blood, 2010, 115(2): 221-229.

[64] MANDUCA P, CASTAGNINO A, LOMBARDINI D, et al. Role of MT1-MMP in the osteogenic differentiation[J]. Bone, 2009, 44(2): 251-265.

[65] ZHANG D M, LI X, PI C X, et al. Osteoporosis-decreased extracellular matrix stiffness impairs connexin 43-mediated gap junction intercellular communication in osteocytes[J]. Acta biochimica et biophysica Sinica, 2020, 52(5): 517-526.

[66] ZHOU C C, ZHANG D M, DU W, et al. Substrate mechanics dictate cell-cell communication by gap junctions in stem cells from human apical papilla[J]. Acta biomaterialia, 2020, 107: 178-193.

[67] CAI L Y, LIU W J, CUI Y J, et al. Biomaterial stiffness guides cross-talk between chondrocytes: Implications for a novel cellular response in cartilage tissue engineering[J]. ACS biomaterials science & engineering, 2020, 6(8): 4476-4489.

[68] SEN S, ENGLER A J, DISCHER D E. Matrix strains induced by cells: Computing how far cells can feel [J]. Cellular and molecular bioengineering, 2009, 2(1): 39-48.

[69] REINHART-KING C A, DEMBO M, HAMMER D A. Cell-cell mechanical communication through compliant substrates[J]. Biophysical journal, 2008, 95(12): 6044-6051.

[70] CHEN D, ZHAO M, MUNDY G R. Bone morphogenetic proteins[J]. Growth factors, 2004, 22(4): 233-241.

[71] CARRAGEE E J, HURWITZ E L, WEINER B K. A critical review of recombinant human bone morphogenetic protein-2 trials in spinal surgery: Emerging safety concerns and lessons learned[J]. The spine journal, 2011, 11(6): 471-491.

[72] RYOO H M, LEE M H, KIM Y J. Critical molecular switches involved in BMP-2-induced osteogenic differentiation of mesenchymal cells[J]. Gene, 2006, 366(1): 51-57.

[73] WU C J, LU H K. Smad signal pathway in BMP-2-induced osteogenesis-a mini review[J]. Journal of dental sciences, 2008, 3(1): 13-21.

[74] NAKAO A, AFRAKHTE M, MORÉN A, et al. Identification of Smad7, a TGF-beta-inducible antagonist of TGF-beta signalling[J]. Nature, 1997, 389(6651): 631-635.

[75] VALCOURT U, GOUTTENOIRE J, MOUSTAKAS A, et al. Functions of

transforming growth factor-beta family type Ⅰ receptors and Smad proteins in the hypertrophic maturation and osteoblastic differentiation of chondrocytes[J]. The journal of biological chemistry, 2002, 277(37): 33545-33558.
[76] ZOUANI O F, CHOLLET C, GUILLOTIN B, et al. Differentiation of pre-osteoblast cells on poly(ethylene terephthalate) grafted with RGD and/or BMPs mimetic peptides [J]. Biomaterials, 2010, 31 (32): 8245-8253.
[77] MADL C M, MEHTA M, DUDA G N, et al. Presentation of BMP-2 mimicking peptides in 3D hydrogels directs cell fate commitment in osteoblasts and mesenchymal stem cells[J]. Biomacromolecules, 2014, 15 (2): 445-455.
[78] SÁNCHEZ-DUFFHUES G, HIEPEN C, KNAUS P, et al. Bone morphogenetic protein signaling in bone homeostasis[J]. Bone, 2015, 80: 43-59.
[79] MIGLIORINI E, GUEVARA-GARCIA A, ALBIGES-RIZO C, et al. Learning from BMPs and their biophysical extracellular matrix microenvironment for biomaterial design[J]. Bone, 2020, 141: 115540.
[80] SEDLMEIER G, SLEEMAN J P. Extracellular regulation of BMP signaling: Welcome to the matrix[J]. Biochemical society transactions, 2017, 45(1): 173-181.
[81] FISHER M C, LI Y C, SEGHATOLESLAMI M R, et al. Heparan sulfate proteoglycans including syndecan-3 modulate BMP activity during limb cartilage differentiation[J]. Matrix biology, 2006, 25(1): 27-39.
[82] PARALKAR V M, WEEKS B S, YU Y M, et al. Recombinant human bone morphogenetic protein 2B stimulates PC12 cell differentiation: Potentiation and binding to type Ⅳ collagen[J]. The journal of cell biology, 1992, 119(6): 1721-1728.
[83] ASHE H L. Type Ⅳ collagens and Dpp: Positive and negative regulators of signaling[J]. Fly, 2008, 2(6): 313-315.
[84] NISTALA H, LEE-ARTEAGA S, SMALDONE S, et al. Fibrillin-1 and-2 differentially modulate endogenous TGF-β and BMP bioavailability during bone formation [J]. The journal of cell biology, 2010, 190 (6): 1107-1121.
[85] KESSLER E, TAKAHARA K, BINIAMINOV L, et al. Bone

morphogenetic protein-1: The type Ⅰ procollagen C-proteinase [J]. Science, 1996, 271(5247): 360-362.
[86] TAN S, FANG J Y, YANG Z, et al. The synergetic effect of hydrogel stiffness and growth factor on osteogenic differentiation[J]. Biomaterials, 2014, 35(20): 5294-5306.
[87] DA SILVA MADALENO C, JATZLAU J, KNAUS P. BMP signalling in a mechanical context-implications for bone biology [J]. Bone, 2020, 137: 115416.
[88] CROUZIER T, FOUREL L, BOUDOU T, et al. Presentation of BMP-2 from a soft biopolymeric film unveils its activity on cell adhesion and migration[J]. Advanced materials, 2011, 23(12): H111-H118.
[89] LAI C F, CHENG S L. Alphavbeta integrins play an essential role in BMP-2 induction of osteoblast differentiation [J]. Journal of bone and mineral research, 2005, 20(2): 330-340.
[90] YANG J L, MCNAMARA L E, GADEGAARD N, et al. Nanotopographical induction of osteogenesis through adhesion, bone morphogenic protein cosignaling, and regulation of microRNAs[J]. ACS nano, 2014, 8(10): 9941-9953.
[91] ZU Y, LIANG X D, DU J, et al. Binding of integrin α1 to bone morphogenetic protein receptor IA suggests a novel role of integrin α1β1 in bone morphogenetic protein 2 signalling [J]. Journal of biomechanics, 2015, 48(14): 3950-3954.
[92] FOUREL L, VALAT A, FAUROBERT E, et al. β3 integrin-mediated spreading induced by matrix-bound BMP-2 controls Smad signaling in a stiffness-independent manner[J]. The journal of cell biology, 2016, 212(6): 693-706.
[93] LIAN C J, WANG X D, QIU X J, et al. Collagen type Ⅱ suppresses articular chondrocyte hypertrophy and osteoarthritis progression by promoting integrin β1-SMAD1 interaction[J]. Bone research, 2019, 7: 8.
[94] ZOUANI O F, KALISKY J, IBARBOURE E, et al. Effect of BMP-2 from matrices of different stiffnesses for the modulation of stem cell fate [J]. Biomaterials, 2013, 34(9): 2157-2166.
[95] WANG Y K, YU X, COHEN D M, et al. Bone morphogenetic protein-2-induced signaling and osteogenesis is regulated by cell shape, RhoA/ROCK, and cytoskeletal tension[J]. Stem cells and development, 2012,

21(7): 1176-1186.

[96] WEI Q, HOLLE A, LI J, et al. BMP-2 signaling and mechanotransduction synergize to drive osteogenic differentiation via YAP/TAZ[J]. Advanced science, 2020, 7(15): 1902931.

[97] HSIEH W T, LIU Y S, LEE Y H, et al. Matrix dimensionality and stiffness cooperatively regulate osteogenesis of mesenchymal stromal cells [J]. Acta biomaterialia, 2016, 32: 210-222.

[98] LV H W, LI L S, SUN M Y, et al. Mechanism of regulation of stem cell differentiation by matrix stiffness[J]. Stem cell research & therapy, 2015, 6(1): 103.

[99] RYU N E, LEE S H, PARK H. Spheroid culture system methods and applications for mesenchymal stem cells[J]. Cells, 2019, 8(12): 1620.

[100] SELIG M, LAUER J C, HART M L, et al. Mechanotransduction and stiffness-sensing: Mechanisms and opportunities to control multiple molecular aspects of cell phenotype as a design cornerstone of cell-instructive biomaterials for articular cartilage repair[J]. International journal of molecular sciences, 2020, 21(15): 5399.

[101] DORON G, TEMENOFF J S. Culture substrates for improved manufacture of mesenchymal stromal cell therapies[J]. Advanced healthcare materials, 2021, 10(15): e2100016.

[102] LOU J Z, STOWERS R, NAM S, et al. Stress relaxing hyaluronic acid-collagen hydrogels promote cell spreading, fiber remodeling, and focal adhesion formation in 3D cell culture[J]. Biomaterials, 2018, 154: 213-222.

[103] LIU H, WU M, JIA Y B, et al. Control of fibroblast shape in sequentially formed 3D hybrid hydrogels regulates cellular responses to microenvironmental cues[J]. NPG Asia materials, 2020, 12: 45.

[104] WANG N, TYTELL J D, INGBER D E. Mechanotransduction at a distance: Mechanically coupling the extracellular matrix with the nucleus [J]. Nature reviews molecular cell biology, 2009, 10(1): 75-82.

[105] CLARKE B. Normal bone anatomy and physiology[J]. Clinical journal of the American society of nephrology, 2008, 3(Suppl 3): S131-S139.

[106] JAISWAL N, HAYNESWORTH S E, CAPLAN A I, et al. Osteogenic differentiation of purified, culture-expanded human mesenchymal stem cells in vitro[J]. Journal of cellular biochemistry, 1997, 64(2):

295-312.

[107] BROWN C, MCKEE C, BAKSHI S, et al. Mesenchymal stem cells: Cell therapy and regeneration potential[J]. Journal of tissue engineering and regenerative medicine, 2019, 13(9): 1738-1755.

[108] CHEN Q, SHOU P, ZHENG C, et al. Fate decision of mesenchymal stem cells: Adipocytes or osteoblasts? [J]. Cell death and differentiation, 2016, 23(7): 1128-1139.

[109] HU L F, YIN C, ZHAO F, et al. Mesenchymal stem cells: Cell fate decision to osteoblast or adipocyte and application in osteoporosis treatment[J]. International journal of molecular sciences, 2018, 19(2): 360.

[110] PAPACHRISTOU D J, PAPACHRONI K K, BASDRA E K, et al. Signaling networks and transcription factors regulating mechanotransduction in bone[J]. BioEssays, 2009, 31(7): 794-804.

[111] YU P B, HONG C C, SACHIDANANDAN C, et al. Dorsomorphin inhibits BMP signals required for embryogenesis and iron metabolism [J]. Nature chemical biology, 2008, 4(1): 33-41.

[112] BHATIA M, BONNET D, WU D, et al. Bone morphogenetic proteins regulate the developmental program of human hematopoietic stem cells [J]. The journal of experimental medicine, 1999, 189(7): 1139-1148.

[113] KABIRI M, KUL B, LOTT W B, et al. 3D mesenchymal stem/stromal cell osteogenesis and autocrine signalling [J]. Biochemical and biophysical research communications, 2012, 419(2): 142-147.

[114] FLORENCIO-SILVA R, DA SILVA SASSO G R, SASSO-CERRI E, et al. Biology of bone tissue: Structure, function, and factors that influence bone cells [J]. BioMed research international, 2015, 2015(1): 421746.

第3章

电刺激与电活性材料促骨修复

3.1 电生理学概述

现代电生理学(electrophysiology)起源于意大利医师卢基·伽伐尼(Luigi Galvani)在1780年偶然的一次实验发现:当他使用手术刀对青蛙进行解剖时,手术刀尖碰到青蛙的神经组织的一刹那迸发出了电火花。这种现象引起了伽伐尼的兴趣,他随即使用莱顿瓶对青蛙腿进行电刺激,发现蛙腿在电火花的刺激下会进行有节奏的伸缩。于是伽伐尼认为生物体内存在一种生物电(bioelectricity),起着控制肌肉运动和机体运行的作用,并于1791年将其研究成果《论肌肉运动中的电力》("De viribus electricitatis in motu musculari commentarius")发表[1]。伽伐尼开创性的研究展示了生物电在生命过程中的重要性,激发了一代又一代的科学家们对其本质的探索热情。

通过不懈的科学探索,隐藏在看似简单的肌肉响应电刺激现象下的复杂生物电化学机理被揭开了神秘的面纱。最近的研究成果表明,生物体的肌肉运动由神经系统控制,如图3.1所示。控制流程主要包含三个步骤:(1)神经电信号由中枢神经系统传输到存在于运动神经元轴突末端的突触终球(synaptic end bulb),刺激神经元细胞膜打开钙离子(Ca^{2+})电位门通道,使得突触终球内部的钙离子浓度升高。Ca^{2+}浓度的升高驱使终球内的突触囊泡向细胞膜迁移,与细胞膜融合并胞外分泌乙酰胆碱(acetylcholine)[2]。(2)由突触终球所分泌的乙酰胆碱经突触间隙扩散至肌纤维膜上的运动终板(motor end plate),而存留在突触间隙的乙酰胆碱被间隙内的乙酰胆碱酶分解为乙酰基和胆碱[2]。(3)扩散至运动终板的乙酰胆碱与肌膜表面的乙酰胆碱受体结合，并激活受体中的钠离子通道。钠离子的涌入使得肌肉细胞发生去极化、复极化以及超极化，并产生控制肌肉收缩的动作电位(action potential)[2-4]。

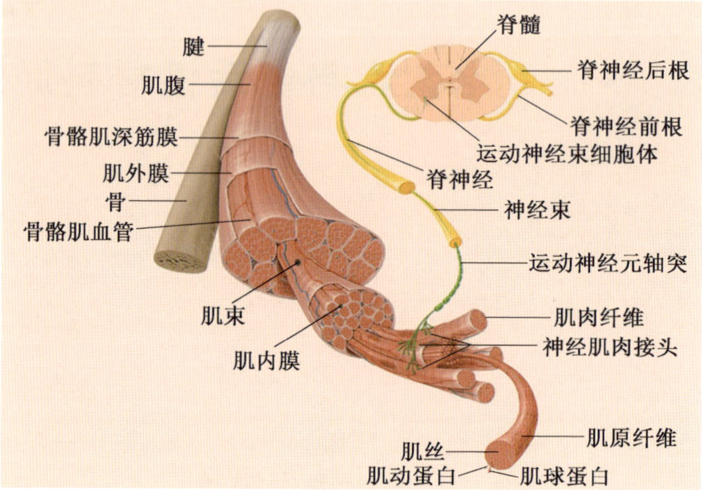

图 3.1 神经肌肉接头的解剖结构

从肌肉响应电刺激的例子中可以看出，生物电的产生与传导背后蕴含着复杂的电学、化学以及力学机理，是离子、离子通道、细胞膜、神经递质、细胞、组织、器官等多因素、多尺度、多界面相互作用的结果；而充分认识组织的生物电性能，则是理解生物电现象的充要条件。电生理学通过检测与分析生命活动过程中的电学特征，以及生物体组织对外加电场或磁场的电响应来研究生物体的生物电性能。生物体内在的电信号特征(如心电、脑电等)可通过接触式电极(贴片电极、植入式电极等)以及与之相连的信号放大、处理与转换装置来检测；而生物体组织对外加电场或磁场的反应，则可以先通过使用接触式电极以及与之相连的电/磁发生装置对组织进行电/磁刺激，再分析组织的生理变化来检测。生物电是生物体的内秉(endogenous)属性，是生命体协调自身生长、运动、修复的关键要素[5-8]。生物体自身及其器官、组织、细胞等均具有频率相关的电性能，在 0～100 kHz 的电流频率范围内主要表现为电解质导体(electrolytic conductor)[9]。因为细胞膜的存在阻断了电解质的自由流动，生物体及其组织在 50 kHz 频率以上具有显著的介电性(dielectricity)，在超高频率下，生物体及其组织的介电性能逐渐趋向于纯净水[10]。生物体及其组织在不同的电流频率下表现出不同的介电常数、介电损耗以及介电强度；在同一频率下，生物体及其组织根据其自身成分的变化，也会表现出不同的介电性能，体现了复杂的动态组织一电场相互作用。

3.2 骨组织的生物电性质

骨组织的力学结构主要由羟基磷灰石、I型胶原蛋白和内部的哈佛氏系统所构成[11-13]，在高应力梯度的作用下，骨组织将自发地对应力进行响应并适应性地进行重建(bone remodeling)，这种现象被称为骨的功能适应性(bone functional adaptation)[14]。骨对机械作用力的响应性能最初由德国解剖学家和外科医生 Julius Wolff 在 1892 年发现并提出——“在应力作用所导致的形变过程中，可以清晰地观察到骨内部结构遵循数学规则的塑造与重建”，即 Wolff 定理[15]。日本科学家深田(Fukada)和安田(Yasuda)在 1957 年发现并报道了骨组织的压电性(piezoelectricity)，并测量了人和牛的股骨样品的压电常数[16]。他们还将骨样品浸泡在酸溶液中 3 周以去除其中的羟基磷灰石，仍然可以在样品表面检测到压电效应，表明骨的压电性源自其内部胶原纤维的各向异性堆叠以及在应力作用下的极化(polarization)。随后 Shamos 等研究了人趾骨样品的压电性能，发现当样品承受应力时会在其表面产生可测量的电位差，且电位差的绝对值与应力的大小成正比，变化幅度约为 0.3 mV/kg[17]。当机体处于运动状态时，应力将导致骨组织同时产生机械和电响应，并刺激骨组织的重建。据安田(Yasuda)报道，人胫骨在走路时可产生最高约 300 mV 的压电效应，并且可在重建中的骨组织表面检测到生物电流[18]。Friedenberg 等的研究显示，重建中的骨组织与其周围环境相比具有更强的电负性(electronegativity)[19]，表明骨组织在应力下的响应性重建与应力导致的骨微损伤(microdamage)有着紧密的联系。Stock 指出应力导致的微损伤可以激活破骨细胞(osteoclast)对受损的骨组织进行分解，以提供新骨生成所需的矿物质和蛋白质；破骨细胞在分解过程完成后随即凋亡并激活成骨细胞(osteoblast)，成骨细胞继而在受损部位通过合成胶原蛋白、介导矿化、分化成为骨细胞(osteocyte)等过程生成新骨[20]。

与其他真核细胞一样，成骨细胞也具有趋电性(galvanotaxis)，即在电场中延电势梯度定向移动的特性[21-23]。大多数细胞在电场中趋于向阴极(cathode)移动，包括成骨细胞；也有少部分细胞趋于向阳极(anode)移动，如破骨细胞。细胞趋电性的信号通路和分子机制目前还难有定论，影响趋电性的因素包括 G 蛋白偶联受体信号通路、离子通道的激活与失活、细胞膜电位、胞外 pH 等[24-27]。当成骨细胞位于电场中时，其靠近阳极的一端被超极化，从而导致细胞膜上的 Ca^{2+} 通道打开，胞外的 Ca^{2+} 涌入使得靠近阳极端的成骨细胞内部的 Ca^{2+} 浓度升高；而靠近阴极的一端被去极化，导致胞内的 Ca^{2+} 从打开的离子通道中外流，从而使得靠近阴极端的成骨细胞内部的 Ca^{2+} 浓度降低。Ca^{2+} 的浓度降低将促进 F 肌动蛋白的聚合反应，在细胞前端生成肌动蛋白微丝并使得前端突出；与此同时，后端 Ca^{2+} 浓度的升高则使得微丝解聚，导致细胞皮质层中微丝网络的溶解和收缩，促进细胞后端的脱附并牵引其向前[28-30]。

成骨细胞的趋电性在骨组织修复的过程中发挥着重要作用。骨折部位相对于周围组织具有更强的电负性，表现出显著的超极化效应，主要原因在于应力所导致的细胞和组织损伤，使得胞内和胞外的电解质溶液泄漏。骨折部位与正常组织之间的电位差使得骨折处产生电流，这种电流在骨折愈合的过程中持续存在，并随着骨折逐渐愈合而消失[19,31-32]。伤口部位的电场作为主要的方向信号(directional cue)，刺激具有修复功能的细胞向伤口迁移。据 Zhao 等报道，电刺激可以激活 Src 激酶和肌醇磷脂信号通路，使得细胞迁移的方向发生极化，破坏磷脂酰肌醇—3—羟激酶(PI(3)K γ)的基因可降低电场生成的信号强度并抑制上皮细胞向伤口部位的迁移，删除磷酸酯酶与张力蛋白同源物(PTEN)基因则可以提升信号强度并促进细胞的趋电反应[33]。细胞向伤口部位的迁移现象是复杂的电、化学、机械等因素协同作用的产物，除了伤口部位电场的引导作用，离子通道、细胞因子、肌动蛋白形态等对细胞向伤口的迁移皆具有驱动作用[34-36]。据 Yang 等报道，关闭角质细胞的 Na^{+} 通道可抑制其趋电性但不影响其迁移能力，Na^{+} 通道可通过在靠近阴极的细胞一端生成稳定的板状伪足对角质细胞的趋电性进行介导[37]。

3.3 电刺激在骨修复中的应用

使用电刺激促进骨生长的最早记录可追溯到 18 世纪 40 年代，但直至 X 射线体内成像技术发明后才得以对其背后的作用机理进行有效的研究与分析。安田(Yasuda)等在 1955 年发现电刺激可促进活体骨组织内部骨痂(callus)的形成[38]。在 1977 年，安田系统地研究了电刺激对兔体内骨痂生成的作用——通过将电极植入兔股骨内部并将其与外部的电池和电阻连接形成闭合回路，并通过电阻来对回路中的电流进行精确控制，来对实验兔股骨进行为期 3 周的电刺激[18]。实验结果显示，当刺激电流小于 1 μA 时，无法观察到骨痂生成；当刺激电流为 1 μA 时，可观察到骨性骨痂的生成；当刺激电流为 10 μA 或 100 μA 时，可以观察到骨性、软骨性以及纤维性骨痂的生成；当刺激电流大于 100 μA 时，则会导致骨坏死。随后，不同的电刺激方法，如电感式耦合和电容式耦合等，也被发现对骨痂生成有明显的促进作用[39-41]。电刺激对于骨损伤的治疗具有积极意义，相较于广泛使用的自体植入、异体植入以及人工假体，电刺激具有低侵入性、低痛苦、低成本、操作简便的优势，可作为促进骨愈合的治疗手段。Griffin 等通过使用牛津大学循证医学中心证据分级标准对自 1959 年起的 105 个电刺激促骨愈合的体内研究，以及 35 个体外研究进行循证分析，对电刺激在不同类型的骨愈合治疗中的作用进行了客观的评价[42]，见表 3.1。从表 3.1 中可以看出，电刺激对脊椎融合、股骨头坏死、截骨术后骨愈合、新鲜骨折等具有良好的治疗效果。

表 3.1　基于牛津大学循证医学中心证据分级标准的电刺激促进骨愈合的治疗效果评级

电刺激	推荐等级
直接电流刺激	
脊柱融合	B
踝关节/足骨不连	C
股骨头坏死	B
骨不连	C
电容式耦合电刺激	
脊柱融合	A
骨不连	C
电感式耦合电刺激	
脊柱融合	A
踝关节/足骨不连	C
股骨头坏死	C
骨不连	C
骨切开	B
新鲜骨折	B
先天性假关节	C

目前经美国食品药品监督管理局(FDA)认证的电刺激促骨愈合产品主要通过直接电流、电容式耦合、电感式耦合等方式对伤骨进行刺激，代表性产品有 OsteoGen™、Biomet® Orthopak® 以及 Biomet® EBI 等，如图 3.2 所示。总体而言，电刺激在促骨愈合和修复方面具有良好的应用价值，但对于某些类型的骨损伤，如骨不连等，其治疗效果缺乏可靠的临床论证；对于不同骨骼状态、年龄、生活习惯的患者，电刺激治疗的效果也缺乏一致性与重现性。因此，对于电刺激促骨愈合的机理、电场强度和方向、电极的大小、形态以及空间位置等因素对骨愈合的影响还需要开展大量深入且细致的研究工作。

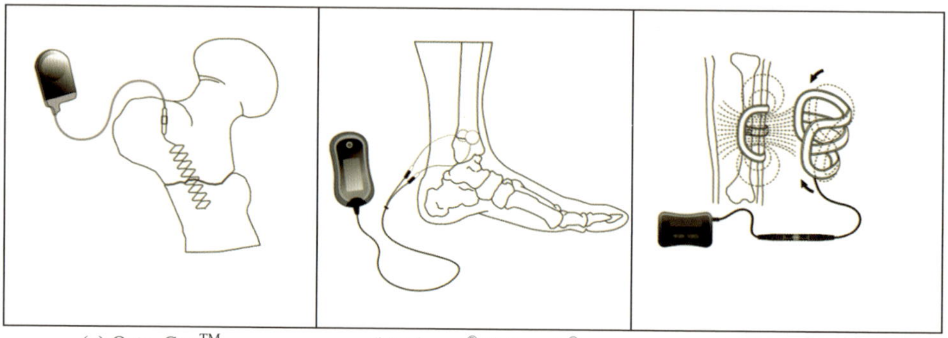

(a) OsteoGen™　　(b) Biomet® Orthopak®　　(c) Biomet® EBI

图 3.2　电刺激促骨愈合装置的示意图

3.4　电活性材料在骨组织工程中的应用

目前在骨组织工程中使用的聚合物材料，如聚醚醚酮(PEEK)、高密度聚乙烯(HDPE)、聚甲基丙烯酸甲酯(PMMA)、聚乳酸(PLA)、聚乙烯醇(PVA)等，具有良好的机械性能和生物相容性，但这些材料不具备导电与压电性能，因此缺乏通过生物电信号调节骨重建过程的能力，在植入过程中会面临无菌性松动、异位骨化、假体周围骨溶解等并发症，对患者造成极大的生理和心理负担。理想的骨组织工程材料应具有与人骨接近的机械强度、物理结构、压电性质以及化学成分等。通过将电活性材料，如导电聚合物等，与电惰性材料进行复合，可得到具有理想机械性能和压电性能的骨组织工程材料，在骨再生与修复领域有着巨大的应用潜力。Xie 等通过将苯胺寡聚体与 L－丙交酯/肌醇的共聚物进行交联，制备了具有良好机械性能、电化学性能以及形状记忆功能的星形共聚物，该共聚物作为培养基底时，对 C2C12 成肌细胞的成骨分化具有明显的促进作用：相较于纯聚乳酸和没有聚苯胺链段的星形共聚物，成肌细胞在拥有聚苯胺链段的星形共聚物表面上显示出更强的成骨分化特性，包括更高的碱性磷酸酶(ALP)活性以及更高的 ALP、小鼠矮小相关转录因子 2(Runx2)、Ⅰ型胶原蛋白(COLⅠ)基因表达[43]。Chen 等通过低温相分离的方法制备了具有纳米纤维三维网络结构的聚苯胺/聚乳酸复合导电支架，当其作为兔骨髓间充质干细胞培养的基底材料时，对干细胞的成骨分化有显著的促进作用，与聚乳酸基底相比，可有效提升 ALP 的活性、矿化速率，以及 ALP、Runx2 的基因表达水平[44]。Guex 等通过冰模板法制备了具有高度多孔结构的聚(3,4－乙烯二氧噻吩)－聚苯乙烯磺酸(PEDOT:PSS)支架，其具有适合细胞和营养质渗透的孔洞结构，以及良好的导电性能；在作为培养鼠前骨母细胞（MC3T3－E1）的基底时，PEDOT：PSS 支架对 MC3T3－E1 的成骨分化具有明显的促进作用[45]。

3.5 总结与展望

骨组织的机械性能与电性能就像一块硬币的两面，共同维系着活骨的吸收与生长平衡。电刺激对骨生长与愈合有着明显的促进作用，这是由外加电场对体内具有修复作用的细胞，如骨髓间充质干细胞、成骨细胞等的迁移导向效应所决定的。目前主要的电刺激方法包括直接电流刺激、电容式耦合刺激以及电感式耦合刺激。电刺激方法在临床上对脊柱融合、新鲜骨折等表现出良好的促愈合与修复效果。通过在骨修复材料的设计与制备过程中使用导电聚合物等电活性材料，可极大地改善材料的电学性能，并促进细胞在材料表面的成骨分化与矿化过程。但是，电场引导细胞迁移的机理目前仍未被清晰地揭示，在电场强度、方向以及频率对细胞迁移速率、方式以及方向的影响方面还需要进行大量深入且细致的研究工作。对于电刺激方法在临床上的应用，还需要建立统一的诊断与治疗标准，以提高治疗效果的一致性与重现性。进一步探究电活性材料在骨愈合与修复过程中的作用，揭示其促骨修复的分子生物学机理，对于制备下一代同时具有机械、电、生物活性的骨修复材料具有重要意义。

本章参考文献

[1] GALVANI L. Aloysii Galvani De viribus electricitatis in motu musculari commentarius[J]. De Bononiensi scientiarum et artium instituto atque academia commentarii，1791，7：363-418.

[2] MARTINI F H，TALLITSCH R B，NATH J L. Human anatomy [M]. 9th ed. Harlow：Pearson，2018.

[3] SQUIRE L R. Encyclopedia of neuroscience[M]. New York：Academic Press，2009.

[4] TORTORA G J，DERRICKSON B H. Principles of anatomy and physiology[M]. New York：John Wiley & Sons，Inc.，2008.

[5] BORGENS R B，VANABLE J W JR，JAFFE L F. Bioelectricity and regeneration：Large currents leave the stumps of regenerating newt limbs [J]. Proceedings of the national academy of sciences of the United States of America，1977，74(10)：4528-4532.

[6] LEVIN M. Molecular bioelectricity：How endogenous voltage potentials

control cell behavior and instruct pattern regulation in vivo[J]. Molecular biology of the cell, 2014, 25(24): 3835-3850.

[7] LEVIN M, PEZZULO G, FINKELSTEIN J M. Endogenous bioelectric signaling networks: Exploiting voltage gradients for control of growth and form[J]. Annual review of biomedical engineering, 2017, 19: 353-387.

[8] LEVIN M. Bioelectric signaling: Reprogrammable circuits underlying embryogenesis, regeneration, and cancer[J]. Cell, 2021, 184(8): 1971-1989.

[9] GRIMNES S, MARTINSEN Ø G. History of bioimpedance and bioelectricity[M]//Bioimpedance and bioelectricity basics. Amsterdam: Elsevier, 2015: 495-504.

[10] FAES T J, VAN DER MEIJ H A, DE MUNCK J C, et al. The electric resistivity of human tissues (100 Hz-10 MHz): A meta-analysis of review studies[J]. Physiological measurement, 1999, 20(4): R1-R10.

[11] RHO J Y, KUHN-SPEARING L, ZIOUPOS P. Mechanical properties and the hierarchical structure of bone[J]. Medical engineering & physics, 1998, 20(2): 92-102.

[12] QIN D, WANG N, YOU X G, et al. Collagen-based biocomposites inspired by bone hierarchical structures for advanced bone regeneration: Ongoing research and perspectives[J]. Biomaterials science, 2022, 10(2): 318-353.

[13] BIAN T R, ZHAO K, MENG Q N, et al. The construction and performance of multi-level hierarchical hydroxyapatite (HA)/collagen composite implant based on biomimetic bone Haversian motif[J]. Materials & design, 2019, 162: 60-69.

[14] KATZENBERG M A, GRAUER A L. Biological anthropology of the human skeleton[M]. 3rd ed. New York: John Wiley Sons, Inc., 2018.

[15] WOLFF J. The law of bone remodelling[M]. Heidelberg: Springer, 1986.

[16] FUKADA E, YASUDA I. On the piezoelectric effect of bone[J]. Journal of the physical society of Japan, 1957, 12(10): 1158-1162.

[17] SHAMOS M H, LAVINE L S, SHAMOS M I. Piezoelectric effect in bone[J]. Nature, 1963, 197(4862): 81.

[18] YASUDA I. Electrical callus and callus formation by electret[J]. Clinical orthopaedics and related research, 1977(124): 53-56.

[19] FRIEDENBERG Z B, HARLOW M C, BRIGHTON C T. Healing of

nonunion of the medial malleolus by means of direct current: A case report[J]. The journal of trauma, 1971, 11(10): 883-885.

[20] STOCK J T. Wolff's law (bone functional adaptation) [M]. Hoboken: Wiley-Blackwell, 2018.

[21] SROKA J, ZIMOLAG E, LASOTA S, et al. Electrotaxis: cell directional movement in electric fields[M]// Cell migration. New York: Humana, 2018: 325-340.

[22] VANEGAS-ACOSTA J C, GARZÓN-ALVARADO D A, ZWAMBORN A P M. Mathematical model of electrotaxis in osteoblastic cells[J]. Bioelectrochemistry, 2012, 88: 134-143.

[23] FERRIER J, ROSS S M, KANEHISA J, et al. Osteoclasts and osteoblasts migrate in opposite directions in response to a constant electrical field[J]. Journal of cellular physiology, 1986, 129(3): 283-288.

[24] SALTUKOGLU D, GRÜNEWALD J, STROHMEYER N, et al. Spontaneous and electric field-controlled front-rear polarization of human keratinocytes[J]. Molecular biology of the cell, 2015, 26(24): 4373-4386.

[25] ALLEN G M, MOGILNER A, THERIOT J A. Electrophoresis of cellular membrane components creates the directional cue guiding keratocyte galvanotaxis[J]. Current biology, 2013, 23(7): 560-568.

[26] AHMED U, IWASA S N, POLONI L, et al. Substrate-dependent galvanotaxis of directly reprogrammed human neural precursor cells[J]. Bioelectricity, 2020, 2(3): 229-237.

[27] OGAWA N, OKU H, HASHIMOTO K, et al. A physical model for galvanotaxis of Paramecium cell[J]. Journal of theoretical biology, 2006, 242(2): 314-328.

[28] ISAACSON B M, BLOEBAUM R D. Bone bioelectricity: What have we learned in the past 160 years? [J]. Journal of biomedical materials research part A, 2010, 95(4): 1270-1279.

[29] BABONA-PILIPOS R, LIU N, PRITCHARD-OH A, et al. Calcium influx differentially regulates migration velocity and directedness in response to electric field application[J]. Experimental cell research, 2018, 368(2): 202-214.

[30] EFREMOV A K, YAO M X, SUN Y Z, et al. Application of piconewton forces to individual filopodia reveals mechanosensory role of L-type Ca^{2+}

channels[J]. Biomaterials, 2022, 284: 121477.

[31] FRIEDENBERG Z B, BRIGHTON C T. Bioelectric potentials in bone [J]. The Journal of bone and joint surgery American volume, 1966, 48 (5): 915-923.

[32] POLLACK S R, SALZSTEIN R, PIENKOWSKI D. The electric double layer in bone and its influence on stress-generated potentials[J]. Calcified tissue international, 1984, 36(Suppl 1): S77-S81.

[33] ZHAO M, SONG B, PU J, et al. Electrical signals control wound healing through phosphatidylinositol-3-OH kinase-gamma and PTEN[J]. Nature, 2006, 442(7101): 457-460.

[34] CANALES COUTIÑO B, MAYOR R. Mechanosensitive ion channels in cell migration[J]. Cells & development, 2021, 166: 203683.

[35] CHEN Q C, ZHENG C P, LI Y Q, et al. Bone targeted delivery of SDF-1 via alendronate functionalized nanoparticles in guiding stem cell migration [J]. ACS applied materials & interfaces, 2018, 10(28): 23700-23710.

[36] SEETHARAMAN S, ETIENNE-MANNEVILLE S. Cytoskeletal crosstalk in cell migration[J]. Trends in cell biology, 2020, 30(9): 720-735.

[37] YANG H Y, CHARLES R P, HUMMLER E, et al. The epithelial sodium channel mediates the directionality of galvanotaxis in human keratinocytes[J]. Journal of cell science, 2013, 126(Pt 9): 1942-1951.

[38] YASUDA I, NOGUCHI K, SATA T. Proceedings of the Japanese society of orthopaedic surgery [J]. The journal of bone & joint surgery, 1955, 37:1292.

[39] BASSETT C A, PILLA A A, PAWLUK R J. A non-operative salvage of surgically-resistant pseudarthroses and non-unions by pulsing electromagnetic fields. A preliminary report[J]. Clinical orthopaedics and related research, 1977(124): 128-143.

[40] BRIGHTON C T, POLLACK S R. Treatment of nonunion of the tibia with a capacitively coupled electrical field[J]. The journal of trauma, 1984, 24(2): 153-155.

[41] COTTRILL E, PENNINGTON Z, AHMED A K, et al. The effect of electrical stimulation therapies on spinal fusion: A cross-disciplinary systematic review and meta-analysis of the preclinical and clinical data[J]. Journal of neurosurgery spine, 2019, 32(1): 106-126.

[42] GRIFFIN M, BAYAT A. Electrical stimulation in bone healing: Critical analysis by evaluating levels of evidence[J]. Eplasty, 2011, 11: e34.
[43] XIE M H, WANG L, GE J, et al. Strong electroactive biodegradable shape memory polymer networks based on star-shaped polylactide and aniline trimer for bone tissue engineering[J]. ACS applied materials & interfaces, 2015, 7(12): 6772-6781.
[44] CHEN J, YU M, GUO B L, et al. Conductive nanofibrous composite scaffolds based on in situ formed polyaniline nanoparticle and polylactide for bone regeneration[J]. Journal of colloid and interface science, 2018, 514: 517-527.
[45] GUEX A G, PUETZER J L, ARMGARTH A, et al. Highly porous scaffolds of PEDOT: PSS for bone tissue engineering [J]. Acta biomaterialia, 2017, 62: 91-101.

第 4 章

关节软骨 3D 打印生物墨水的研究

随着 3D 打印技术的快速发展，关节软骨的再生和修复迎来了新的契机。通过开发合适的生物墨水，3D 打印可在体外再现自然软骨的结构和功能，成为再生医学中的重要研究方向。关节软骨 3D 打印生物墨水不仅需要具备良好的生物相容性和适宜的机械性能，还必须支持细胞的黏附、增殖和分化。目前，常用的关节软骨生物墨水材料包括天然高分子(如透明质酸、胶原蛋白和海藻酸盐)，以及合成高分子(如聚乙二醇等)。探索如何通过调整生物墨水的配方和打印参数来提升打印精度和结构稳定性，是当前研究的重点，其中生物墨水的开发尤为关键。本章将从关节软骨的生物力学特性出发，探讨关节软骨 3D 打印生物墨水的最新研究进展及其在组织工程中的应用潜力。

4.1 关节软骨的生物力学特性

关节软骨的生物力学特性是发挥其生理功能关键作用的基础。作为一种承重组织，关节软骨能够均匀分配作用力，扩大承重面，其弹性特性使得其在变形后能够恢复原状[1]。关节软骨主要由软骨细胞和细胞外基质组成，细胞外基质中含有大量的水、胶原和蛋白多糖。关节软骨的结构分为浅表区、过渡区、深区、潮线和钙化区。每个区域的胶原纤维排列和蛋白聚糖含量各不相同，从而提供不同的机械特性。在生物力学研究中，关节软骨被视为一种可渗透的黏弹性材料，其流体相和固相的相互作用在关节承载过程中起着重要作用。此外，关节软骨表现出蠕变和应力松弛反应，其行为类似于海绵，限制了液体的自由流动。这些特性使得关节软骨能够在承受压力的同时保持稳定的形态和功能。

4.1.1　关节软骨的组成

关节软骨由软骨细胞和致密的细胞外基质组成，细胞外基质主要由水、胶原和蛋白多糖组成。基质的合成代谢和分解代谢之间的平衡对关节软骨的动态平衡至关重要。流体和基质混合物为透明软骨提供了黏弹性和机械性能，以实现有效的载荷分配。关节软骨的一般组成见表 4.1，它质量的 70%～80%是水[2]。图 4.1 展示了关节软骨的结构，关节软骨的平均厚度为 2～4 mm，没有血管、神经或淋巴[3]。

表 4.1　关节软骨的一般组成

组成	质量分数/%
软骨细胞	1～10
水	70～80
胶原	12～14
—Ⅱ型胶原	10～12
—Ⅸ型胶原	1
—Ⅺ型胶原	1
蛋白聚糖	7～9
透明质酸—蛋白聚糖聚合物	6～8
—其他蛋白聚糖	1
矿物材料	<4
基质蛋白	<1

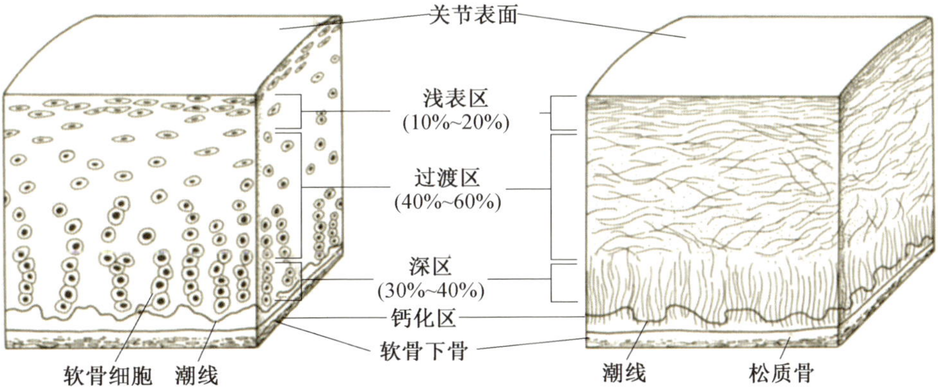

图 4.1　健康关节软骨结构示意图[4]

和其他具有细胞外基质的结缔组织一样，关节软骨的内骨架是由胶原纤维组成的，胶原纤维在基质中形成了一个广泛的网络。这些纤维直径不一，浅层约为 20 nm，深层为 70～120 nm。Ⅱ型胶原构成了纤维的主体，约占 90%。Ⅱ型胶原分子由三条相同的 α 链组成，形成一个三螺旋结构，非常短的氨基和羧基端肽结构域在两端延伸，在这里相邻链上的赖氨酸残基之间形成了分子内和分子间的交联，如图 4.2 所示。因为这些分子是以四分之一交错排列的，所以交联通常延伸到相邻分子的相邻螺旋区域。胶原纤维是由含有氨基和羧基前肽的前胶原分子组成的。当纤维形成时，这些被氨基和羧基蛋白酶去除。凝血酶原蛋白家族成员 COMP 可以结合这些胶原分子和Ⅸ型胶原[5]，它在纤维组装中发挥作用，从而使五个胶原分子聚集在一起形成微纤维。

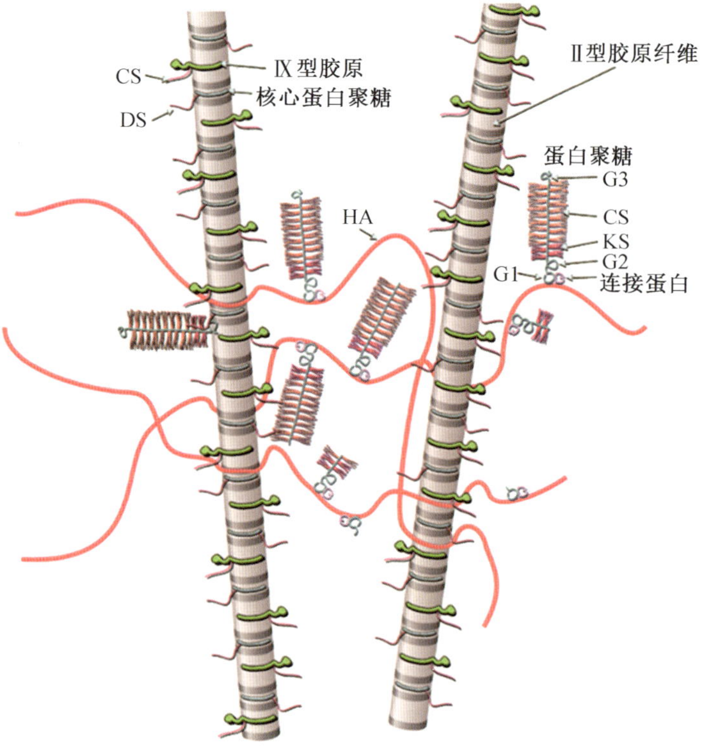

图 4.2　大纤维胶原网络和聚集素超聚集体[8]

Ⅸ型胶原也存在于原纤维中，以反平行的方式与其表面交联[6]，在成人体内的分布可能仅限于细胞周围部位。Ⅺ型胶原存在于纤维内部和表面，它使纤维自组装成核，并限制软骨纤维的侧向生长。当编码这些胶原的任何一个基因发生突变，影响该分子形成完美纤维的能力，这些分子在纤维功能中的重要作用将发生退行性变化[7]。

透明软骨的另一个主要结构组织是蛋白多糖聚集素，它通过其氨基末端 G1 球状结构域与透明质酸结合，如图 4.2 所示。聚集素分子与透明质酸的结合是由连接蛋白稳定的，连接蛋白在结构和功能上与 G1 结构域非常相似。聚集素有一个核心蛋白，它含有一个羧基末端的 G3 结构域。聚集蛋白聚糖提供软骨的压缩刚度，这是通过在 G2 和 G3 结构域之间的硫酸角蛋白和硫酸软骨素富集区中占据核心蛋白的大量硫酸软骨素和角蛋白硫酸链的水合作用实现的。G2 标记从 G1 延伸到球间结构域的羧基末端。聚集素的水合作用只是部分的，因为这些分子的膨胀受到胶原纤维网络的限制。正是这种膨胀压力赋予了软骨压缩差异，这是软骨在关节中必须发挥的重要作用的特殊性质之一[8]。硫酸软骨素与硫酸角质素链上相距很近的硫酸基和羧基团离子在生理 pH 溶液中被拉开，留下了高浓度的固定负电荷产生分子内与分子间的强电荷一电荷排斥力，使组织内保持一种挺而伸展的状态。蛋白聚集体和间质流体之间的关系通过负静电斥力对软骨提供压缩弹性。

4.1.2　关节软骨的结构及相应力学特征

关节软骨主要由少量的软骨细胞和大量的细胞外基质组成。细胞外基质中胶原纤维、蛋白聚糖和软骨间质液具有对抗外界载荷、减少载荷对软骨下关节面的冲击并维持关节软骨完整的特性[9]。关节软骨不同区域的深度、间质液含量、胶原纤维含量、排列角度以及蛋白聚糖含量等表现不同。根据组织深度、基质成分含量以及形态，将关节软骨分为浅表区、过渡区、深区、潮线及钙化区[10]。

(1)浅表区占关节软骨厚度的 10%～20%。该区域的胶原纤维紧密堆积，呈水平状，平行于关节面排列，可以减小剪切力对深层的影响[11]。浅表区的软骨细胞较扁平，体积较小，通常比较深区域的细胞密度高，但活跃度较低，意味着磨损较少。该区域还可以作为抵制大分子，如抗体等的屏障。浅表区胶原纤维横向平行于关节面，抗横向应变的能力最强，抗轴向应力的能力较弱，主要抗剪切力。如果浅表区受到干扰，组织通透性增加，导致软骨与其周围的液体交换更多液体，在压缩过程中会导致大分子网络受到更大的机械应力。

(2)过渡区占关节软骨厚度的 40%～60%，含有蛋白聚糖和较厚的胶原纤维。该区域的胶原纤维间隙增大且不规律，与关节面之间的成角增大，含水量下降，蛋白聚糖含量增高[12]。细胞呈球形，密度较低。从功能上来说，过渡区是抵抗压力的第一道防线。

(3)深区占关节软骨厚度的 30%～40%，含有直径最大的胶原纤维，并且蛋白聚糖的含量最高，含水量最低[13]。软骨细胞通常呈柱状排列，平行于胶原纤维，垂直于关节线。该区域负责提供最大的抗压能力，因为胶原纤维垂直于关节面排列，形成拱形结构。这些拱形结构是通过尝试将初始纤维网络转移到更高等级而形成的，借此可以抵抗压力。

(4)潮线位于深区和钙化的软骨区之间，将缺少石灰的软骨和富含石灰的软骨区分开，可描述为软骨的矿化前沿。潮线的形成是由于胶原在深入钙化区和骨组织之前发生扭曲[14]。潮线由一条附着在胶原纤维上的原纤维组成，胶原纤维固定在缺少石灰的软骨层上，从而防止它们从骨上撕裂软骨。

(5)钙化区通过将深层胶原纤维锚定在软骨下骨上，在固定软骨与骨的过程中起着不可或缺的作用。该区的细胞数量稀少，软骨细胞肥大。钙化区有许多突起、凹陷和交错，因此可以很好地抵抗剪切力，以防软骨从下骨脱落[14]。

关节软骨的力学性质在不同的区域具有很大差异。李志强等[15]对猪膝关节骨进行滚压加载，结果表明从浅表区到深区，组织应变逐渐减少，弹性模量和泊松比逐渐增加。Gao 等[16]对猪膝关节软骨加载，结果表明弹性模量和泊松比都与软骨深度成正比，蠕变应变和蠕变柔量则与深度成反比。此外，棘轮应变和棘轮应变率从关节软骨的表面向深部逐渐减小，关节软骨的棘轮应变与应力振幅成正比，与加载率成反比。关节软骨的力学特性具有区域依赖性，即关节软骨组织的抗负荷、抗形变能力从浅表区到深区逐渐增大，并且取决于软骨组织的微观构成。浅表区胶原纤维横向平行于关节面，抗横向应变的能力最强，抗轴向应力的能力较弱，因此主要抵抗剪切力；过渡区的胶原纤维排列不规则并且与关节面成角，因此主要抵抗压力；深区的胶原纤维垂直排列，因此可以抵抗压力和剪切应力。蛋白聚糖内部有大量的硫酸盐，可以广泛聚集阴离子，吸纳水分，由于同性相斥原理，离子在基质中形成高强度流体压力，为软骨提供抗压能力。从关节软骨的浅表区到深区，蛋白聚糖含量和胶原纤维的成角增大，保证随着软骨深度的增加，抗垂直应变的能力增强，抗横向应变的能力减弱，因此软骨应变、棘轮应变减小，弹性模量、泊松比增大。

4.1.3 关节软骨的生物力学研究

关节软骨为双相介质，由流体相和固相组成。软骨被视为一种可渗透的黏弹性材料。它的细胞间物质主要由水组成，高达 65%～85%。水是流体相的主要成分，占组织湿重的 80%，无机离子也存在于流体中；固相主要由细胞外基质表征。在关节加载过程中，关节接触力的初始和快速应用会立即导致间质流体压力的增加。压力的这种局部增加导致液体流出细胞外基质，在基质上产生很大的摩擦阻力。当压缩载荷被移除时，间质液体回流到组织中。关节软骨的低渗透性使液体无法迅速从基质中排出，两块相对的骨头和周围的软骨将软骨限制在接触面之下。这些边界旨在限制机械变形。

关节软骨是黏弹性的，即流体的黏滞性和弹性的综合性质，在恒定载荷或变形下表现出随时间变化的行为。关节软骨的黏弹性有两种机制：流动依赖型和流动非依赖型[3]。依赖于流动的机制取决于间隙流体和与此流动相关的摩擦阻力。间隙流体产生的阻力称为两相黏弹性行为。与流体无关的黏弹性成分是由大分子运动引起的，是胶原蛋白多糖基质的固有黏弹性行为。因此，流体压力提供了总载荷支持的重要组成部分，从而降低了作用在固体基质上的应力。

软骨的机械反应与滑膜在组织中的流动密切相关。软骨的位移是时间的函数，因为流体不能瞬间从基质中溢出[17]。关节软骨承受载荷的过程中，关节接触力的作用会导致间质流体压力立即增加，如果存在变形，液体会流过软骨层和关节表面，并导致液体流出细胞外基质。在持续受压状态下，负荷最初由软骨间质液支撑，形成载荷初始阶段软骨迅速增加的蠕变应变。如果在一段关节软骨上施加压力差，液体也会流经组织层。由于流体压力梯度的存在，间质液流出软骨组织，负荷逐渐转移至纤维网络，因此负荷后期阶段由胶原纤维和蛋白聚糖来承担载荷，软骨的应变量也比负荷初始阶段有明显的减少。最初位移相对较快，相当于大量的流体流出软骨。随着位移速率减慢并且位移接近恒定值，流体流动以同样的方式减慢[17]。在平衡时位移是恒定的，流体流动已经停止。在持续负荷下表现为蠕变，即随着时间的增加，形变量不断增加。对关节施加压缩力会导致间质流体压力立即增加，从而导致流体出细胞外基质；当移除压缩载荷时，间质液体从关节间隙回流到组织中。这些结果表明软骨的行为与海绵类似，并限制液体轻易流动[4]。

关节软骨也表现出蠕变和应力松弛反应。当对组织施加恒定的压应力时，它的变形会随着时间的推移而增加，它会变形或蠕变，直到达到平衡值。同样，当软骨变形并保持恒定应变时，应力会上升到一个峰值，随后会有一个缓慢的应力松弛过程，直到达到平衡值。因为关节软骨往往会随着应变的增加而变硬，所以不能用单一的弹性模量来描述，相反，组织的模量取决于应力松弛测试中测力的时间[18]。

软骨中间带的复杂组成和组织对软骨抗剪切性能有重要影响。随机分布的胶原纤维的伸展为软骨提供了剪切应力响应。抗拉力性能来源于胶原纤维的精确分子排列。胶原纤维的稳定性和极限拉伸强度被认为是分子内和分子间交联的结果，如图 4.3 所示。

关节软骨能够承受很大范围的负荷却只有最低程度的磨损，这表明关节软骨表面具有十分重要的润滑机制，主要包含两种：液膜润滑和边界润滑。液膜润滑是利用一层薄膜将关节软骨表面与表面分开，薄膜是由于软骨压缩时间质液体渗出而产生的[19]。液膜可防止表面之间的直接接触，并将摩擦和磨损降至最低，而间质液体压力支持软骨上的大部分载荷，如图 4.4 所示。由于关节面之间的相对运动速度很小，作用载荷又较大，并且运动形式为往复运动，因此关节面之间的润滑形式不可能完全依靠流体动力润滑，还依靠边界润滑。边界润滑是通过透明质酸、润滑素、磷脂质等润滑分子吸附到关节软骨表面上，如图 4.5 所

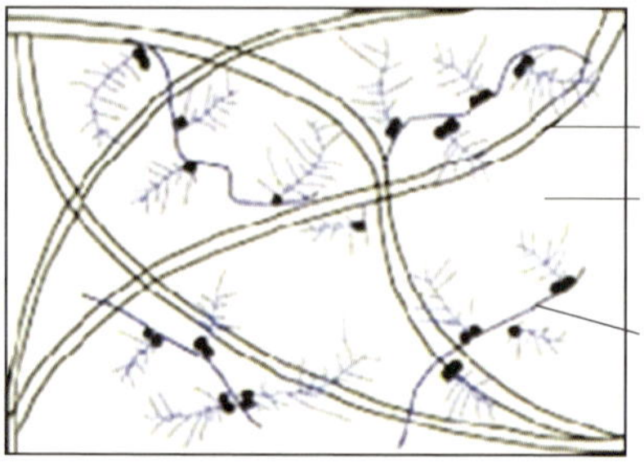

(a) 无载荷

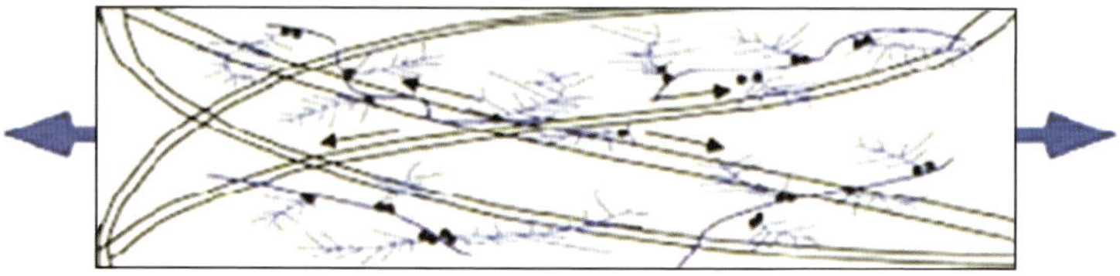

(b) 单轴拉伸载荷

图 4.3 组织卸载和施加拉伸载荷时胶原纤维的变化[4]

示。做相对运动时,承载面受到互相滑动的润滑剂分子保护,防止因表面粗糙而发生的黏合和磨损[20]。关节软骨不仅具有特殊的结构,而且支撑的载荷、运动的方式具有多样性,因此良好的润滑状态应该是各种润滑理论机理的综合表现。当关节所受载荷较轻时,关节表面处于流体动力润滑状态;而当关节受重载作用时,关节表面则处于边界润滑状态。

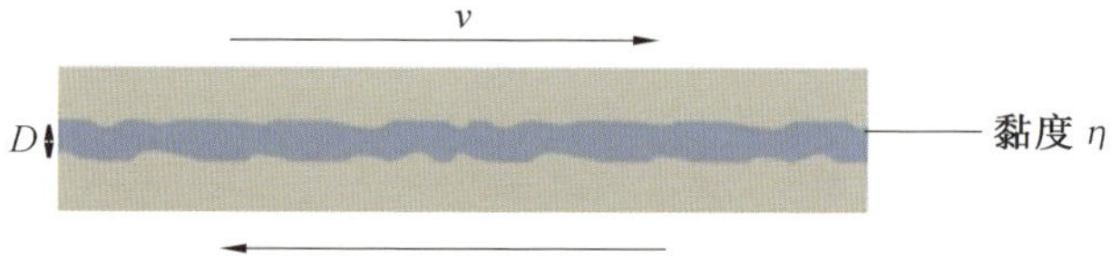

剪切应力=摩擦力/表面积 = $\sigma \approx \eta v/D$

图 4.4 关节软骨的液膜润滑[19]

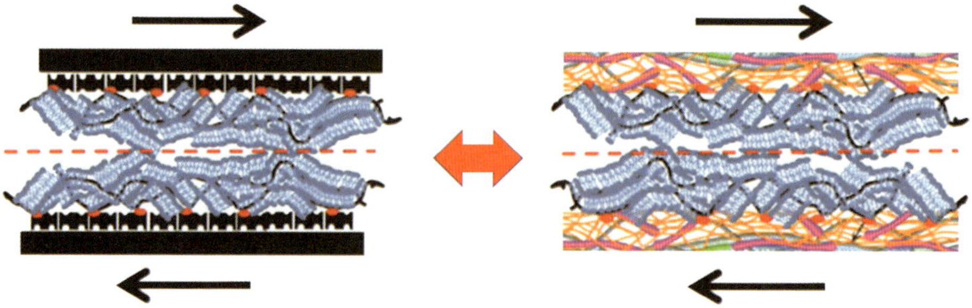

图 4.5 关节软骨的边界润滑[19]

4.2　关节软骨生物墨水的基本要求

关节软骨出现的各种损伤，如果不采取相应的干预措施，尤其对于中老年人来说，会使关节炎等疾病逐渐恶化[21]。在制造人工组织或者器官的过程中，生物墨水主要承担构建三维结构和重建组织的功能，即让活体细胞按照预先设计好的形状来进行生长，所以，生物墨水的合适与否直接决定生物 3D 打印技术能否应用于临床诊疗[22]。利用生物墨水构建组织并植入是一种比较理想且有前途的软骨组织修复的方法，而构建这种材料的生物打印技术因能够精确控制材料和细胞的位置而被广泛应用[23]。

关节软骨组织工程支架需要考虑以下几点：可降解性、生物相容性、仿生、机械稳定性、可打印性、可构建性、可临床转化，如图 4.6 所示。

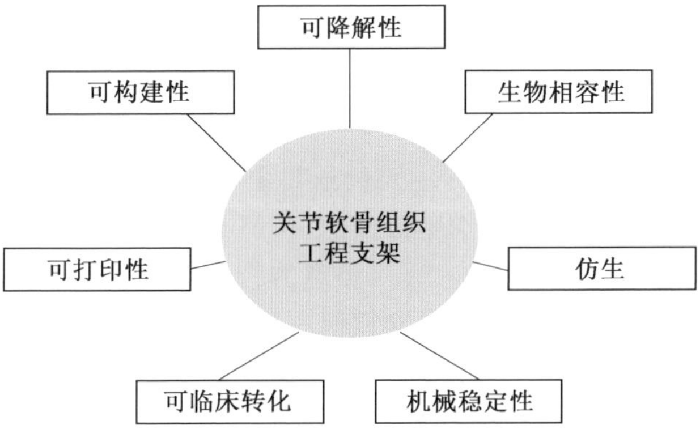

图 4.6　关节软骨组织工程支架要求[24]

充满细胞的水凝胶是生物打印的主要组成部分，也常被称为生物墨水，是创造关节软骨结构的基础。但一般而言，典型的生物墨水由水凝胶的前驱体溶液和细胞组成，水凝胶与细胞直接接触，不仅对细胞提供了有利的三维力学支撑，还决定了细胞的化学和物理环境，从而促进细胞的增殖和分化[25]。生物墨水是 3D 生物打印技术成功实现人工组织再生的基本要素之一，需要具备一定的性质才能确保在打印的过程中不损害细胞原有的生理特性[26]。

在 3D 打印中，生物墨水的选择是一个很重要的因素，其性质将会决定所构建支架的性能。通常需要根据支架的要求来选择对应的生物墨水。为了打印具有有序分布和可控的空间结构的关节软骨支架，生物墨水需要具有以下特性。

1. 可打印性

生物墨水应该是可流动或可变形的，并且能够以良好的空间、时间和体积控制精确沉积，此外生物墨水需要有合适的黏度范围和从溶胶状态到凝胶状态的快速转变动力学。该性能关乎3D打印系列产品是否能够取得所期望的结构和尺寸，针对不同的打印工艺，对材料可打印的需求也会有所不同。细胞生物打印所用的生物墨水为典型的软物质材料，其打印性通常要求：①生物墨水的黏度要能调控，比如通过温度变化、剪切稀化等。只有黏度可调才能设计出相应合适的打印方式和打印参数。②生物墨水在打印前需要是流体或者是半流体的状态，以避免打印时出现的堵塞意外，打印后要迅速固化以保持打印形状。在逐层打印的过程中，保证各层之间不相互粘连也是非常重要的，这决定了我们的打印是否是真正的3D打印。③拥有或能够找到该材料的打印窗口或者是工艺参数区间。

2. 生物相容性

3D打印技术用于软骨组织的构建对于医疗产品的发展来说意义重大，当使用这些组织工程支架以及细胞、组织器官替代物时，必须要考虑的一个重要因素就是能否具有良好的生物相容性，造成3D打印的细胞死亡的其中一个重要的原因就是生物墨水存在细胞毒性，因此在打印时，对于材料的生物相容性要求也是比较高的[27]。

生物相容性受多方面的影响，主要包括其化学组成、结构形态以及表面特性等因素[28]。它能够提供一个无细胞毒性的ECM环境，以支持活细胞的黏附、信号传递、增殖和/或分化，同时保持令人满意的打印后细胞活力。支架一旦准备好，将与宿主生物环境结合，不会引发任何不良宿主反应，逐渐诱导新生软骨组织的发育。

因此，为了提高生物相容性，可以对生物墨水及相关材料提出几点要求：①进行表面改造，如改变微纳米尺寸结构、调控材料的亲疏水性，较强的亲疏水性有可能提高生物墨水材料的生物相容性，或者可以改变材料表面的电荷强度等；②将不同种类的生物墨水进行杂化，形成复合型生物墨水，使不同材料的各个优点发挥到最大，以此提高生物墨水材料的生物相容性[29]。

3. 机械完整性和力学稳定性

用于3D打印的生物墨水需要具有相应的力学强度，在一定条件和程度上应该能够抵抗外界的作用力，以此来维持打印物的形态与体貌结构，保证打印物与原物的相似性，对于被打印物功能的发挥起着重要作用[30]。针对关节软骨使用生物墨水进行打印，考虑到正常人的关节软骨在生理活动时出现的各种摩擦和力度稳定以及控制等的不同需要，在外加压力的作用之下，具有一定程度的力学稳定性对于植入人体之后的正常工作是至关重要的。

打印的生物墨水材料应保持其打印时的形状，打印过程中和打印后生物墨水的化学和/或物理凝胶机制必须与活细胞具有生物相容性。生物墨水也应具有适当的网络增强机制，来获得具有良好力学性能的支架。制造的支架的机械性能应与宿主软骨的机械性能相匹配，这是因为关节软骨在体内是作为承重骨存在的。因此，对于使用生物墨水进行关节软骨的3D打印，需要选用合适的力学环境，且在打印过程中，对打印物的结构以及其他性能不会产生负面影响。

4. 降解特性

理想的生物墨水，在植入体内之后应当随着细胞的增殖及细胞外基质(ECM)的产生而逐渐降解，且降解的速率理应与细胞产生的ECM替换植入材料的速率，以及新的组织生成的速率相匹配[31]。除此之外，降解产生的物质也应该是没有毒性的，这样才不会对人体产生危害，同时也要易于降解物代谢和排出体外等，而降解产物对宿主没有副作用。

5. 仿生功能

仿生是模仿生物系统的功能和行为，来建造技术系统的一种科学方法。近年来随着研究的深入，仿生的介入对于生物墨水研发的重要性凸显出来，为构建具有特定生理功能的3D打印生物材料，ECM将是最好的仿生对象[32]。在哺乳动物的体内，大约有300种ECM蛋白以及相关蛋白，利用3D打印技术精准地调控生物材料，实现ECM的体外复制，是构建具有仿生特性材料的一个重要方面。

软骨是一种异质性结构，其特性随深度变化而变化，在设计所需的结构时应基于对软骨组织结构、组成和功能的了解。关节软骨如果要使用生物墨水进行3D打印的实施操作，必需的一个要求就是我们所选用的生物墨水具有以上所说的仿生功能，只有这样，所制成的生物材料才能够对关节的相关特性进行完全的展现，同时这种打印产品植入体内后能够自发地适应人体内的环境，最大程度上不会产生排斥异己反应，适合自身的生长环境，进而促进功能的发挥。还要确保构建的这种关节软骨材料具有合适的降解时间和副产物，不对人体产生危害等。

4.3　关节软骨生物墨水的主要分类

设计生物墨水通常需要在不同的特性之间协调，往往很难开发出完美具备上述所有特性的理想的生物墨水。图4.7说明了生物制造窗口是显示不同生物墨水材料特性之间相互作用的最佳窗口。

生物打印是一种新兴技术，它以自动化方式对制造的构造提供高重现性和精确控制，有可能实现高通量生产。在生物打印过程中，生物材料溶液或几种生物材料的混合物以水凝胶的形式封装所需的细胞类型，称为生物墨水，用于创建

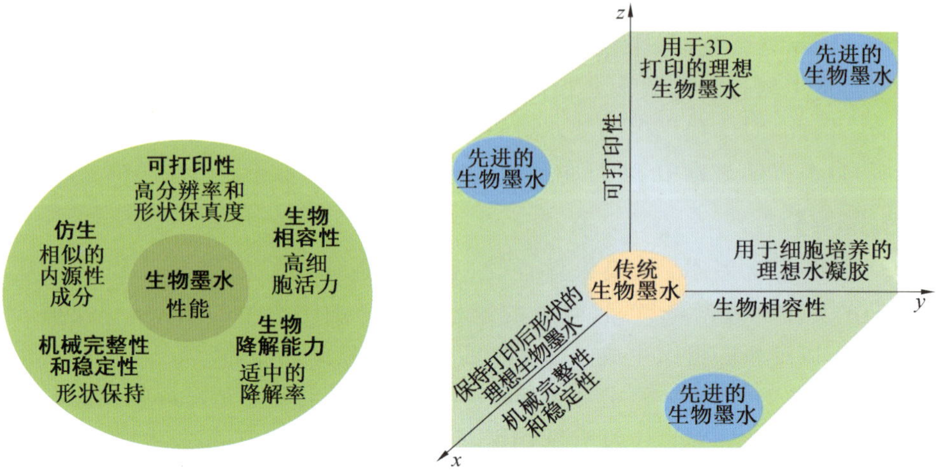

(a) 理想生物墨水的材料特性　　(b) 合理设计生物墨水的生物制造窗口

图 4.7　理想生物墨水的材料特性和合理设计生物墨水的生物制造窗口[33]

组织结构。这种生物墨水可以在生物打印期间或之后立即交联或者稳定，以生成设计构造的最终形状、结构。生物墨水可以单独由天然或合成生物材料制成，也可以由两者或多者的组合作为混合材料制成。

1. 基于胶原蛋白的生物墨水

胶原蛋白是所有结缔组织的主要成分之一，是研究最多的 ECM 生物分子之一，具有三螺旋结构。尽管几乎所有活体动物都可以提取胶原蛋白，但组织工程应用的来源仅包括猪皮、牛皮和肌腱以及鼠尾等。迄今为止，Ⅰ、Ⅱ、Ⅲ、Ⅴ和Ⅺ型胶原蛋白仅用于从 29 种不同的胶原蛋白类型中制造胶原蛋白纤维。除了所有类型的胶原蛋白，Ⅰ型胶原蛋白(CoLⅠ)是 3D 生物打印中研究最多的胶原蛋白类型，因为它能够进行自组装以形成纤维状水凝胶[34]。Ⅰ型胶原蛋白在低温下保持液态，而在升高温度(37 ℃)或保持中性 pH 值时会形成纤维状水凝胶。然而，CoLⅠ由于凝胶化缓慢而具有内在的局限性，而在 37 ℃以下形成凝胶需要半小时。由于这种缓慢的凝胶化，生物打印后无法实现所需的结构稳定性。此外，缓慢的凝胶化降低了水凝胶中细胞的均匀性，因为细胞由于重力向下移动并稳定在底部。因此，由于其较弱的机械性能和较慢的凝胶化速度，在没有支撑材料的情况下，胶原蛋白不能单独使用。

2. 基于藻酸盐的生物墨水

藻酸盐是一种聚阴离子、亲水性多糖，由线性(1—4)连接的 β—D—甘露糖醛酸(M 嵌段)及其 C5—差向异构体 α—L—古洛糖醛酸(G 嵌段)残基和 G 嵌段组成，根据海藻的种类和提取海藻酸盐的部分，在 30%～70%之间变化[35]。它在二价阳离子存在下的胶凝过程尚不完全清楚。通常，凝胶的黏度和弹性取决于海藻酸盐的浓度、分子量和G嵌段含量[36]。

由于该材料具有优异的可印刷性和多功能特性，因此海藻酸钙基水凝胶是3D生物打印领域研究最多的水凝胶系统之一。最广泛使用的基于藻酸盐的生物墨水的3D打印技术是挤出辅助生物打印和喷墨辅助生物打印[37]。天然藻酸盐是一种降解有限的生物惰性材料[38]。哺乳动物中没有分解藻酸盐聚合物链所需的酶，因此限制了藻酸盐在体内组织生成中的使用[39]。海藻酸盐黏度的增加会对细胞活力产生不利影响。Tabriz团队报道了一种利用三阶段交联方法提高3D打印海藻酸盐结构稳定性的方法，其中与Ca^{2+}进行部分交联以实现可打印性，在打印后立即与Ca^{2+}进行第二次交联以确保刚性，并与Ba^{2+}进行最终交联以确保在组织培养基中的长期稳定性，不会显著改变细胞活力[40]。

3. 基于透明质酸的生物墨水

透明质酸是一种线性非硫酸化糖胺聚糖(GAG)，是一种多糖，具有重复的双糖、β－1,4D－葡萄糖醛酸、β－1,3－N－乙酰－D－葡萄糖胺。透明质酸是软骨的主要ECM成分，几乎在所有结缔组织中都普遍存在。为了将透明质酸用作可3D打印的生物墨水，通常需要进行化学改性并与其他聚合物混合，以提高流变学和机械性能。

4. 基于壳聚糖的生物墨水

壳聚糖是β－(1－4)连接的2－乙酰氨基－2－脱氧－D－吡喃葡萄糖和2－氨基－2脱氧－D－吡喃葡萄糖的天然阳离子共聚物，是甲壳类动物壳中甲壳素的脱乙酰形式[41,42]。由于凝胶的酸性，使用基于壳聚糖的水凝胶的载有细胞的3D打印结构并未得到广泛研究。壳聚糖只溶于醋酸等弱酸，溶液的pH值(4.0左右)对活细胞不利。研究人员进行了多项研究以使用不同的技术将细胞封装在基于壳聚糖的支架中，例如，与其他天然和合成水凝胶混合并中和pH值。最近，一个研究小组能够使用磷酸甘油二钠盐作为离子交联剂打印载有细胞的壳聚糖基支架，同时加入NaOH将壳聚糖溶解在乙酸中后将pH值提高到7.0。他们将HA和MC3T3－E1细胞与壳聚糖凝胶结合，并与藻酸盐/HA支架的细胞活力和分化进行了比较[43]。

5. 基于明胶的生物墨水

明胶是一种部分水解形式的胶原蛋白，是一种水溶性和可生物降解的多肽。明胶的胶凝特性取决于来源，如哺乳动物来源的明胶、鱼类来源的明胶。明胶在组织工程应用中的使用受到限制，因为它在生理环境中的溶解度较高，因此酶降解率较高，机械稳定性较差[44]。对仅含明胶的支架进行了多项研究，但极端条件下延长的交联期限制了细胞的使用[45,46]。然而，通过加入天然和合成聚合物以及无机材料来增加系统的稳定性，明胶基水凝胶在组织工程领域得到了广泛的研究。

甲基丙烯酸化明胶（GelMA）于2000年初由van den Bulcke及其同事首次推出，称为明胶甲基丙烯酰胺[47]。通过使用光自由基引发或酶促交联的交联过程，在明胶主链上添加官能团增加了对水凝胶设计和性能的控制程度。大多数报道的文献使用光引发自由基形成，因为它对酶促交联过程提供了更多的时间和空间控制[48,49]。明胶中胺基的取代可以通过使用几种化学物质来完成，例如，甲基丙烯酰氯、甲基丙烯酸缩水甘油酯、甲基丙烯酸酐，但使用甲基丙烯酸酐是最有效的方法，可以得到更稳定的产品[50]。

与GelMA水凝胶相关的主要问题是机械强度差，这对骨和软骨修复等承重应用产生不利影响。为了解决这个问题，已经使用了几种方法，包括使用PCL交替打印和使用热塑性材料制作支撑结构。在一项研究中，研究了增强细胞封装的GelMA软水凝胶，其具有PCL的有组织的高孔隙率微纤维网络。水凝胶后来被打印到蚀刻的PCL纤维网络上，用NaOH蚀刻增加了复合材料的刚度，并且对机械载荷更敏感。代替光交联，使用两种化学交联剂过硫酸铵/四亚甲基二酰胺（APS/TEMED）的组合来稳定凝胶。GelMa与12.5 mmol/L和25 mmol/L的APS/TEMED交联刚度分别为(7.1±0.5)kPa和(7.5±1.0)kPa。在12.5 mmol/L和25 mmol/L APS/TEMED交联样品中，多孔PCL水凝胶复合支架的刚度分别显著增加至(214±24)kPa和(405±68)kPa。人类软骨细胞在交联前加入GelMA/APS混合物中，在第1天达到超过80%的细胞活力，在长达7 d的培养中也保持了接近80%的细胞活力[51]。

6.基于合成高分子的生物墨水

聚乙二醇（PEG）是用于细胞研究和药物递送的组织工程支架中研究最广泛的水凝胶之一。由于其固有的分子结构，PEG是一种亲水性、生物相容性和非免疫原性聚合物，其中PEG周围有两个羟基端基，可以转化为其他官能团，如羧基、甲氧基、硫醇、胺、乙烯基硫烷、叠氮化物、乙炔和丙烯酸酯。光聚合是制备PEG水凝胶最常见的方法，它允许对原位支架的制造进行更多的空间和时间控制。PEG二丙烯酸酯（PEGDMA）、PEG二甲基丙烯酸酯（PEGDMA）和多臂PEG丙烯酸酯（n－PEG－Acr）是用于光聚合成PEG水凝胶的主要PEG大分子单体类型，其不可自然生物降解。添加可降解链段，包括聚富马酸丙二醇酯（PPF）、聚酯、乙缩醛和二硫化物，可提高基于PEG的水凝胶的降解率。

除了PEG，还有一些其他合成聚合物已在最近的研究中用作生物墨水。在其中一项研究中，将甲基丙烯酸聚[N－(2－羟基丙基)甲基丙烯酰胺单/二乳酸酯](pHPMA－lac)/PEG三嵌段共聚物与HAMA混合并用作生物墨水[52]。这种生物墨水用于优化软骨样组织的形成，PCL 还用于生物打印过程中的机械支撑。

7. 基于载活性分子的生物墨水

生物分子也可以混合到生物墨水中。生长因子通常被称为一组刺激细胞分化、增殖、存活和组织再生的蛋白质或类固醇激素，它们可以由不同类型的细胞、组织和腺体等物质产生。一般而言，某些生长因子作用于特定类型的组织，例如 BMP 家族，其刺激骨相关过程。

目前制备关节软骨的 3D 生物墨水的材料主要包括天然生物材料和合成生物材料。天然生物材料包括海藻酸钠、壳聚糖、胶原、透明质酸、硫酸软骨素、结冷胶等，多属于水凝胶类型，通常具备很好的生物相容性，但力学性能普遍较低。在这些材料当中，胶原、透明质酸、硫酸软骨素等是软骨基质中的重要成分，具有一定的促软骨修复潜力，常常被用于生物打印材料。合成生物材料包括聚乳酸、聚丙交酯、聚己内酯、聚乙烯醇、聚乙二醇、普朗尼克等，具有较好的机械性能，但生物相容性通常比不上天然生物材料。

4.4　关节软骨生物墨水的构建策略

目前常见的软骨支架复合墨水包括水凝胶/热塑性高分子体系、水凝胶/水凝胶体系。在水凝胶/热塑性高分子体系中，前者主要提供细胞生存的环境和生物活性，后者则负责支架的稳定性。水凝胶/水凝胶体系中，通常涉及对水凝胶的化学改性，包括接枝丙烯酸基团等。水凝胶基复合墨水的优点是方便整合多种利于成软骨的材料和活性因子（尤其是水溶性大分子），提高墨水的功能活性，缺点是材料的整体力学性能不佳。

由于关节软骨经常需要承受质量，因此在构建人工关节软骨时需要考虑其初始力学性能，如压缩和伸展等。为了构建具有良好力学性能的人工关节软骨，人们提出了许多方法，如增加聚合物浓度和交联密度[53]、使用 IPN 网络[54]、使用热塑性聚合物网络框架[55]等。高浓度的聚合物和高交联密度必然会降低细胞活力，不利于细胞黏附和增殖。一些热塑性聚合物在降解时会产生酸性产物，在局部形成酸性环境，对细胞生长产生不利影响。同时，过程中对高温的需要也会影响细胞活力[56]。下面详细描述以下增强策略。

1. 具有牺牲键机制的双网络增强

单个网络具有较低的机械性能，通常需要多个网络来增强它。这涉及以牺牲键为机制的双网络增强。复合网络由共价键网络和非共价键网络组成。在外力的作用下，由于非共价键的相互作用力较弱而优先断裂，因此在此过程中会耗散大量能量，而共价键（具有较强的键能）可以保护构建体，从而提高机械强度[43]。离子键也可以用作牺牲键来耗散能量。

Wang 等开发了一种三臂共价键与天然聚合物交联的宿主一客体超分子（HGSM），通过 HGSM 的臂与明胶甲基丙烯酰基（GelMA）之间的共聚形成共价交联的网络，获得了宿主一客体超分子水凝胶（HGGelMA）[57]。HGGelMA 具有坚固、抗疲劳、可重现和快速自愈的特点。在 HGGelMA 中，共价交联保持其整体形状，而弱的可逆的非共价主客体相互作用增强了其机械性能，使其能够在断裂时快速自愈。断裂时可以重新建立可逆的非共价相互作用，从而治愈水凝胶并耗散能量。负载下 HGGelMAs 的原理示意图如图 4.8 所示。

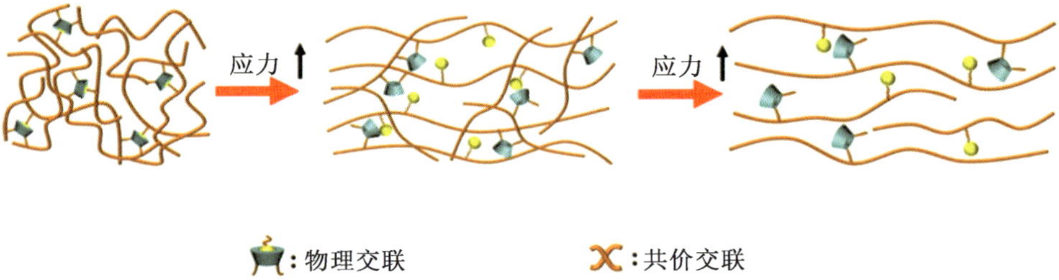

图 4.8　负载下 HGGelMAs 的原理示意图

S. Hon 等通过将聚乙二醇和海藻酸钠相结合形成互穿网络，开发出 3D 可打印且可高度拉伸的坚韧水凝胶，它们之间的协同作用可形成比天然软骨更坚韧的水凝胶[58]。封装的细胞在 7 d 内保持高活力。引入可逆的 Ca^{2+} 交联到水凝胶中会大大增加其断裂能。海藻酸盐的可逆交联在变形时耗散了机械能，而长链 PEG 网络保持了水凝胶的高弹性，这些保证了水凝胶的坚固。通过将生物相容性纳米黏土引入藻酸盐一PEG 水凝胶中以控制预凝胶溶液的黏度，可以显著提高水凝胶的剪切稀化特性，并且可以将其印刷成多种形状。

Jiang 等成功制备了一种 CS/PVA 杂化离子结晶交联（DPC）杂化水凝胶，具有较高的机械性能和良好的可打印性[59]。PVA 结晶网络以保持全局完整性，而刚性的 CS 离子网络用来耗散能量。经过优化的 3D 打印水凝胶的拉伸强度、弹性模量、断裂伸长率和断裂能分别为（12.71±1.32）MPa、（14.01±1.35）MPa、（22.10±2.36）MJ/m^3 和（9.92±1.05）kJ/m^2。强 CS 离子网络在这种 DPC 水凝胶中起相对短而硬的聚合物链的作用，以耗散能量。此外，盐析作用可以进一步增加 PVA 和 CS 链之间的次级相互作用（氢键和疏水性），这也为 DPC 水凝胶的能量耗散作出贡献。

2. 互穿网络

互穿网络（IPN）是指两种或多种组分相互贯穿缠结形成的交织网络。通常

IPN的机械性能比单个组分网络所产生的机械性能要高。由于软骨是一种异质性结构，对于机械性能要求较高，IPN在生物打印软骨方面具有较强的吸引力。近年来，对用于软骨打印的IPN设计来更好地模拟天然软骨的区域性压缩模量。

R. Schipani等比较了IPN(GelMA—藻酸盐)水凝胶的机械性能与单个水凝胶组分的机械性能[60]。无限制压缩测试结果表明，IPN水凝胶比单独的海藻酸盐或凝胶更坚硬，并且在20%和30%应变下显著高于单个水凝胶组分的总和，表明硬度具有协同增效作用。尽管IPN水凝胶对机械性能有增强作用，其平衡和动态力学性能仍然低于天然关节软骨[61]。虽然双网络在一定程度上提高了软骨结构的力学性能，但双网络可能会导致交联密度过高，不利于细胞存活并降低细胞活力，其必须在机械性能和电池兼容性之间取得平衡。

3. 聚合物增强构建墨水

天然聚合物虽然具有良好的生物相容性，但其力学性能稍差，无法满足一些需要承重的组织的要求。合成聚合物通常具有优异的机械性能并且可以调节，但它们与细胞不相容。因此，合成聚合物通常与天然聚合物结合以获得良好的机械性能。

聚乳酸—羟基乙酸共聚物(PLGA)由两种单体——乳酸和羟基乙酸随机聚合而成，是一种可降解的功能高分子有机化合物，具有良好的生物相容性、无毒[62]，被广泛应用于制药、医用工程材料和现代化工业领域，并且已经通过美国FDA认证。Guo等使用PLGA通过直接熔体挤出技术制造3D打印支架，发现聚合物的排列可诱导细胞的排列与对齐[63]。

PCL即聚己内酯，具有良好的生物降解性、生物相容性和无毒性。J. Kundu等通过聚己内酯(PCL)和软骨细胞单元的逐层(LBL)沉积来制造三维(3D)细胞打印的支架[64]。PCL聚合物具有优越的机械性能，PCL框架的作用是增强载有细胞的构建体的机械稳定性，通过该机制可以在适当的机械微环境下长期维持对细胞友好的生物环境。

聚乳酸是一种良好的生物降解材料，机械性能及物理性能良好。D. H. Rosenzweig等通过3D打印制备丙烯腈丁二烯苯乙烯(ABS)和聚乳酸(PLA)支架，支架有良好的机械稳定性，并且细胞生长良好[65]。

除了上述提到的一些热塑性聚合物，用于打印的还有很多。但使用热塑性聚合物常常需要高温熔融挤出，尤其在与细胞混合打印时会降低细胞活力，另外PLA等降解时会释放出副产物，不利于细胞生存。

4. 添加纳米材料构建

纳米级复合材料具有更大的表面积与体积之比，这不仅可以提高表面反应性，而且可以改善水凝胶的机械性能和生物利用度。往往在生物墨水中添加纳米材料，可以共混增强，达到提高机械性能的目的。

S. Sultan 等通过纤维素纳米晶体(CNC)增强，以藻酸钠和明胶(SA/G)为水凝胶墨水，采用 3D 打印的方式制备多孔支架[66]。该梯度支架的孔径在 80～2 080 μm之间，沿打印轴有可控的孔径和密度梯度，可以模拟自然组织。尽管 CNC 的添加增强了可打印性，但其机械性能值明显低于天然组织。

Chen 等为了提高软骨脱细胞基质(CDM)的机械性能，将电纺明胶/聚乳酸－乙醇酸(PLGA)纤维添加到用于 3D 打印的 CDM 基墨水中，大大改善 CDM 基支架的不良机械性能[67]。增强机械性能的可能原因：首先，交联后，氨基和羧基在 CDM、HA 和明胶纤维上形成化学键，形成的稳定网络显著增强了机械强度；其次，对于静电纺丝纤维(类似水泥钢筋结构)，增加纤维含量可改善脚手架的机械性能。

Bidgoli 等首次通过间接 3D 打印和冷冻干燥相结合的方法制备出具有分级生物活性的 3DSF－BG 支架，以实现更好地控制、改善均匀的孔隙结构和体外生物活性[68]。与 SF 支架相比，通过添加 BG 纳米颗粒，支架的抗压强度得到了改善(约高 28%)。但是，SF－nBG 的压缩模量小于 SF，两者之间没有显著差异。在潮湿条件下，与干燥支架相比，支架的压缩模量显著降低(降低了约 94%)，如图 4.9 所示。

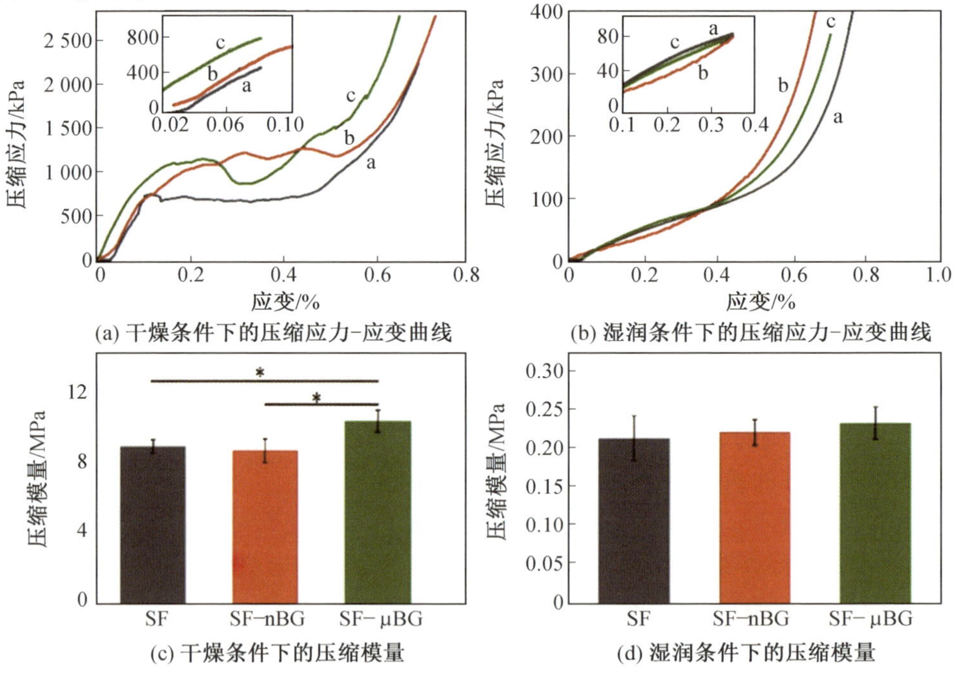

图 4.9 干燥条件和湿润条件下的压缩应力－应变曲线和压缩模量

a—SF；b—SF－nBG；c—SF－μBG

5. 其他策略

在生物打印过程中，往往只采用某一种增强策略是不足以满足力学性能需求的，因此通常需要采用双策略甚至多个策略进行打印。

Xu 等为了解决打印水凝胶机械性能较低的问题，将喷墨打印与静电纺丝相结合获得由电纺 PCL 层和包含细胞的水凝胶组成的软骨构建体[69]。打印的软骨构建体结构的弹性模量（1.76 MPa）是藻酸盐结构的弹性模量（0.41 MPa）的四倍；而打印杂化结构的强度和刚度均与纯 PCL/F－127 电纺纤维无明显差异，这说明了主要是 PCL 的加入提高了机械性能，但混合软骨构建体的机械性能依旧低于天然人软骨的力学性能。

Liu 等将 HBC－NF 水凝胶（结合 PLGA 电纺纳米纤维的羟丁基壳聚糖水凝胶）注入 3D 打印 PCL 框架，形成 3D 支架，具有可调节的内部微通道[70]。植入培养一个月后，添加纳米纤维的支架的压缩模量从 2.72 MPa（没有添加的）提高至 3.52 MPa，压缩模量提高了 30%。机械性能的增强很大程度上归因于功能化 PLGA 纳米纤维中的氨基与 HBC 中的羟基之间的界面键合和 PCL 本身具有的机械性能。

在打印软骨的过程中，往往需要考虑可打印性、生物相容性、力学性能之间的相互平衡。但单一的增强策略有可能会牺牲掉某一部分的性能，如降低细胞活力、力学性能低等，这时就需要结合多种增强策略，取它们的长处，强强联合，打印得到所需要的软骨构建体。

4.5　关节软骨生物墨水的挑战与展望

4.5.1　存在的挑战

虽然使用生物墨水的 3D 打印技术已经广泛应用于骨科研究，但用现有的生物墨水材料制造具有所需功能和生物力学特性的组织结构仍然存在一定的挑战，因此向 3D 生物打印的转变还没有完全发生，这一转变在未来必然会在关节软骨再生领域迈出重要的一步。使用多种生物墨水进行打印，可以生成软骨或带状组织结构，生物打印技术有助于植入物生产过程的自动化，减少感染的风险，为了推动临床从非活体植入物向活体植入 3D 生物打印软骨结构的转变，需要解决一些挑战：

（1）生物墨水和所需要的软骨结构有待进一步优化，尤其对于生物墨水和打印工艺来说，必须满足植入的无菌要求，还要确保整个 3D 打印系统的可复制的质量。使用生物打印的方式植入关节软骨，对于生物墨水而言，必须满足相应的法规和安全要求，例如，无菌性、可重复性，以及作为其他可植入设备的生物材料等。为了确保3D打印后的无菌性，打印过程需要纳入良好的生产规范设施中，其中，打印机本身机器所有的组件应该保证是无菌的，并且能够在无菌的环境中操作，此外，在封闭系统中，整个制造过程应该尽量减少人工操作和后处理步骤。然而，目前的商业打印机都是开环打印，对打印的质量没有反馈，因此需要熟练的操作人员进行监控。在打印过程中实施自动化、可靠的质量控制将有助于医疗研究[71]。

(2)生物打印需要生物墨水中多种因素的结合，如可打印性、打印后形状的稳定性、细胞治疗、生物线索和机械强度，通常需要权衡以上因素，将生物墨水的所有优势发挥到最大程度[72]。未来在构建软骨3D打印时，应该研究新的方法，以提高水凝胶基生物墨水的可打印性，且不产生负面影响[73]。

(3)生物墨水以打印的方式来实现人体关节软骨的完全仿生，压缩力学性能是一个重要的考量，人体的复杂力学行为需要一定的强化策略或者生物反应器才能得以观察和模拟，这需要强大的生物力学支撑。A. C. Daly、S. E. Critchley、E. M. Rencsok等为研究软骨三维生物打印使用GelMA和BioINK™(一种基于PEGMA的水凝胶)两种生物墨水进行了对比研究，结果表明GelMA具有优越的可打印性，产生的结构更为保真，为关节炎的治疗提供了新的思路[74]。采用的方法如图4.10所示。

因此选择合适的生物墨水用于关节软骨3D打印是至关重要的，但是这种合适的选择需要在不断的实验过程中获取，所以也是一项复杂的任务，若有条件将这个过程进行简化或者建立相应的数据库进行深度学习，可以在某些程度上节约时间。

(4)优秀的关节软骨生物墨水需要具备可控的黏度、原料合成简易，且能够在常温常态下进行打印，同时还要提供适宜的微环境，从而构建完整的组织生物工程支架[75]。若要构建能够完全进行自由交换和结构稳定的生物墨水，以及在微观和宏观尺度上均对天然的关节软骨进行结构上的仿生，目前还是存在一定困难的，需要更加完善的学科理论作为支撑并赋予实践才能用于研究。

(5)用合成材料和天然材料(如ECM衍生的水凝胶)的混合构建可以有效提高关节软骨生物墨水的相关性能，但是一个主要的限制是需要通过生物打印技术沉积这些材料，这种技术通常依赖于熔融挤压、具有纯粹稀释性的材料或选择性交联方法。

另一个限制是这些材料还必须与细胞成分建立生理、生化和机械相互作用。尽管细胞外基质衍生的水凝胶具有生物相容性，但其较弱的机械性能限制了它们对组织物理特性的贡献，而且支架的降解时间与主体改建结构的时间相一致

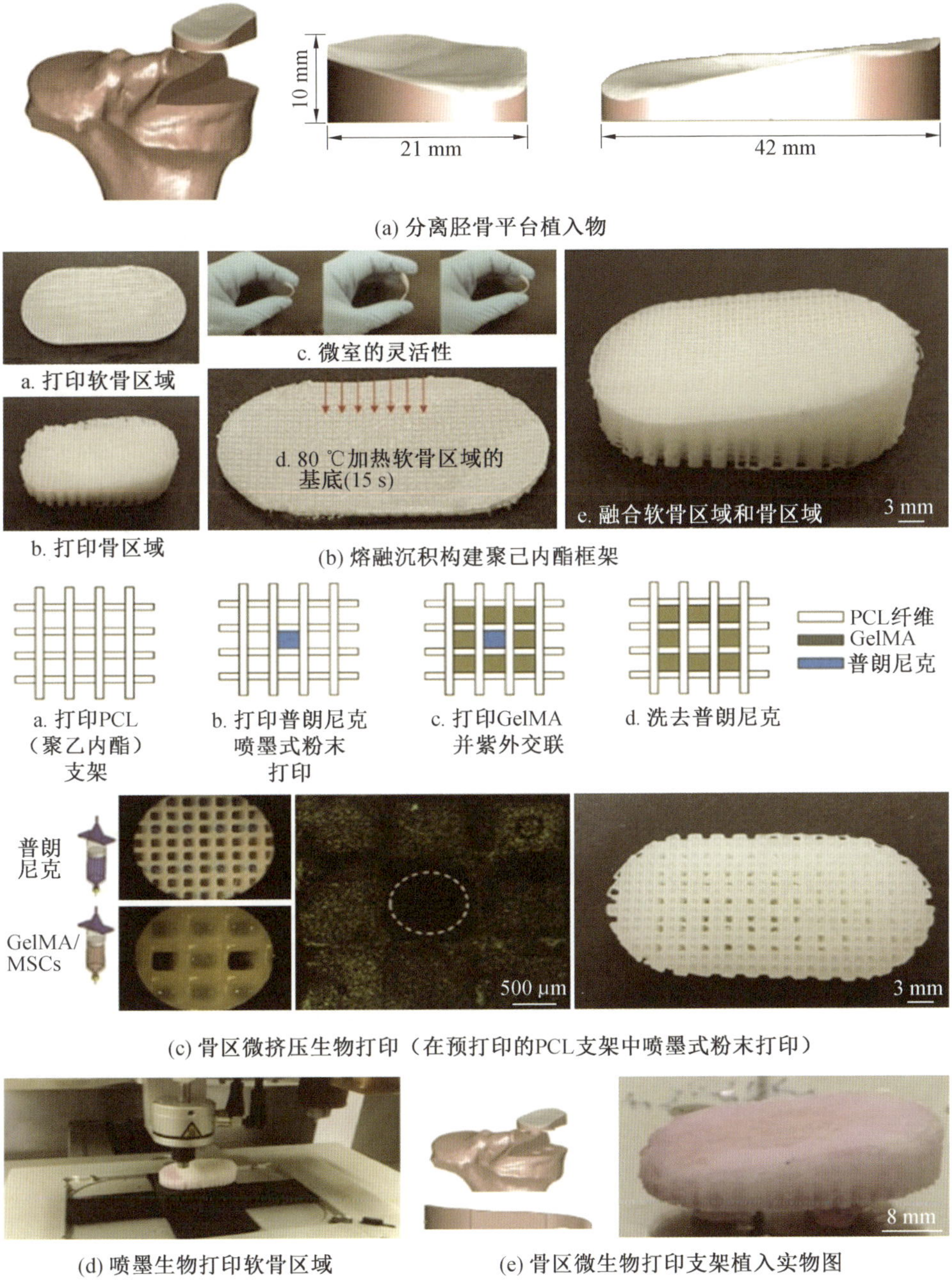

图 4.10　A. C. Daly 等采用的关节软骨 3D 打印方法[74]

也要考虑到其中。

当然生物墨水和打印技术也面临着规章制度、成本效益、标准化等方面的挑战。另外就一些问题提出了潜在解决策略，见表 4.2。

表 4.2　生物墨水的特定需求和解决方案

	特定需求	解决方案
生物墨水	精确复制组织的功能和力学特性	合成材料和天然材料打印的复合支架
	与生物打印机的相容性	ECM 衍生水凝胶
	稳定可控的机械性能	ECM 和水凝胶材料的化学或非化学改性
	生化、机械特性可与细胞成分相互作用	模拟 ECM 功能基序的合成肽
	合适的降解时间	性能受时间或外部刺激响应的“智能材料”

4.5.2　产业现状

近年来，新型生物墨水的开发和表征受到越来越多的关注，需要制造复杂的生物打印支架，用于关节软骨疾病、个性化医疗、组织工程模型等领域[76]。在过去的十多年中，虽然我国已经在 3D 生物打印技术上取得了很多的研究成果，但是对生物墨水的构建上仍有很大的提升空间，其中用于软骨修复支架的生物材料目前常为海藻酸盐、壳聚糖、透明质酸等生物相容的水凝胶[77,78]。但是水凝胶材料缺乏较高的机械强度，真正实现应用目前还是具有一定的困难和挑战。生物打印过程中，成型性能（与结构相关）和细胞活性（与功能相关）对于生物墨水的特性（如黏度、强度等）有着相反的要求，前者希望生物墨水有较高的浓度、交联密度等，后者正好相反。由于单种水凝胶存在各自的缺陷，复合生物墨水体系已成为软骨生物打印的主流[79]。

目前，组织工程已经成为一个跨学科的领域，以生成生物替代品来重新储存、维持或改善受损组织功能微基础，开发新的软骨再生治疗方法[80,81]。对于关节软骨生物墨水 3D 打印的实现方法大概上可以分为如下几种：基于喷射式的 3D 生物打印、基于挤压式的 3D 生物打印和基于激光式的 3D 生物打印以及基于声波的 3D 生物打印等，这些技术在通过改进原有的打印技术来确保生物材料和细胞的活性，不同的打印方式针对具体的被打印物和打印材料的选择是不同的，各有优点，如图 4.11 所示。

开发良好的生物墨水应用于 3D 生物打印有助于创造合适的仿生混合支架替代损伤的关节软骨组织结构，若有条件，可以进一步利用这种混合结构在动物模型中研究软骨的体内再生，以实现可能的临床应用，这是目前对于生物打印用于关节软骨的一项重要研究和挑战[82]。目前，普遍存在的关节软骨处的局部病

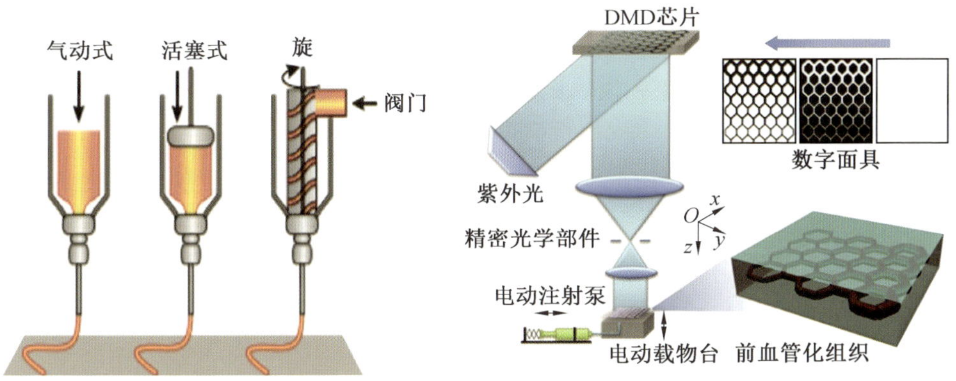

图 4.11　3D 打印的实现方法示例

灶、半月板损伤和椎间盘的细胞修复治疗已经取得一定的研究进展[83]。其中的一种治疗方法是自体软骨细胞植入(ACI),用于治疗局灶性关节软骨缺损,主要包括获取从受损关节的非承重区域的软骨细胞,使这些细胞在体外膨胀,随后注射到骨膜瓣下的缺损部位。这种治疗方法解决了很多骨质损伤的疾病[84]。选择生物墨水通常是因为它们打印的保真性,但是到现在为止,对生物墨水的研究缺乏关于材料形状和力学性能以及流变性能的相关明确答案[85]。因此,人们还在生物墨水作为打印材料研究的道路上不断探索。

4.5.3 展望

软骨是人体非常重要的结缔组织,由于自愈合能力有限,软骨损伤一直是临床治疗难点。软骨组织工程的发展,为解决软骨修复难题带来新的契机,增材制造(3D 打印)技术能够精准、快速、个性化地构建功能修复体,在软骨组织工程领域具备极大的应用价值,以生物材料为基础的生物打印墨水是 3D 打印软骨组织工程的核心,当前复合墨水体系凭借综合性能优势成为 3D 打印软骨组织工程的关注重点[79]。

关节软骨支架的打印,一般是不需要细胞参与其中的,因此,针对打印条件的选择可以较为广泛,如常见的冷冻、加热等环境,水凝胶的水相溶液、热塑性高分子的有机溶液或熔融浆料都可以作为打印墨水。此外,为了使打印出来的软骨支架结构效果更佳,可以将墨水浓度和黏度尽可能提高,所以软骨支架打印墨水的材料选择和参数控制自由度较大,这对于打印的多样性无疑是良好的。

当前研究的 3D 打印软骨支架,由于材料特性和成型条件限制,需要在支架成型后再接种细胞。虽然通过合理的材料和结构设计、负载促成软骨的生长因子(如 TGFβ)等可以在体内实现一定水平的软骨再生,但是成型后接种细胞难以对细胞的空间分步进行精准调控，细胞所处的微环境也与体内状态差异较大。生物打印的发展，为 3D 打印软骨组织工程打开了新的窗口。

而对于生物打印技术而言，生物墨水的开发和应用是其中的关键所在。研究开发并稳定合成能够平衡可打印性、生物相容性和机械性能等方面的新型生物墨水是生物 3D 打印应用的基础。目前的许多研究仍局限于使用有限范围的生物材料，而大多数人体组织/器官都有 ECM 成分的复杂组合，因而具有特定的生物学或力学影响的单一的生物墨水是不可能建立一个“合成”的微环境来模拟体内的实际情况的，这也使得多材料生物打印日益重要。

通过借助新兴的生物 3D 打印技术让关节软骨组织从虚拟模型变成现实的三维立体物体，以数字化手段进行术前规划到植入物设计和制造的个体化医疗通路正在日趋发展。随着医疗产业技术的不断进步，3D 打印的实体关节软骨从形态和功能上逐渐在逼近天然的软骨组织，这将有望在临床上代替或修复受损的关节软骨。其实，不只是关节软骨生物墨水以生物 3D 打印的方式作为仿生材料，在其他的生物组织和器官上，通过生物 3D 打印技术也可以加工出以往常用的人体复杂结构，并且具有很高的利用率[86]，例如，常见的耳软骨、皮肤等生物组织，如图 4.12 所示。

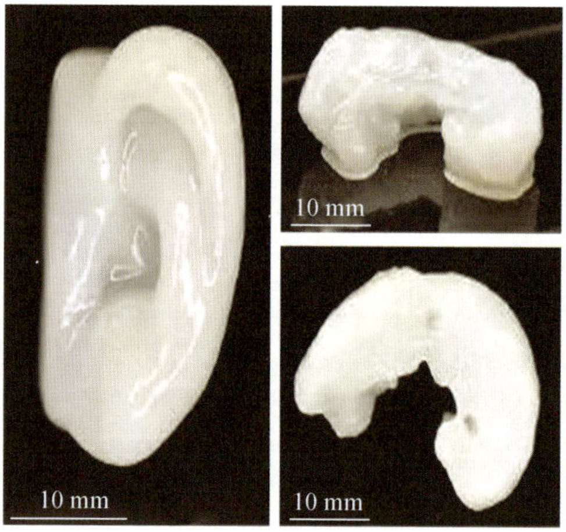

(a) 耳软骨组织

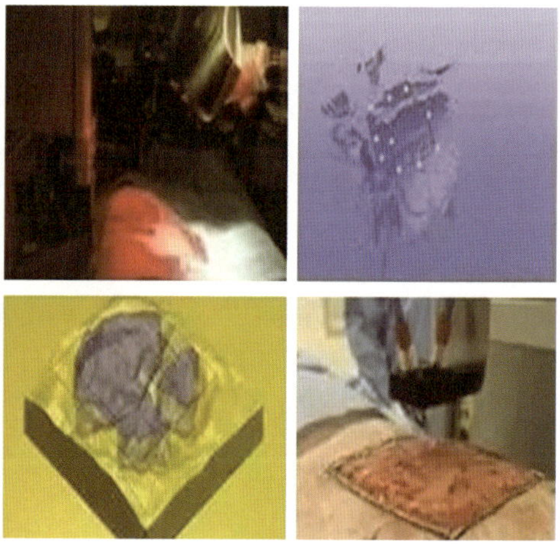

(b) 皮肤组织

图 4.12　生物墨水用于耳软骨组织和皮肤组织等打印

为提高关节软骨 3D 打印的打印速率和整体分辨率，W. Li、L. S. Mille、A. Juan等研究了 VP(vat polymerization)打印技术，但一些阻碍使这种技术在生物医学应用中未能全面过渡，需要在一定程度上对于生物墨水的配方进行调整，由于生物墨水存在随着打印次数和时间的增加，细胞活力不断减弱的现象，提高打印效率正在逐渐发展成为具有潜力的研究热点[88]。软骨生物打印是基于经典组织工程的理念，生物墨水不应当只满足细胞的空间分布状态和形状仿生的要求，更应当为细胞的功能发挥提供有利的微环境，甚至具有主动激发和引导细胞的组织再生功能等条件。

此外，生物 3D 打印技术的生物安全性、免疫性以及高成本也日益受到关注，同时关节软骨的一些复杂且细微的结构用生物墨水来进行三维立体打印仍然和原物存在一定的差距，而且在打印过程中提高组织器官和细胞的存活率、打印速度和精度等问题还有待进一步完善。

但总体而言，随着新技术和新的生物材料的出现，以生物墨水为引领的生物打印技术已经处于快速发展的阶段，相信在不久的将来，生物墨水打印的软骨生物修复材料必将加速成为临床应用中的必需品。

本章参考文献

[1] NEBELUNG S, POST M, RAITH S, et al. Functional in situ assessment of human articular cartilage using MRI: A whole-knee joint loading device [J]. Biomechanics and modeling in mechanobiology, 2017, 16(6): 1971-1986.

[2] KREUZ P C, STEINWACHS M R, ERGGELET C, et al. Results after microfracture of full-thickness chondral defects in different compartments in the knee[J]. Osteoarthritis and cartilage, 2006, 14(11): 1119-1125.

[3] KLIKA V, GAFFNEY E A, CHEN Y C, et al. An overview of multiphase cartilage mechanical modelling and its role in understanding function and pathology[J]. Journal of the mechanical behavior of biomedical materials, 2016, 62: 139-157.

[4] SOPHIA FOX A J, BEDI A, RODEO S A. The basic science of articular cartilage: Structure, composition, and function[J]. Sports health, 2009, 1(6): 461-468.

[5] ANDRÉS SASTRE E, ZAUCKE F, WITTE-BOUMA J, et al. Cartilage oligomeric matrix protein-derived peptides secreted by cartilage do not induce responses commonly observed during osteoarthritis[J]. Cartilage, 2021, 13(2 suppl): 1229S-1236S.

[6] DANFELTER M, ÖNNERFJORD P, HEINEGÅRD D. Fragmentation of proteins in cartilage treated with interleukin-1 specific cleavage of type Ⅸ collagen by matrix metalloproteinase 13 releases the NC4 domain[J]. Journal of biological chemistry, 2007, 282(51): 36933-36941.

[7] KUIVANIEMI H, TROMP G. Type Ⅲ collagen (COL3A1): Gene and

protein structure, tissue distribution, and associated diseases[J]. Gene, 2019, 707: 151-171.

[8] POOLE A R, KOJIMA T, YASUDA T, et al. Composition and structure of articular cartilage: A template for tissue repair[J]. Clinical orthopaedics and related research, 2001(391): S26-S33.

[9] PARK I S, CHOI W H, PARK D Y, et al. Effect of joint mimicking loading system on zonal organization into tissue-engineered cartilage[J]. PLoS One, 2018, 13(9): e0202834.

[10] CHANGOOR A, NELEA M, MÉTHOT S, et al. Structural characteristics of the collagen network in human normal, degraded and repair articular cartilages observed in polarized light and scanning electron microscopies [J]. Osteoarthritis and cartilage, 2011, 19(12): 1458-1468.

[11] EBRAHIMI M, TURUNEN M J, FINNILÄ M A, et al. Structure-function relationships of healthy and osteoarthritic human tibial cartilage: Experimental and numerical investigation [J]. Annals of biomedical engineering, 2020, 48(12): 2887-2900.

[12] MÄKELÄ J T A, COOPER B G, KORHONEN R K, et al. Functional effects of an interpenetrating polymer network on articular cartilage mechanical properties[J]. Osteoarthritis and cartilage, 2018, 26(3): 414-421.

[13] MIDDENDORF J M, DUGOPOLSKI C, KENNEDY S, et al. Heterogeneous matrix deposition in human tissue engineered cartilage changes the local shear modulus and resistance to local construct buckling[J]. Journal of biomechanics, 2020, 105: 109760.

[14] MAIER F, LEWIS C G, PIERCE D M. Through-thickness patterns of shear strain evolve in early osteoarthritis[J]. Osteoarthritis and cartilage, 2019, 27(9): 1382-1391.

[15] 李志强，高丽兰，司雲朋，等. 滚压载荷下有无缺损关节软骨的力学性能研究[J]. 中国组织工程研究，2018，22(35)：5631-5636.

[16] GAO L L, ZHANG C Q, GAO H, et al. Depth and rate dependent mechanical behaviors for articular cartilage: Experiments and theoretical predictions[J]. Materials science and engineering: C, 2014, 38: 244-251.

[17] MANSOUR J M. Biomechanics of cartilage [J]. Kinesiology: the mechanics and pathomechanics of human movement, 2003, 2: 69-83.

[18] ELHAMIAN S M M, ALIZADEH M, SHOKRIEH M M, et al. A depth

dependent transversely isotropic micromechanic model of articular cartilage[J]. Journal of materials science materials in medicine，2015，26(2)：111.
[19] LIN W F，KLEIN J. Recent progress in cartilage lubrication[J]. Advanced materials，2021，33(18)：e2005513.
[20] JAHN S，SEROR J，KLEIN J. Lubrication of articular cartilage[J]. Annual review of biomedical engineering，2016，18：235-258.
[21] PRAKASH D，LEARMONTH D. Natural progression of osteo-chondral defect in the femoral condyle[J]. The knee，2002，9(1)：7-10.
[22] 董丽. 采用多用途的生物墨水打印三维组织支架[J]. 现代材料动态，2015(3)：4-5.
[23] MOUSER V H M，LEVATO R，BONASSAR L J，et al. Three-dimensional bioprinting and its potential in the field of articular cartilage regeneration[J]. Cartilage，2017，8(4)：327-340.
[24] ABDULGHANI S，MOROUÇO P G. Biofabrication for osteochondral tissue regeneration：Bioink printability requirements[J]. Journal of materials science materials in medicine，2019，30(2)：20.
[25] ZHAI X Y，MA Y F，HOU C Y，et al. 3D-printed high strength bioactive supramolecular polymer/clay nanocomposite hydrogel scaffold for bone regeneration[J]. ACS biomaterials science & engineering，2017，3(6)：1109-1118.
[26] KIM M K，JEONG W，LEE S M，et al. Decellularized extracellular matrix-based bio-ink with enhanced 3D printability and mechanical properties[J]. Biofabrication，2020，12(2)：025003.
[27] 郑子卓. 可见光交联的生物墨水的制备及其生物相容性研究[D]. 深圳：中国科学院大学(中国科学院深圳先进技术研究院)，2020.
[28] MICHA-SCRETTAS M. Biomedical applications of dendrimers[J]. Current topics in medicinal chemistry，2008，8(14)：1159-1160.
[29] 毛宏理，顾忠伟. 生物 3D 打印高分子材料发展现状与趋势[J]. 中国材料进展，2018，37(12)：949-969.
[30] FORGET A，BLAESER A，MIESSMER F，et al. Mechanically tunable bioink for 3D bioprinting of human cells[J]. Advanced healthcare materials，2017，6(20).
[31] LI Y L，RODRIGUES J，TOMÁS H. Injectable and biodegradable hydrogels：Gelation，biodegradation and biomedical applications[J].

Chemical society reviews, 2012, 41(6): 2193-2221.

[32] LUO X, KULIG K M, FINKELSTEIN E B, et al. In vitro evaluation of decellularized ECM-derived surgical scaffold biomaterials[J]. Journal of biomedical materials research Part B, Applied biomaterials, 2017, 105(3): 585-593.

[33] ZHANG Z Y, JIN Y F, YIN J, et al. Evaluation of bioink printability for bioprinting applications [J]. Applied physics reviews, 2018, 5(4): 041304.

[34] XING R R, LIU K, JIAO T F, et al. An injectable self-assembling collagen-gold hybrid hydrogel for combinatorial antitumor photothermal/photodynamic therapy [J]. Advanced materials, 2016, 28 (19): 3669-3676.

[35] ANDERSEN T, AUK-EMBLEM P, DORNISH M. 3D cell culture in alginate hydrogels[J]. Microarrays, 2015, 4(2): 133-161.

[36] AXPE E, OYEN M L. Applications of alginate-based bioinks in 3D bioprinting[J]. International journal of molecular sciences, 2016, 17(12): 1976.

[37] MIRI A K, KHALILPOUR A, CECEN B, et al. Multiscale bioprinting of vascularized models[J]. Biomaterials, 2019, 198: 204-216.

[38] JIA J, RICHARDS D J, POLLARD S, et al. Engineering alginate as bioink for bioprinting[J]. Acta biomaterialia, 2014, 10(10): 4323-4331.

[39] FREEMAN F E, KELLY D J. Tuning alginate bioink stiffness and composition for controlled growth factor delivery and to spatially direct MSC fate within bioprinted tissues [J]. Scientific reports, 2017, 7(1): 17042.

[40] TABRIZ A G, HERMIDA M A, LESLIE N R, et al. Three-dimensional bioprinting of complex cell laden alginate hydrogel structures[J]. Biofabrication, 2015, 7(4): 045012.

[41] LEVENGOOD S L, ZHANG M Q. Chitosan-based scaffolds for bone tissue engineering[J]. Journal of materials chemistry B, 2014, 2(21): 3161-3184.

[42] UNAGOLLA J M, ALAHMADI T E, JAYASURIYA A C. Chitosan microparticles based polyelectrolyte complex scaffolds for bone tissue engineering in vitro and effect of calcium phosphate[J]. Carbohydrate polymers, 2018, 199: 426-436.

[43] SEDA TI-LI R, KARAKEÇILI A, GÜMÜŞDERELIO-LU M. In vitro characterization of chitosan scaffolds: Influence of composition and deacetylation degree [J]. Journal of materials science materials in medicine, 2007, 18(9): 1665-1674.

[44] RAUCCI M G, D'AMORA U, RONCA A, et al. Bioactivation routes of gelatin-based scaffolds to enhance at nanoscale level bone tissue regeneration[J]. Frontiers in bioengineering and biotechnology, 2019, 7: 27.

[45] LARONDA M M, RUTZ A L, XIAO S, et al. A bioprosthetic ovary created using 3D printed microporous scaffolds restores ovarian function in sterilized mice[J]. Nature communications, 2017, 8: 15261.

[46] CHOI D J, PARK S J, GU B K, et al. Effect of the pore size in a 3D bio-printed gelatin scaffold on fibroblast proliferation[J]. Journal of industrial and engineering chemistry, 2018, 67: 388-395.

[47] VAN DEN BULCKE A I, BOGDANOV B, DE ROOZE N, et al. Structural and rheological properties of methacrylamide modified gelatin hydrogels[J]. Biomacromolecules, 2000, 1(1): 31-38.

[48] KLOTZ B J, GAWLITTA D, ROSENBERG A J W P, et al. Gelatin-methacryloyl hydrogels: Towards biofabrication-based tissue repair[J]. Trends in biotechnology, 2016, 34(5): 394-407.

[49] NGUYEN K T, WEST J L. Photopolymerizable hydrogels for tissue engineering applications[J]. Biomaterials, 2002, 23(22): 4307-4314.

[50] NGUYEN A H, MCKINNEY J, MILLER T, et al. Gelatin methacrylate microspheres for controlled growth factor release[J]. Acta biomaterialia, 2015, 13: 101-110.

[51] VISSER J, MELCHELS F P W, JEON J E, et al. Reinforcement of hydrogels using three-dimensionally printed microfibres[J]. Nature communications, 2015, 6: 6933.

[52] MOUSER V H M, ABBADESSA A, LEVATO R, et al. Development of a thermosensitive HAMA-containing bio-ink for the fabrication of composite cartilage repair constructs [J]. Biofabrication, 2017, 9 (1): 015026.

[53] NGUYEN Q T, HWANG Y, CHEN A C, et al. Cartilage-like mechanical properties of poly (ethylene glycol)-diacrylate hydrogels[J]. Biomaterials, 2012, 33(28): 6682-6690.

[54] POVEDA-REYES S, GAMBOA-MARTÍNEZ T C, MANZANO S, et al. Engineering interpenetrating polymer networks of poly (2-hydroxyethyl acrylate) as ex vivo platforms for articular cartilage regeneration[J]. International journal of polymeric materials and polymeric biomaterials, 2015, 64(14): 745-754.

[55] BAENA J. Volume-by-volume bioprinting of chondrocytes-alginate bioinks in high temperature thermoplastic scaffolds for cartilage regeneration[J]. Cytotherapy, 2019, 21(5): S23.

[56] JIANG Z, BHASKARAN A, AITKEN H M, et al. Using synergistic multiple dynamic bonds to construct polymers with engineered properties [J]. Macromolecular rapid communications, 2019, 40(10): e1900038.

[57] WANG Z F, AN G, ZHU Y, et al. 3D-printable self-healing and mechanically reinforced hydrogels with host-guest non-covalent interactions integrated into covalently linked networks [J]. Materials horizons, 2019, 6(4): 733-742.

[58] HONG S, SYCKS D, CHAN H F, et al. 3D printing of highly stretchable and tough hydrogels into complex, cellularized structures[J]. Advanced materials, 2015, 27(27): 4035-4040.

[59] JIANG P, LIN P, YANG C, et al. 3D printing of dual-physical cross-linking hydrogel with ultrahigh strength and toughness[J]. Chemistry of materials, 2020, 32(23): 9983-9995.

[60] SCHIPANI R, SCHEURER S, FLORENTIN R, et al. Reinforcing interpenetrating network hydrogels with 3D printed polymer networks to engineer cartilage mimetic composites [J]. Biofabrication, 2020, 12 (3): 035011.

[61] PARK S, HUNG C T, ATESHIAN G A. Mechanical response of bovine articular cartilage under dynamic unconfined compression loading at physiological stress levels [J]. Osteoarthritis and cartilage, 2004, 12 (1): 65-73.

[62] KAPOOR D N, BHATIA A, KAUR R, et al. PLGA: A unique polymer for drug delivery[J]. Therapeutic delivery, 2015, 6(1): 41-58.

[63] GUO T, RINGEL J P, LIM C G, et al. Three dimensional extrusion printing induces polymer molecule alignment and cell organization within engineered cartilage[J]. Journal of biomedical materials research part A, 2018, 106(8): 2190-2199.

[64] KUNDU J, SHIM J H, JANG J, et al. An additive manufacturing-based PCL-alginate-chondrocyte bioprinted scaffold for cartilage tissue engineering[J]. Journal of tissue engineering and regenerative medicine, 2015, 9(11): 1286-1297.

[65] ROSENZWEIG D H, CARELLI E, STEFFEN T, et al. 3D-printed ABS and PLA scaffolds for cartilage and nucleus pulposus tissue regeneration [J]. International journal of molecular sciences, 2015, 16 (7): 15118-15135.

[66] SULTAN S, MATHEW A P. 3D printed scaffolds with gradient porosity based on a cellulose nanocrystal hydrogel[J]. Nanoscale, 2018, 10(9): 4421-4431.

[67] CHEN W M, XU Y, LI Y Q, et al. 3D printing electrospinning fiber-reinforced decellularized extracellular matrix for cartilage regeneration[J]. Chemical engineering journal, 2020, 382: 122986.

[68] BIDGOLI M R, ALEMZADEH I, TAMJID E, et al. Fabrication of hierarchically porous silk fibroin-bioactive glass composite scaffold via indirect 3D printing: Effect of particle size on physico-mechanical properties and in vitro cellular behavior[J]. Materials science and engineering: C, 2019, 103: 109688.

[69] XU T, BINDER K W, ALBANNA M Z, et al. Hybrid printing of mechanically and biologically improved constructs for cartilage tissue engineering applications[J]. Biofabrication, 2013, 5(1): 015001.

[70] LIU X Y, SONG S S, HUANG J, et al. HBC-nanofiber hydrogel scaffolds with 3D printed internal microchannels for enhanced cartilage differentiation[J]. Journal of materials chemistry B, 2020, 8 (28): 6115-6127.

[71] LEVATO R, WEBB W R, OTTO I A, et al. The bio in the ink: Cartilage regeneration with bioprintable hydrogels and articular cartilage-derived progenitor cells[J]. Acta biomaterialia, 2017, 61: 41-53.

[72] MALDA J, VISSER J, MELCHELS F P, et al. 25th anniversary article: Engineering hydrogels for biofabrication[J]. Advanced materials, 2013, 25(36): 5011-5028.

[73] MELCHELS F P W, DHERT W J A, HUTMACHER D W, et al. Development and characterisation of a new bioink for additive tissue manufacturing[J]. Journal of materials chemistry B, 2014, 2 (16):

2282-2289.
[74] DALY A C, CRITCHLEY S E, RENCSOK E M, et al. A comparison of different bioinks for 3D bioprinting of fibrocartilage and hyaline cartilage [J]. Biofabrication, 2016, 8(4): 045002.
[75] 吴明明，林子锋，程德林，等. 生物打印技术在组织与器官修复中的应用进展[J]. 集成技术，2018，7(1)：59-71.
[76] VALOT L, MARTINEZ J, MEHDI A, et al. Chemical insights into bioinks for 3D printing[J]. Chemical society reviews, 2019, 48(15): 4049-4086.
[77] YOU F, WU X, CHEN X B. 3D printing of porous alginate/gelatin hydrogel scaffolds and their mechanical property characterization[J]. International journal of polymeric materials and polymeric biomaterials, 2017, 66(6): 299-306.
[78] KIRCHMAJER D M, III R G, PANHUIS M H. An overview of the suitability of hydrogel-forming polymers for extrusion-based 3D-printing [J]. Journal of materials chemistry B, 2015, 3(20): 4105-4117.
[79] 程德林,陈必秀,吴明明,等.3D 打印复合墨水体系在软骨组织工程领域研究进展[J/OL].中国科学:技术科学，2021，3/4/5:1-17.
[80] FRANCIS S L, DI BELLA C, WALLACE G G, et al. Cartilage tissue engineering using stem cells and bioprinting technology-barriers to clinical translation[J]. Frontiers in surgery, 2018, 5: 70.
[81] YOU F, EAMES B F, CHEN X B. Application of extrusion-based hydrogel bioprinting for cartilage tissue engineering[J]. International journal of molecular sciences, 2017, 18(7): 1597.
[82] ANTICH C, DE VICENTE J, JIMÉNEZ G, et al. Bio-inspired hydrogel composed of hyaluronic acid and alginate as a potential bioink for 3D bioprinting of articular cartilage engineering constructs [J]. Acta biomaterialia, 2020, 106: 114-123.
[83] PETTINE K A, MURPHY M B, SUZUKI R K, et al. Percutaneous injection of autologous bone marrow concentrate cells significantly reduces lumbar discogenic pain through 12 months[J]. Stem cells, 2015, 33(1): 146-156.
[84] FILARDO G, KON E, ANDRIOLO L, et al. 基质辅助自体软骨细胞移植治疗髌股关节软骨损伤：髌骨与滑车损伤修复疗效对比[J]. 中国骨科临床与基础研究杂志，2015，7(1)：60.

[85] HEID S, BOCCACCINI A R. Advancing bioinks for 3D bioprinting using reactive fillers: A review[J]. Acta biomaterialia, 2020, 113: 1-22.
[86] 潘璇，赵萌，张秀梅，等. 生物 3D 打印技术在精准医学领域研究应用现状的中英文文献分析[J]. 中国组织工程研究，2021，25(21)：3382-3389.
[87] LI W L, MILLE L S, ROBLEDO J A, et al. Recent advances in formulating and processing biomaterial inks for vat polymerization-based 3D printing[J]. Advanced healthcare materials, 2020, 9(15): 2000156.

第5章

聚醚醚酮人工关节

5.1　医用聚醚醚酮材料的制备及加工

5.1.1　聚醚醚酮材料的理化性能

聚芳醚酮(polyetherketoneketone,PAEK)是由亚苯基环通过醚键和羰基连接而成的一类结晶型聚合物[1]。按分子链中醚键、酮基与苯环连接次序和比例的不同,可形成许多不同的聚合物。聚醚醚酮(polyetheretherketone,PEEK)是 PEAK 家族中性能较好的一种聚合物,具有以醚基和酮基相连接的多苯环结构[2],如图 5.1 所示。PEEK 分子链的苯环通过与醚键和酮键连接形成相对稳定的共轭结构,使材料具有很高的化学稳定性,在体内环境能稳定存在。同时,PEEK 具有物理稳定性,它的熔点为 341 ℃,用 PEEK 制造的材料可在 260 ℃的温度下工作。PEEK 的物理、化学稳定性奠定了它能作为医疗器械植入体内的基础。此外,PEEK 是一种放射性透光材料,能与电子计算机断层扫描(CT)、核磁共振成像(MRI)兼容,也具有较好的抗辐射、耐磨损能力,其弹性模量与皮质骨相似,是较好的骨植入材料[3]。

市面上比较常见的 PEEK 材料有纯 PEEK、30%玻璃纤维填充 PEEK(GFR－PEEK)、30%碳纤维填充 PEEK(CFR－PEEK)和轴承等级的 PEEK(填充石墨碳纤维和聚四氟乙烯)。在这四种 PEEK 材料中,纯 PEEK 具有最高的延伸率及韧性;GFR－PEEK 和 CFR－PEEK 可降低 PEEK 的膨胀率,提高强度和刚度,

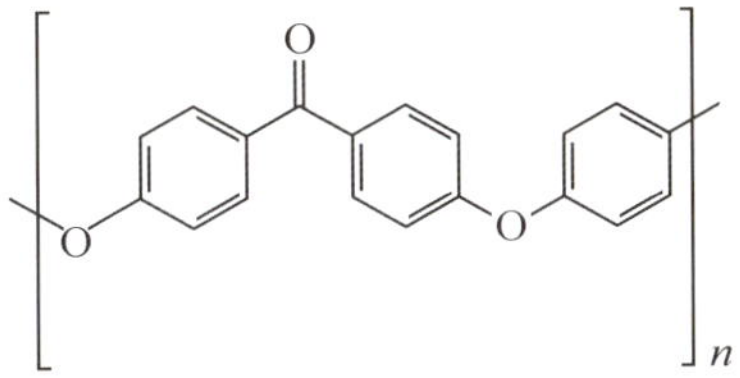

图 5.1　PEEK 的化学结构式

GFR－PEEK 较稳定，CFR－PEEK 有较好的耐磨性和热导率；轴承等级的 PEEK 则具备润滑性，其摩擦学性能较好，易于加工。图 5.2 中展示了三种常见的 PEEK 材料颗粒，可见纯 PEEK 颗粒为浅棕色，表面较光滑；GFR－PEEK 颗粒与纯 PEEK 相比，表面较粗糙且颜色较浅；CFR－PEEK 的表面和 GFR－PEEK 相似，颜色为黑色。

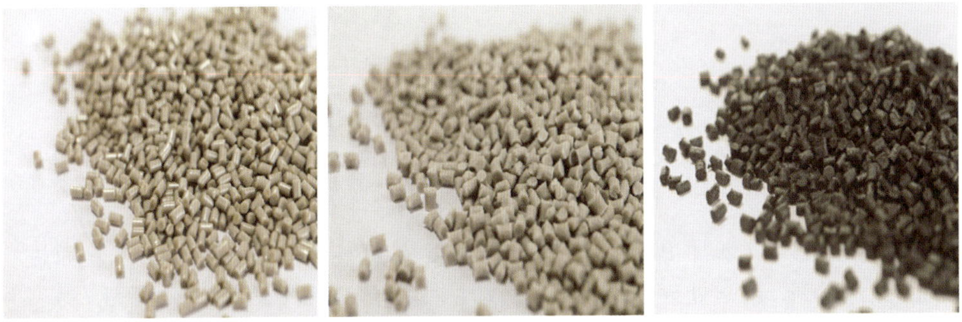

(a) 纯PEEK颗粒　(b) GFR-PEEK颗粒　(c) CFR-PEEK颗粒

图 5.2　常见的 PEEK 材料颗粒

5.1.2　医用聚醚醚酮材料的临床应用

在临床上，医用 PEEK 材料主要应用于以下几个方面[4]：(1)颌面部及颅骨植入物；(2)用于脊柱手术中的脊柱融合器；(3)用于骨科手术中的骨、关节植入物及用于固定骨科器械的板、螺钉等；(4)用于牙科手术中的种植牙及补强材料；(5)用于心脏手术中的人工心脏泵及瓣膜等。图 5.3 为部分 PEEK 医用材料实例。

5.1.3　聚醚醚酮生物活性改性

在骨科材料中，尽管 PEEK 具有生物相容性、与皮质骨相近的弹性模量等诸多优点，但它是生物惰性材料，植入后难以与相邻骨组织形成良好的融合，因此常常需要对 PEEK 进行改性，赋予其生物活性，改善骨与种植体接触(BIC)的情况。

虽然 PEEK 具有较强的物理、化学稳定性，但它仍可以通过某种物理或化学

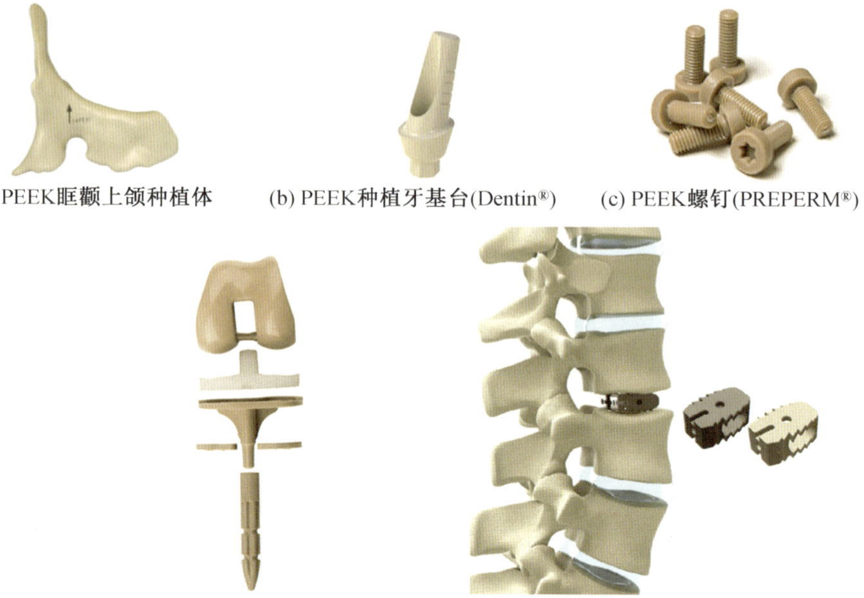

(a) PEEK眶颧上颌种植体　(b) PEEK种植牙基台(Dentin®)　(c) PEEK螺钉(PREPERM®)

(d) PEEK人工膝关节(Zeniva®)　(e) PEEK脊柱融合器(Auxein®)

图 5.3　部分 PEEK 医用材料实例

处理进行改性[1]。增加 PEEK 生物活性主要有两种策略：一种是在其表面进行改性，通过物理、化学处理或表面涂层改性来赋予 PEEK 表面生物活性；另一种是将生物活性材料与 PEEK 基体进行复合，制备具备生物活性的 PEEK 复合材料。

1. 表面改性

(1)物理改性。

如图 5.4 所示，物理改性主要包括等离子体改性和加速中性原子束改性(ANAB)。常用的等离子体有 NH_4/Ar 等离子体、H_2/Ar 等离子体、CH_4/O_2 等离子体等，等离子体改性后的 PEEK 的接触角、表面能等发生改变，使其具有刺激成骨细胞增殖分化、诱导成骨等能力[1]。ANAB 主要通过加速的中性原子束在 PEEK 表面形成可控的纳米纹理，增强亲水性，从而提高表面生物活性。研究表明 ANAB 处理后的 PEEK 能促进细胞增殖并显著减少骨与植入物的骨整合时间[5]。

(2)化学改性。

通过相关化学反应，在材料表面产生特定官能团或通过化学键结合的方式引入具有一定功能的小分子或大分子，从而赋予材料表面特定功能，提高其生物活性。化学改性包括湿法化学改性和磺化处理。湿法化学改性首先通过还原得到羟基化聚合物 PEEK－OH，PEEK－OH 通过偶联二异氰酸酯，可得到羧化聚

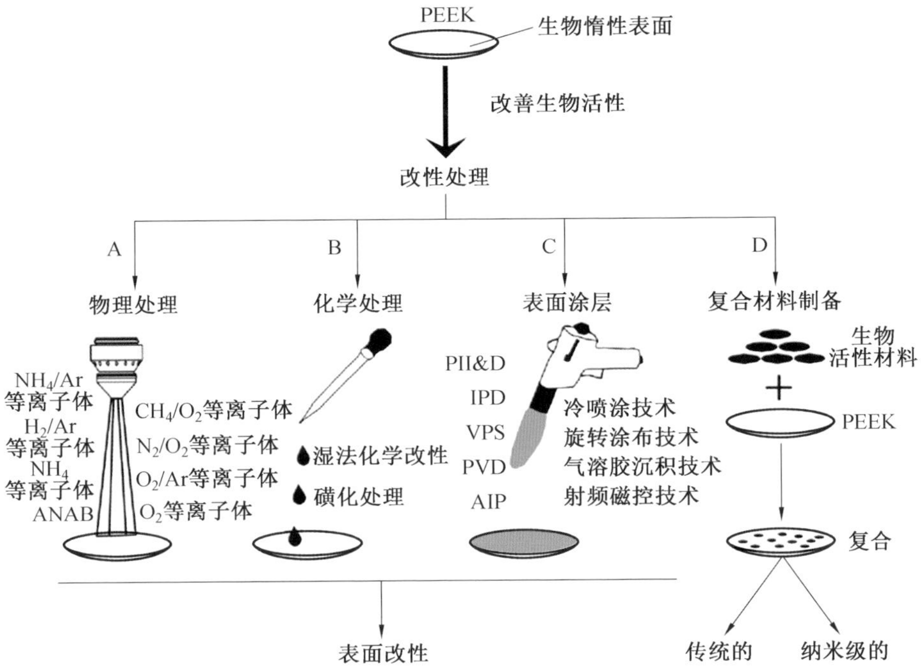

图 5.4 提高 PEEK 生物活性的方法[1]

合物与 PEEK－NCO，随后水解，即得到胺化聚合物 PEEK－NH_2；将 PEEK－NCO 与不同的氨基酸偶联，可得到羧基化聚合物 PEEK－γ 氨基丁酸及氨基化聚合物 PEEK－赖氨酸[6]。磺化处理指将有机化合物与磺化剂作用，从而在有机物的分子链中引入磺酸基，常见的磺化剂有浓硫酸、三氧化硫等，常见的处理方法是使用浓硫酸对 PEEK 进行浸泡，随后水浸。通过磺化处理不仅能在 PEEK 分子链中接入磺酸基团，还能在其表面构造三维多孔纳米网络结构，从而增加表面能，提高生物活性[7]。值得注意的是，磺化处理后的 PEEK 表面往往会存在残留的磺酸基，对细胞有毒害作用，后续需要进行水热反应或丙酮漂洗等处理去除[7]。

(3)表面涂层。

PEEK 表面涂层的方法较多，涵盖了冷喷涂技术、气溶胶沉积技术(AD)、射频磁控技术、旋转涂布技术、等离子沉积技术(IPD)、等离子体气相沉积技术(PVD)、真空等离子体喷涂技术(VPS)、等离子体浸没离子注入与沉积技术(PII&D)等多种方法。PEEK 表面沉积的材料也比较多样，包括羟基磷灰石(HA)、钛、二氧化钛、类金刚石等，涂覆在 PEEK 表面后都可以大大提高 PEEK 的表面生物活性。

2. 整体改性

除表面改性外，复合生物活性材料也可以使 PEEK 材料在整体上获得生物活性。生物活性材料指能在表面引发生物或化学反应，从而促进材料与组织之间的融合、增强细胞活性或新组织再生的材料。常见的用于骨科修复材料的生物活性材料有陶瓷、HA、生物活性玻璃(BG)等。将生物活性材料与 PEEK 复合得到的复合材料，可获得生物活性材料提供的与自体骨自发结合的能力和 PEEK 基体提供的优良力学性能，弥补生物活性材料存在的低断裂韧性及高弹性模量缺陷，形成具有良好生物活性及力学性能的复合材料。

5.1.4 医用聚醚醚酮植入体成型方法

医用 PEEK 植入体的传统制造工艺包括注塑成型、挤压成型、激光烧结成型、机加工减材成型等，而增材制造技术(AM)的发展则为 PEEK 提供了新的机遇，使其能制造出相对较复杂的结构，制造出个性化植入体，如颌面部骨及人工关节等。

5.2 人工关节的发展历程与临床失效分析

人工关节置换术是一种比较有效的治疗骨关节炎及严重关节软骨损伤的方法。常见的人工关节置换术有人工全膝关节置换(total knee replacement, TKR)、人工全髋关节置换(total hip replacement, THR)和人工椎间盘置换(total disc replacement, TDR)等[8]。

5.2.1 人工关节的发展历程

人工关节置换术最早来源于国外。以人工髋关节为例，早在 1891 年，便通过象牙制成的股骨头进行了可能是史上第一次的髋关节成形术(半髋关节置换术)[9]；在 20 世纪早期，人们尝试在髋关节置换中使用各种各样的天然组织材料，如皮肤、猪膀胱等[9]。随后“Vitallium”模型应用在半髋关节置换术中，开创了在髋关节置换术中使用人工材料作为承载面的先河[9]。1939 年，Wiles 提出全髋关节成形术的概念并将不锈钢金属应用于人工髋关节[8]。1951 年后，开始引入钛金属用于股骨假体的关节置换，促进了人工关节的发展[8]。1961 年，Charnley[10] 提出要使人造髋关节具有与天然关节相似的润滑性并在髋关节置换术中引进聚四氟乙烯这种低摩擦系数的材料。1969 年，Boutin 的团队[11] 提出在全髋关节置换术中应用氧化铝陶瓷，从此陶瓷材料不断发展，成为众多常见关节假体材料中的一员。而在过去 40 多年里，超高分子量聚乙烯（UHMWPE）作为人工关节假体也得到了广泛应用[12]。

目前，人工髋关节、人工膝关节和人工椎间盘等人工关节假体常用的材料主要有金属、陶瓷和高分子聚合物。

1. 金属

由于金属材料的力学性能较强且来源较为广泛，符合早期人工关节的需求，因此得到了广泛应用。当前常见的人工关节假体的金属材料主要有 TC4 型钛合金（Ti－6Al－4V）、钴铬钼合金（CoCrMo）等。

虽然金属材料的硬度高，但其弹性模量远大于天然骨，作为关节假体植入体内后容易导致应力屏蔽，使骨折的风险大大提高。此外，金属植入物在体内的液体环境作用下容易产生腐蚀，导致松动，同时会释放金属离子，如 Ti－6Al－4V 合金、CoCrMo 合金和不锈钢等释放的钒离子、镍离子、铬离子和钴离子等，容易引发过敏等，产生细胞毒性[12]。为了克服这些问题，减少金属植入后产生的应力遮蔽、植入体松动和离子浸出等现象，人们广泛地寻找金属植入体的替代品。

2. 陶瓷

用于人工关节的医用陶瓷主要有氧化铝（Al_2O_3）、氧化锆（ZrO_2）等。第一代医用陶瓷从工业应用陶瓷中衍生，由 100% 的 Al_2O_3 采用传统烧结工艺制成，材料的杂质和晶体缺陷较多，表现出了低强度和高脆性的缺点[13]。后来的 Al_2O_3 陶瓷加入了氧化镁（MgO）作为掺杂剂，从而控制烧结过程中晶体的生长，且使用的工艺是热等静压法（HIP），提高了植入体的密度并减少缺陷。随后，陶瓷人工关节材料中引入了 ZrO_2，两者的复合物有着比 Al_2O_3 更强的韧性，两者结合可以弥补 Al_2O_3 韧性差和 ZrO_2 易老化的缺陷[14]。

研究表明，陶瓷对陶瓷（CoC）轴承在摩擦学实验中表现出最低的磨损率，且陶瓷的磨损颗粒是生物惰性的，当前尚无关于陶瓷致癌的报道[13]。尽管陶瓷材料的耐磨性优异，但其硬度和脆性都较大，不易加工。

3. 高分子聚合物

超高分子量聚乙烯（UHMWPE）具有良好的耐冲击性、耐磨性和生物相容性，成为人工关节的主要材料之一[15]。但随着关节植入体使用时间的增加，UHMWPE 人工关节在体内长期摩擦，容易产生磨损碎片，从而导致一系列有害的生物反应，引发骨溶解，最终导致关节假体松动，从而失效。多年来，研究人员希望通过各种方式减少 UHMWPE 磨屑的产生。Deng 等通过在 UHMWPE 表面接枝亲水丙烯酸改善其摩擦学性能，将材料的磨损率降到四分之一[16]。UHMWPE 碎片的出现除了与表面的摩擦有关外，还与 UHMWPE 的化学氧化老化有关，伽马射线及高温这两个因素被认为是促进 UHMWPE 老化的原因[17]。为了提高 UHMWPE 的耐磨性，在交联 UHMWPE 时，通常会加入抗氧化剂维生素 E 和生物相容性添加剂[17]。

PEEK 作为一种高耐磨和抗腐蚀、抗疲劳的新型骨科生物材料，为人工关节的研发提供了新的方法。PEEK 有优良的耐滑动磨损性能、抗微动磨损性能和化学稳定性及与皮质骨相近的弹性模量，有部分取代 UHMWPE 的可能，得到了人工关节相关的研究人员的青睐[18]。

5.2.2 人工关节的临床失效分析

尽管关节置换可以较好地解决骨关节炎等关节损伤严重的问题，但当前人工关节假体植入后往往需要进行翻修。在不同阶段，导致人工关节失效的主要原因也有所不同。

短期来说，关节假体失效的原因可能是感染或假体脱臼错位；而对于中长期甚至长期，假体骨折、金属离子浸出、假体磨损及假体松动等则是导致假体失效的主要原因，但无菌性松动始终是关节翻修的首要原因[15,19]。

在正常的骨重塑中，破骨细胞通过酸化作用和蛋白质水解作用消化有机骨基质，溶解骨矿物质并形成侵蚀腔，随后骨细胞浸润侵蚀腔并招募成骨细胞形成新骨[20]。在此过程中，巨噬细胞会产生细胞因子活化破骨细胞或抑制成骨细胞，这些细胞因子包括白细胞介素－1(IL－1)、肿瘤坏死因子(TNF－α)、前列腺素E2(PGE2)等。研究表明，内源性 PGE2 的升高可能会促进破骨细胞激活因子的产生，而白细胞介素(IL－1)和肿瘤坏死因子(TNF－α)则会抑制成骨细胞分化和骨形成，导致骨溶解及骨密度的降低[20,21]。

对于不同类型的人工关节假体材料，无菌性松动都是它们失效的原因之一。对于金属人工关节材料，其释放的金属离子可与蛋白质结合，具有一定的毒性。其中，钴已被证实对成骨细胞有毒，会抑制其分化[20]。同时，由于其弹性模量(100～200 GPa)与天然骨(1～30 GPa)相差较大，容易产生应力遮蔽，因此植入体附近的骨组织容易骨折。而对于陶瓷材料，它们的弹性模量也比天然骨大得多，且陶瓷的脆性较大，因此假体断裂或假体周围的骨骨折都是导致翻修的原因之一。Yoon 等的研究表明，陶瓷磨损颗粒可以刺激异物反应并引起假体周围的骨溶解，说明陶瓷颗粒也会引发无菌性松动[22]。对于高分子聚合物，当其在体内工作较长时间后，人表面会产生 UHMWPE 磨屑并进入周围的组织被巨噬细胞吞噬，从而释放炎症细胞因子，刺激破骨细胞的骨吸收，导致骨溶解，从而引起假体松动[20]。

5.3　聚醚醚酮人工髋、膝关节

全关节置换术是一种手术干预治疗关节疾病的方法，特别是髋关节和膝关节的退行性变[23]。相比金属、陶瓷等材料，PEEK 是一种较新的材料。PEEK 作为一种骨科植入，其制备的人工关节具有许多优点。首先，由于 PEEK 的质量较金属轻且弹性模量接近皮质骨，可以减少应力屏蔽，降低磨损和骨溶解的风险，从而减少假体松动的发生[24]。其次，PEEK 较高的抗疲劳性能也降低了种植体在体内断裂的风险，降低翻修率。此外，PEEK 假体在 CT 和 MRI 成像中没有伪影，可以更好地判断假体周围的情况。另外，非金属材质也可以消除患者对金属过敏的担忧及患者术后过金属检测安检门时的麻烦。下面将对 PEEK 在人工髋关节及人工膝关节中的应用展开论述。

5.3.1　人工髋关节

在临床上，通常会根据患者的需求进行髋关节置换，包括全髋关节置换和髋关节表面置换。图 5.5 展示了人工髋关节置换的类型和髋关节假体的结构。在人工髋关节材料中，传统的金属、陶瓷、UHMWPE 仍占据较大比重。

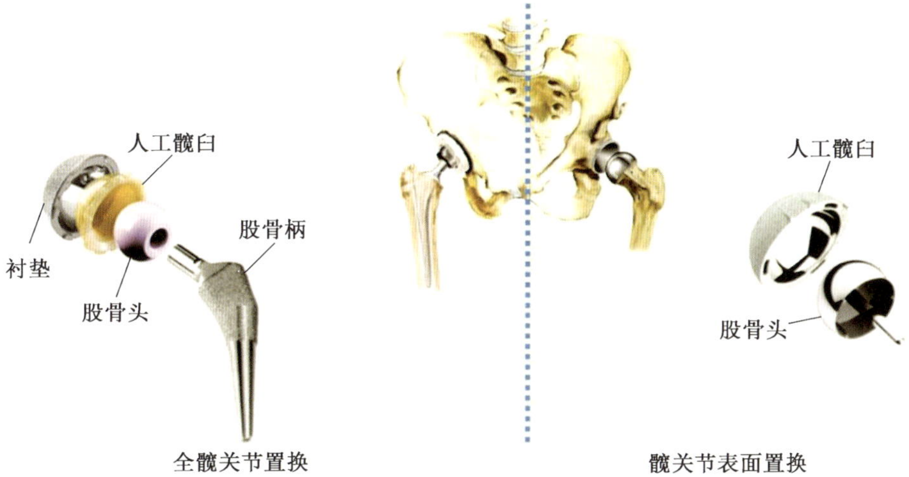

图 5.5　人工髋关节置换的类型及髋关节假体的结构[25]

人工髋关节主要面临两个问题：一个是应力屏蔽导致的骨折问题，另一个是由磨屑引起的松动。根据沃尔夫定律，骨骼会自主地适应机械载荷，当骨骼长期不受负荷时，骨组织的质量就会减少，从而容易发生骨折，金属等弹性模量大的材料容易造成骨骼应力屏蔽，从而容易诱发骨折[26]。为降低应力屏蔽，通常会选用 UHMWPE 等弹性模量与骨相近的高分子聚合物。而由于行走，人工髋关节会受到复杂的循环载荷，因此假体表面出现严重的微动磨损，由微动磨损产生的金属碎片和聚乙烯碎片等会引发骨溶解[27]。

在过去 40 余年里，常规的聚乙烯一直都是全关节置换中轴承的通用材料，而 70%以上的髋关节翻修手术都与聚乙烯碎片有关[28]。为了解决 UHMWPE 在全髋关节置换中导致无菌性松动的问题，在 20 世纪 90 年代，Morrison 等[29]通过研究环氧树脂聚合物及 PEEK 这两种聚合物是否具有作为等弹性髋关节假体的能力，发现 PEEK 能增加成骨细胞蛋白的含量并提出 PEEK 可应用于全髋关节置换术中，因此 PEEK 开始引入人工髋关节置换中。Anguiano－Sanchez 等[26]的研究表明，在髋关节假体上使用 PEEK 涂层可以改善载荷方向的骨转移问题，使应力屏蔽效果最小化，从而延长假体的使用寿命。Brockett 等[23]的实验证明在相等的实验条件下，PEEK 比 CFR－PEEK 和 UHMWPE(包括常规的和交联的)有更高的磨损率，而 CFR－PEEK 的磨损率较常规 UHMWPE 低，与高度交联的 UHMWPE 类似，这说明 CFR－PEEK 可在一定程度上替代高交联度 UHMWPE，甚至能达到更好的效果。在 Baykal 等[24]的研究中，PEEK 和高度交联 UHWMPE(HXLPE)轴承对也被提出是替代传统 CoCr－HXLPE 和 CoCr－UHWMPE 轴承的一种可能，全高分子聚合物假体的质量轻，在降低负荷的同时也不会造成金属离子浸出。Nakahara 等[30]以骨水泥固定为变量，在山羊体内单侧全髋关节置换 CFR－PEEK 髋关节假体，首次证明 HA 涂层后的 CFR－PEEK 人工髋关节即使在负重条件下，也可以实现非骨水泥固定。

5.3.2 人工膝关节

常见的人工膝关节主要由 3 个部分组成：股骨踝假体、胫骨衬垫、胫骨假体(图 5.6)。股骨踝假体材料以 CoCrMo 合金为主，也有的采用医用不锈钢材料。胫骨假体有全 UHMWPE 型的，也有钛合金胫骨和 UHMWPE 组合的[31]。胫骨衬垫材料主要为高分子聚合物，对比金属合金材料，高分子聚合物可以通过复合、交联等方法保留各组分的性能，同时形成共价键抑制分子的相对运动，改善摩擦学性能等[28]。

据报道[32]，人工膝关节假体服役寿命达到 25 年的占比是 82%，但仍有相当一部分人工膝关节在 25 年内失效。尽管在膝关节假体中，磨损和骨溶解对其服役寿命的影响较髋关节假体的小，但当前膝关节后期翻修的主要原因仍是 UHMWPE 磨损导致的松动，因此人们开始将目光放在 PEEK 等耐磨材料上[28]。虽然合金仍是人工膝关节的股骨踝假体和胫骨假体的主要组成部分，但在爬楼梯、深蹲等对人工膝关节假体要求较高的负重场景中，若胫骨和股骨假体都为金属材质，则机体的负重增大，可能会影响重建的机械完整性，因此研制全

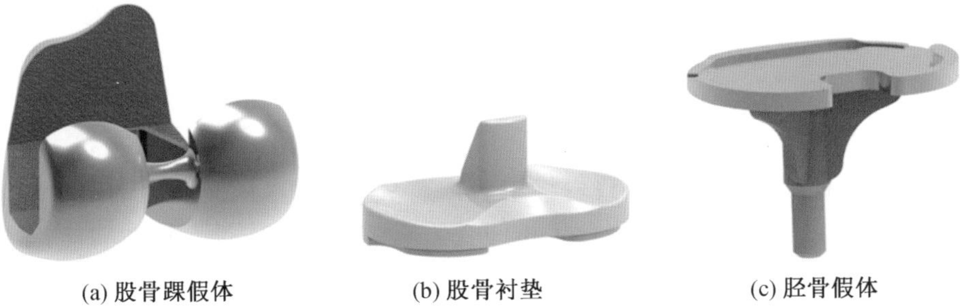

图 5.6 人工膝关节假体[28]

PEEK 膝关节假体是有必要的[33]。研究还表明 PEEK 膝关节的股骨部分在完成深蹲时对假体周围股骨的应力屏蔽明显小于钴铬合金，具有能保留假体周围骨存量和骨重塑的能力[33]。

Cowie 等[34]将注塑成型制备的 PEEK－OPTIMA™ 作为股骨假体，与聚乙烯制成的胫骨假体配合（图 5.7），研究其磨损性能，表明 PEEK－OPTIMA™ 有潜力作为全膝关节置换中钴铬合金的替代材料。Koh 等[35]的研究结果表明在膝关节置换术领域的胫骨假体中，与 HUMWPE 相比，CFR－PEEK 会产生较高的接触压力和较小的接触面积，这可能与 PEEK 的刚度比 HUMWPE 强有关，但 CFR－PEEK 的磨损体积较 UHMWPE 小，表明 CFR－PEEK 可作为 UHMWPE 的替代物用于制备胫骨假体。综上，CFR－PEEK 具备制备全 PEEK 材料膝关节假体的能力，并具有轻便、良好的骨重塑能力及耐磨损等优点。

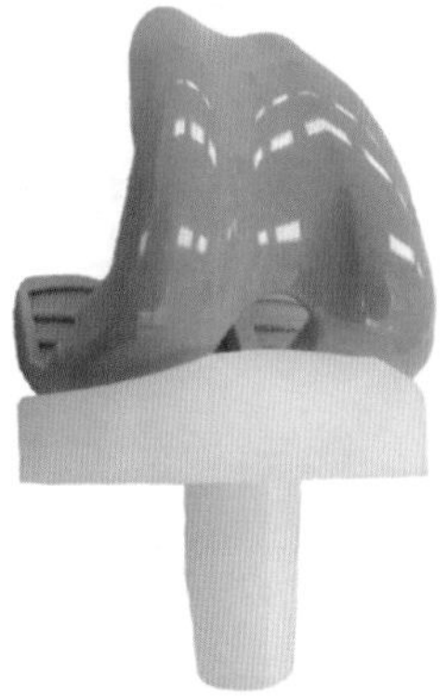

图 5.7 PEEK－OPTIMA™ 股骨假体与聚乙烯胫骨假体构成的人工膝关节[34]

5.4 人工椎间盘

退行性椎间盘疾病可导致脊椎滑脱或骨关节炎等，从而使运动节段运动异常，进而引发疼痛[36]。为了恢复了椎间受影响节段的稳定性和活动功能，最初采用自体骨移植进行治疗，但这种方法容易引发供体部位病变，术后由移植物坍塌、下沉、排斥等因素导致的手术失败率也较高[37]。因此，体间融合笼成为骨移植的替代选择[38]。

1956 年，法国学者 Van Steenbrugghe 首次提出人工椎间盘的概念。1966 年 Fernstrom 最早在临床上使用不锈钢球体作为椎间盘假体以恢复椎间隙高度并保持椎体阶段运动的生理功能。直至 20 世纪 80 年代末，Prodisc 和 SB Charite 球窝型人工椎间盘成功应用于临床[39]。目前国际上研发的人工椎间盘已达百余种，已经成功应用于临床的颈椎人工假体主要有 Prestige（Medtronic®）、Bryan（Medtronic®）、ProDisc－C（Synthes®）、activ C（Aesculap®）、Discover（DePuy®）和 PCM（NuVasive®）等，如图 5.8 所示。假体的结构可分为球槽（窝）关节、鞍状关节、封闭髓核等三种，其配副模式也经历了从“硬－硬”（金属－金属，MoM）到“硬－软”（金属－聚合物，MoP；陶瓷－陶瓷，CoC）再到“软－软”（聚合物－聚合物，PoP）的跨越。钛合金椎间盘实现了商业化，但其下沉的比例仍然很高，且钛不透光，使得它植入后很难在 X 光片上看到骨形成[37]。

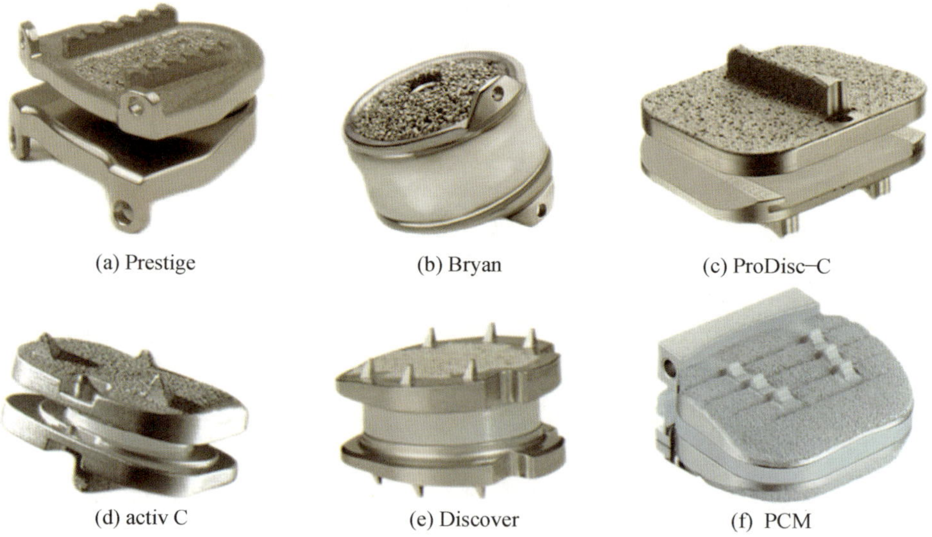

(a) Prestige　(b) Bryan　(c) ProDisc-C

(d) activ C　(e) Discover　(f) PCM

图 5.8　临床常用的颈椎人工假体

为了改善骨形成的可视化，可吸收聚丙交酯及碳纤维等透放射人工椎间盘已得到开发，但是这些类型的人工椎间盘仍会发生下沉和骨溶解等迹象[37]。PEEK 材料于 20 世纪 90 年代末开始引入人工椎间盘中，CFR－PEEK 制成的人工椎间盘被称为 Brantigan 椎间盘[40]。Niu 等研究表明[41]，与钛合金椎体融合器相比，PEEK 的平均手术时间更长，且 PEEK 组的融合率是 100%，钛合金组的为 86.5%，且钛合金组的沉降量明显高于 PEEK 组，PEEK 人工椎间盘的性能比钛合金好。

据报道[37]，用于颈椎的 PEEK 融合器具有较高的融合率和良好的临床结果评分。Siskey 等[42]通过研究应用于颈全椎间盘的 PEEK－陶瓷轴承，表明这种配副是稳健的，且 PEEK 与其他传统的应用于椎间盘的聚合物在摩擦学表现上没有本质的区别。NuNec 是一种机械的、自配对的 PEEK 颈椎全椎间盘，具有球形和插座式关节（图 5.9），2008 年获得 CE 认证后得到了广泛的临床应用[43]。为了解决骨融合而设计的改良 PEEK 已经获得了广泛的应用，通常的改良方法即增强 PEEK 生物活性的方法，Jain 等[44]假设，与未经修饰的传统 PEEK 装置相比，改良 PEEK 可以获得更好的生物力学性能和骨整合，但在未来仍需进一步评估各种改良 PEEK 人工椎间盘的效果。

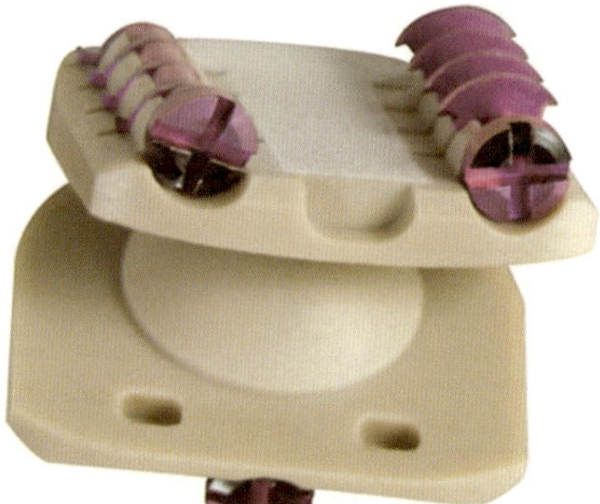

图 5.9　NuNec 颈椎关节成形术装置[43]

5.5　个性化聚醚醚酮人工关节

人工关节植入体分为个性化定制的和普适性现成的，两者的区别主要是个性化人工关节根据病人的实际情况进行定制，植入体在体积、形状等方面会与患者更匹配，与自体骨的衔接也更自然，但需要一定的设计和制造周期。现成的人工关节则是按照一系列尺寸标准提前制造的，因此其治疗的周期相对较短，但由于个体差异的存在，现成的人工关节与患者的匹配度不如个性化定制的高。在医疗领域中，个性化是植入体制造的最终目标[45]。

PEEK 人工关节的个性化定制分为传统减材制造工艺和增材制造(AM)工艺。过去制造个性化植入体只有减材制造法，如计算机数控机械加工(CNC)和其他传统机加工方法[45]。随着科学技术水平的提高，增材制造技术的发展为 PEEK 人工关节的制造提供了一种新的思路。

图 5.10 所示是两种 PEEK 人工关节制备工艺的流程图。相比传统制造工艺，3D 打印增材制造的工艺流程更简便、制作周期短且自动化程度高。AM 的工作原理是建立模型后利用程序来操控材料铺设装置，一层一层地沉积材料，其精度和控制方法是传统减材制造路线无法做到的[46]。另外，这种自下而上的成型方法可以大大减少原材料的浪费，做到绿色环保。

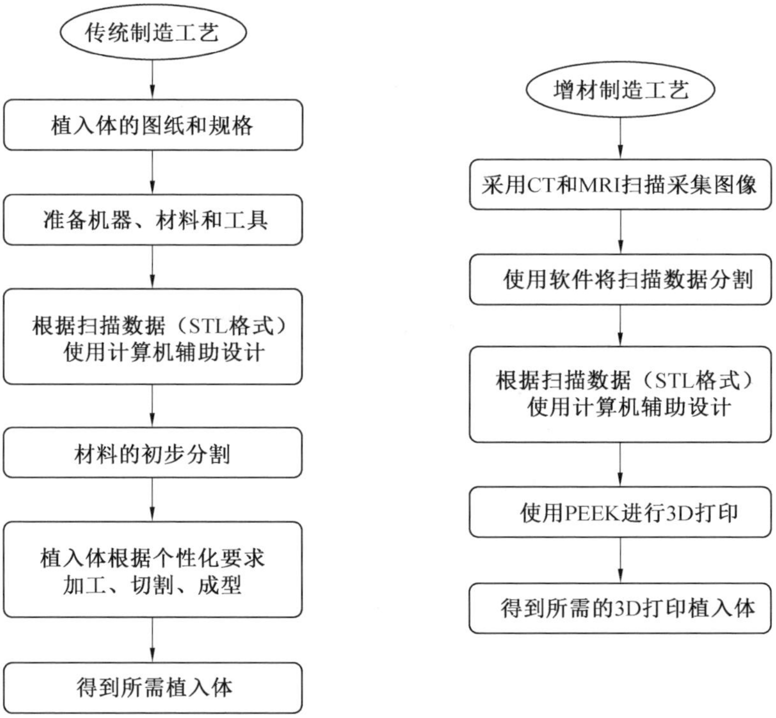

图 5.10 传统制造工艺及增材制造工艺制造 PEEK 植入体的流程图[45]

利用 AM 制备聚合物植入体主要有三种方法：立体光固化成型法(SLA)、选择性激光烧结法(SLS)和熔丝制造法(FFF)。由于 SLA 成型的原理是聚合物溶液在紫外光的激发下交联固化成型，这限制了 SLA 在 PEEK 成型中的应用[47]。在 PEEK 的 3D 打印中，现已得到成功应用的技术是 SLS 和 FFF。

5.5.1 选择性激光烧结法(SLS)

SLS 技术早在十余年前就用于 PEEK 的 3D 打印，是一种基于 PEEK 粉末的 AM 技术[48]。图 5.11 是 SLS 打印机示意图，使用 SLS 需要提前 2 h 充入保护气体(氮气)到密闭室中并使机器均匀加热。借助花键轴将送粉斗中的 PEEK 粉末加到铺粉器上，再将粉末铺到平台上，多余的粉料收集到收粉斗中。根据设定，将激光选择性聚焦，使 PEEK 粉末层部分加热烧结，平台向下移动，再重复操作，至程序结束[49]。

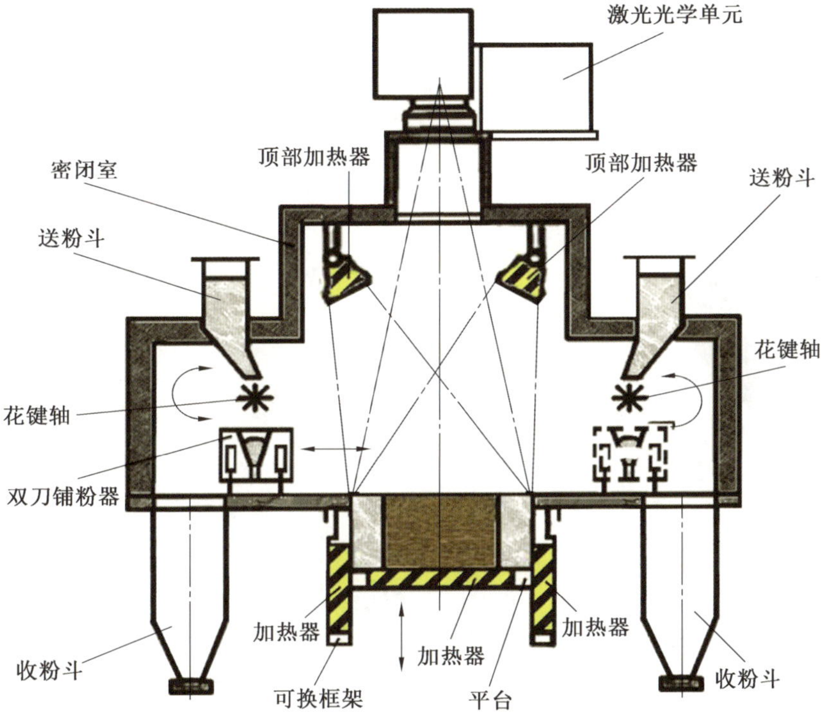

图 5.11 SLS 打印机示意图[49]

Zhang 等[50]通过 SLS 技术制备了 HA/PEEK 复合材料，通过实验证明该材料支持体外成骨细胞正常增殖、分化，且表面会形成矿化层，即具有良好的生物活性，表明通过 SLS 技术制备个性化 PEEK 植入体是可行的。Kumar 等[51]表明 SLS 法制备的生物植入体材料具有较好的摩擦学和力学性能，而粉末的组分是影响成品硬度的重要因素，因此需要调整合适的 PEEK 与活性添加剂等粉末的比例，以获得性能最佳的植入材料。

SLS 具有精度高、无须支撑结构的优点，但它的冷却速度较慢，为烧结时间的两倍[49,52]。为了保证高温聚合物的 SLS 过程，需要设计多回路加热系统，SLS

机器中的精密元件也要选用不受热效应影响的材质[49]。因此，SLS 所需的机器设备比较昂贵，极大地限制了它在实际生产中的应用[47,53]。

5.5.2 熔丝制造法(FFF)

FFF 是熔融沉积法(FDM)的同义词，是 FDM 同一技术的非商业性替代术语。由于 FFF 相对简单且成本较低，因此成为热塑性材料最流行的 AM 技术之一[54]。如图 5.12 所示，在 FFF 工艺中，长条状的 PEEK 纤维传输到打印室中，经过加热区及铜嘴加热熔化，最后在系统的操控下按一定的轨迹运动并在打印平台上沉积，通过层层沉积，最终得到一定形貌的 PEEK 植入体[55]。

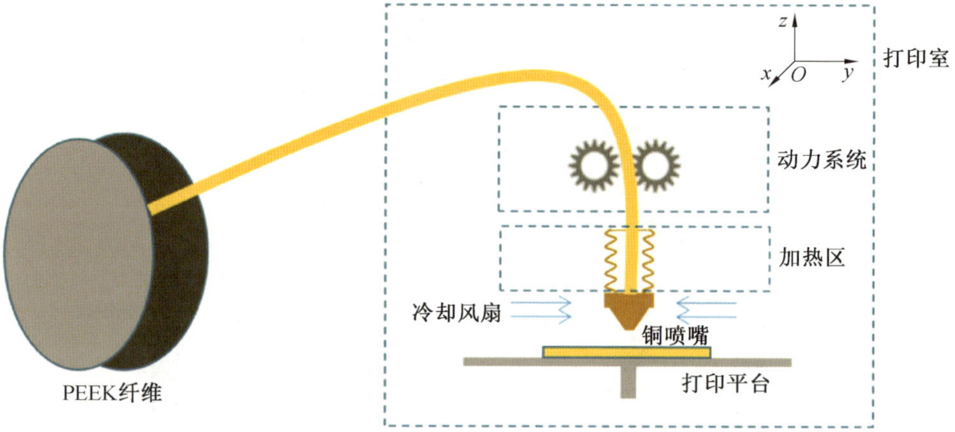

图 5.12　FFF 打印 PEEK 材料的原理示意图[48]

Rodzeń 等[56]按不同的比例将未烧结 HA 与 PEEK 粉末混合，通过双螺杆挤压加工，获得不同 HA 占比的 PEEK 复合线丝并应用于 FFF 中。通过实验，他们成功用 FFF 法制造了 HA 分布均匀且占比高达 30% 的 HA/PEEK 复合材料，HA 的均匀分布能增强材料的力学性能及骨融合等，可用该方法制备脊柱融合器等。Alhashmi 等[54]的研究表明可以通过 FFF 法制备复合碳纳米管(CNT)和石墨烯片(GNP)的 PEEK 复合材料，CNT 和 GNP 的掺入增加了复合材料玻璃态的储能模量，得到的复合材料有较高的硬度和较高的孔隙率，摩擦系数较低。

在使用 FFF 打印 PEEK 材料时，除复合材料的种类和比例外，一些外在因素也会对所得材料的整体性能有影响。

(1)打印室温度。打印室的温度会影响 PEEK 的冷却成型效果，从而影响材料的结晶度[48]。Yang 等[57]的实验表明，随着环境温度的提高，PEEK 则会有能量和时间改善其结晶度，因此复合材料的结晶度提高，其抗拉强度和弹性模量也变强。

(2)喷嘴温度。温度较高时，喷嘴温度对 PEEK 打印材料的影响与环境温度的影响相似；而喷嘴温度过低，不仅会影响 PEEK 材料的性能，加热熔化后的 PEEK 还可能会在喷嘴内凝固，从而堵塞喷嘴，造成设备的损坏。

（3）打印速度。一般情况下，打印速度越高，材料的机械性能越差[47]。在较高的打印速度下，出料可能会跟不上喷嘴的运动，导致喷嘴出丝不均匀，从而对整体的力学性能产生影响。

PEEK 作为热塑性材料，在 3D 打印中具有广阔的应用前景。3D 打印 PEEK 复合材料已被应用于植入体的制备中，且具有较好的机械性能及生物相容性等，表明它在个性化人工关节中也能得到延伸。通过控制复合材料的配比、打印温度及打印速度等，可以制得合适的个性化人工关节，提高假体与患者的匹配度，以达到较好的治疗效果。

5.6　总　　结

PEEK 具有较高的物理、化学稳定性，使其能抵御严苛的灭菌条件，在体内环境也能稳定存在。此外，PEEK 具有透光性，可兼容 MRI 和 CT，在术后能较好地考察患处的修复情况，是一种良好的植入材料。为适应不同的用途，市面上以 PEEK 为主要成分的原料有纯 PEEK、CFR－PEEK 和 GFR－PEEK 等，这些材料利用注塑成型、挤压成型、激光烧结成型、机加工减材成型等方式可加工成需要的医用材料。

纯 PEEK 材料是一种生物惰性材料，在骨植入物等方面需要赋予其生物活性，当前常用的方式包括物理改性、化学改性和涂层改性的表面改性和复合生物活性材料的整体改性，改性后的 PEEK 材料具备骨整合能力，从而改善骨与种植体的接触情况。

鉴于 PEEK 的弹性模量与人体的皮质骨相近，可较好地减少应力屏蔽，作为骨科植入材料植入体内后可降低骨溶解及骨折的发生率。PEEK 优良的耐滑动磨损性能和抗微动磨损性能说明其能作为 UHMWPE 的替代物，用于制备人工关节假体，从而改善或克服由 UHMWPE 磨屑引起的无菌性松动。使用 PEEK 制备的人工髋关节、人工膝关节及人工椎间盘等植入材料与传统金属材料相比会更轻便，也能避免由金属离子浸出导致的不良反应。PEEK 具有良好的与周围骨组织重建连接的能力，使人工髋关节轴承能更好地固定，人工椎间盘的骨融合也能得到明显的改善。

为满足个性化需求，设计更贴合患者的关节植入体，PEEK 可以利用增材制造进行 3D 打印个性化定制，目前主要有选择性激光烧结法和熔丝制造法，这两种方法都能制备复合型 PEEK 人工关节，可根据不同的需求进行选择。

综上，PEEK是一种性能优异的、具有广阔应用前景的骨科植入材料，通过不同的改性方法和加工手段，可制备出符合临床需求的高性能人工关节。

本章参考文献

[1] MA R, TANG T T. Current strategies to improve the bioactivity of PEEK [J]. International journal of molecular sciences, 2014, 15(4): 5426-5445.

[2] NGUYEN H X, ISHIDA H. Poly (aryl-ether-ether-ketone) and its advanced composites: A review[J]. Polymer composites, 1987, 8(2): 57-73.

[3] ORTEGA-MARTÍNEZ J, FARRÉ-LLADÓS M, CANO-BATALLA J, et al. Polyetheretherketone (PEEK) as a medical and dental material. A literature review[J]. Medical research archives, 2017, 5(4): 1-16.

[4] PANAYOTOV I V, ORTI V, CUISINIER F, et al. Polyetheretherketone (PEEK) for medical applications [J]. Journal of materials science: Materials in medicine, 2016, 27(7): 118.

[5] KHOURY J, KIRKPATRICK S R, MAXWELL M, et al. Neutral atom beam technique enhances bioactivity of PEEK[J]. Nuclear instruments and methods in physics research section B: Beam interactions with materials and atoms, 2013, 307: 630-634.

[6] NOISET O, SCHNEIDER Y J, MARCHAND-BRYNAERT J. Adhesion and growth of $CaCo_2$ cells on surface-modified PEEK substrata[J]. Journal of biomaterials science polymer edition, 2000, 11(7): 767-786.

[7] ZHAO Y, WONG H M, WANG W H, et al. Cytocompatibility, osseointegration, and bioactivity of three-dimensional porous and nanostructured network on polyetheretherketone [J]. Biomaterials, 2013, 34 (37): 9264-9277.

[8] 王强，郭高鹏，宋国瑞，等. 人工关节生物假体材料的研究进展[J]. 医学研究杂志，2020，49(7)：171-173.

[9] KUMAR N, ARORA G N C, DATTA B. Bearing surfaces in hip replacement-evolution and likely future[J]. Medical journal, armed forces India, 2014, 70(4): 371-376.

[10] CHARNLEY J. Arthroplasty of the hip. A new operation[J]. The lancet, 1961, 277(7187): 1129-1132.

[11] BOUTIN P, CHRISTEL P, DORLOT J M, et al. The use of dense alumina-alumina ceramic combination in total hip replacement[J]. Journal

of biomedical materials research, 1988, 22(12): 1203-1232.
[12] LIAO C Z, LI Y C, TJONG S C. Polyetheretherketone and its composites for bone replacement and regeneration [J]. Polymers, 2020, 12(12): 2858.
[13] BUSCH A, WASSENAAR D, ZINSER W, et al. A bicentric approach evaluating the combination of a hemispheric cup with a novel ceramic head in total hip arthroplasty[J]. Orthopedic reviews, 2021, 13(1): 8794.
[14] SCHIERANO G, MUSSANO F, FAGA M G, et al. An alumina toughened zirconia composite for dental implant application: In vivo animal results[J]. BioMed research international, 2015, 2015: 157360.
[15] ZHANG D M, LIU H T, WANG J M, et al. Wear mechanism of artificial joint failure using wear debris analysis[J]. Journal of nanoscience and nanotechnology, 2018, 18(10): 6805-6814.
[16] DENG Y L, XIONG D S, WANG K. Biotribological properties of UHMWPE grafted with AA under lubrication as artificial joint [J]. Journal of materials science: materials in medicine, 2013, 24(9): 2085-2091.
[17] GE S R, KANG X Q, ZHAO Y J. One-year biodegradation study of UHMWPE as artificial joint materials: Variation of chemical structure and effect on friction and wear behavior [J]. Wear, 2011, 271(9/10): 2354-2363.
[18] 宋剑，王松，廖振华，等. 聚醚醚酮及其改性的人工关节材料的摩擦磨损性能研究进展[J]. 功能材料，2014(23)：23010-23015.
[19] 周海，王燎，姚天平，等. 人工关节失效类型及起因分析[J]. 中国医疗器械杂志，2012，36(1)：8-11.
[20] INGHAM E, FISHER J. Biological reactions to wear debris in total joint replacement[J]. Proceedings of the institution of mechanical engineers part H, Journal of engineering in medicine, 2000, 214(1): 21-37.
[21] SONG J, CHEN F F, LIU Y H, et al. Insight into the wear particles of PEEK and CFRPEEK against UHMWPE for artificial cervical disc application: Morphology and immunoreaction[J]. Tribology international, 2020, 144: 106093.
[22] YOON T R, ROWE S M, JUNG S T, et al. Osteolysis in association with a total hip arthroplasty with ceramic bearing surfaces [J]. The journal of bone and joint surgery American volume, 1998, 80(10):

1459-1468.
[23] BROCKETT C L, CARBONE S, ABDELGAIED A, et al. Influence of contact pressure, cross-shear and counterface material on the wear of PEEK and CFR-PEEK for orthopaedic applications[J]. Journal of the mechanical behavior of biomedical materials, 2016, 63: 10-16.
[24] BAYKAL D, SISKEY R S, UNDERWOOD R J, et al. The biotribology of PEEK-on-HXLPE bearings is comparable to traditional bearings on a multidirectional pin-on-disk tester[J]. Clinical orthopaedics and related research, 2016, 474(11): 2384-2393.
[25] DI PUCCIO F, MATTEI L. Biotribology of artificial hip joints[J]. World journal of orthopedics, 2015, 6(1): 77-94.
[26] ANGUIANO-SANCHEZ J, MARTINEZ-ROMERO O, SILLER H R, et al. Influence of PEEK coating on hip implant stress shielding: A finite element analysis [J]. Computational and mathematical methods in medicine, 2016, 2016: 6183679.
[27] XU H D, ZHANG D K, CHEN K, et al. Taper fretting behavior of PEEK artificial hip joint[J]. Tribology international, 2019, 137: 30-38.
[28] KOH Y G, PARK K M, LEE J A, et al. Total knee arthroplasty application of polyetheretherketone and carbon-fiber-reinforced polyetheretherketone: A review[J]. Materials science and engineering: C, 2019, 100: 70-81.
[29] MORRISON C, MACNAIR R, MACDONALD C, et al. In vitro biocompatibility testing of polymers for orthopaedic implants using cultured fibroblasts and osteoblasts[J]. Biomaterials, 1995, 16(13): 987-992.
[30] NAKAHARA I, TAKAO M, BANDOH S, et al. In vivo implant fixation of carbon fiber-reinforced PEEK hip prostheses in an ovine model [J]. Journal of orthopaedic research, 2013, 31(3): 485-492.
[31] 张晓. PEEK/UHMWPE/CoCrMo人工关节配副的生物摩擦及腐蚀行为[D]. 徐州:中国矿业大学, 2019.
[32] EVANS J T, WALKER R W, EVANS J P, et al. How long does a knee replacement last? A systematic review and meta-analysis of case series and national registry reports with more than 15 years of follow-up[J]. Lancet, 2019, 393(10172): 655-663.
[33] DE RUITER L, JANSSEN D, BRISCOE A, et al. The mechanical response of a polyetheretherketone femoral knee implant under a deep

squatting loading condition [J]. Proceedings of the institution of mechanical engineers part H, Journal of engineering in medicine, 2017, 231(12): 1204-1212.

[34] COWIE R M, BRISCOE A, FISHER J, et al. PEEK-OPTIMA™ as an alternative to cobalt chrome in the femoral component of total knee replacement: A preliminary study[J]. Proceedings of the institution of mechanical engineers part H, Journal of engineering in medicine, 2016, 230 (11): 1008-1015.

[35] KOH Y G, LEE J A, KANG K T. Prediction of wear on tibial inserts made of UHMWPE, PEEK, and CFR-PEEK in total knee arthroplasty using finite-element analysis[J]. Lubricants, 2019, 7(4): 30.

[36] ERRICO T. Why a mechanical disc? [J]. The spine journal, 2004,4(6): S151-S157.

[37] KERSTEN R F M R, VAN GAALEN S M, DE GAST A, et al. Polyetheretherketone (PEEK) cages in cervical applications: A systematic review[J]. The spine journal, 2015, 15(6): 1446-1460.

[38] MCAFEE P C. Interbody fusion cages in reconstructive operations on the spine[J]. The journal of bone and joint surgery American volume, 1999, 81(6): 859-880.

[39] 颜端国. 人工颈椎间盘的假体结构及应用特点[J]. 中国组织工程研究, 2014(26): 4260-4264.

[40] KURTZ S M, DEVINE J N. PEEK biomaterials in trauma, orthopedic, and spinal implants[J]. Biomaterials, 2007, 28(32): 4845-4869.

[41] NIU C C, LIAO J C, CHEN W J, et al. Outcomes of interbody fusion cages used in 1 and 2-levels anterior cervical discectomy and fusion: Titanium cages versus polyetheretherketone (PEEK) cages[J]. Journal of spinal disorders & techniques, 2010, 23(5): 310-316.

[42] SISKEY R, CICCARELLI L, LUI M K C, et al. Are PEEK-on-ceramic bearings an option for total disc arthroplasty? an in vitro tribology study [J]. Clinical orthopaedics and related research, 2016, 474 (11): 2428-2440.

[43] BROWN T, BAO Q B, HANSEN A. The use of PEEK in spine arthroplasty [M]//Recent Advances in Arthroplasty. London: InTech, 2012.

[44] JAIN A, MARRACHE M, HARRIS A, et al. Structural allograft versus

PEEK implants in anterior cervical discectomy and fusion: A systematic review[J]. Global spine journal, 2020, 10(6): 775-783.

[45] HALEEM A, JAVAID M. Polyether ether ketone (PEEK) and its 3D printed implants applications in medical field: An overview[J]. Clinical epidemiology and global health, 2019, 7(4): 571-577.

[46] HONIGMANN P, SHARMA N, OKOLO B, et al. Patient-specific surgical implants made of 3D printed PEEK: Material, technology, and scope of surgical application[J]. BioMed research international, 2018, 2018: 4520636.

[47] ZANJANIJAM A R, MAJOR I, LYONS J G, et al. Fused filament fabrication of PEEK: A review of process-structure-property relationships [J]. Polymers, 2020, 12(8): 1665.

[48] WANG Y Q, MÜLLER W D, RUMJAHN A, et al. Parameters influencing the outcome of additive manufacturing of tiny medical devices based on PEEK[J]. Materials, 2020, 13(2): 466.

[49] NAZAROV A, SKORNYAKOV I, SHISHKOVSKY I. The setup design for selective laser sintering of high-temperature polymer materials with the alignment control system of layer deposition[J]. Machines, 2018, 6 (1): 11.

[50] ZHANG Y, HAO L, SAVALANI M M, et al. In vitro biocompatibility of hydroxyapatite-reinforced polymeric composites manufactured by selective laser sintering[J]. Journal of biomedical materials research part A, 2009, 91(4): 1018-1027.

[51] KUMAR P, MUSTAFA ALI SYED G. Emerging trend in manufacturing of 3D biomedical components using selective laser sintering: A review[J]. E3S web of conferences, 2020, 184: 01047.

[52] WANG Y, SHEN J W, YAN M X, et al. Poly ether ether ketone and its composite powder prepared by thermally induced phase separation for high temperature selective laser sintering [J]. Materials & design, 2021, 201: 109510.

[53] BERRETTA S, EVANS K, GHITA O. Additive manufacture of PEEK cranial implants: Manufacturing considerations versus accuracy and mechanical performance[J]. Materials & design, 2018, 139: 141-152.

[54] ARIF M F, ALHASHMI H, VARADARAJAN K M, et al. Multifunctional performance of carbon nanotubes and graphene nanoplatelets reinforced

PEEK composites enabled via FFF additive manufacturing [J]. Composites part B: engineering, 2020, 184: 107625.

[55] ARIF M F, KUMAR S, VARADARAJAN K M, et al. Performance of biocompatible PEEK processed by fused deposition additive manufacturing [J]. Materials & design, 2018, 146: 249-259.

[56] RODZE-K, SHARMA P K, MCILHAGGER A, et al. The direct 3D printing of functional PEEK/hydroxyapatite composites via a fused filament fabrication approach[J]. Polymers, 2021, 13(4): 545.

[57] YANG C C, TIAN X Y, LI D C, et al. Influence of thermal processing conditions in 3D printing on the crystallinity and mechanical properties of PEEK material[J]. Journal of materials processing technology, 2017, 248: 1-7.

第 6 章

生物活性玻璃及其复合骨修复与再生材料

6.1 生物活性玻璃的制备与分类

“生物活性”一词来源于 20 世纪 70 年代，当时佛罗里达大学 L. L. Hench 教授发现具有一定组成的玻璃材料，在生理环境中能发生一种特殊的化学反应，与骨组织间形成牢固的连接和结合，且不会对人体产生不良反应。Hench 教授将其命名为“生物活性玻璃(BG)”，定义具有这种特性的材料为生物活性材料[1]。后来，Hench 给了“生物活性材料”一个广泛的定义，即能在材料与组织界面上发生一定的反应，导致组织与材料间形成连接的材料。因此，“生物活性”包含两方面的含义：(1)从材料学角度，在生理环境下，材料表面产生溶解或降解，与组织产生离子交换；(2)从生物学角度，植入材料能与骨形成骨性结合，在界面无纤维组织。目前，生物活性玻璃具有良好的生物相容性和降解性，能促进新骨生成，现已经广泛用于临床，如脊柱融合、骨缺损填充、人工牙根固定、牙槽脊增高及中耳骨的替代修复等，被证明具有令人满意的临床效果。

最初的生物活性玻璃是基于四氧化物体系($SiO_2-P_2O_5-CaO-Na_2O$)，在高温下(1 300～1 500 ℃)通过传统的熔融方法制备的[2]。当与体液接触时，表现出特殊的表面反应，与骨组织发生强烈结合，可用作骨再生生物材料。该方法制备工艺简单，易于大规模生产，但是同样存在一些缺点，比如高温熔制温度较高、能量消耗大、对设备要求高、易引入杂质元素、混料不均/分相导致成分不均匀等。采用溶胶一凝胶法制备生物活性玻璃，最早出现在 20 世纪 90 年代，实现了在较低的温度下合成生物活性玻璃。Hench教授等使用组成元素Ca、P、Si的化合物前驱体，在酸或碱的催化下发生均匀的水解反应形成溶胶，陈化成凝胶后经过干燥并煅烧去除有机物残留，从而成功制备出了$SiO_2-CaO-P_2O_5$三元系统生物活性玻璃[3]。该方法能够在分子水平上提供比较均匀的反应体系，有利于各原料组分间进行充分的反应，从而提高了制得生物活性玻璃的化学成分均匀性、结构均匀性和可设计性，解决了高温熔制法的能耗高、组分不均匀、杂质元素等问题。该方法制备所得的生物活性玻璃表面粗糙、比表面积大、硅含量较高、组分范围广，并且具有更高的骨结合率和更优异的降解/吸附性能。模板法[4,5]是在溶胶—凝胶和超分子化学技术的基础上发展起来的，以表面活性剂为结构导向剂，无机物前躯体聚合形成玻璃网络结构，无机物前躯体和表面活性剂以均匀的形式自组装，经过陈化、洗涤、干燥烧结可以得到具有微观有序孔结构或特定形貌的微纳米粉体。

在过去的40年里，生物活性玻璃迅速发展，因其与天然骨组织的化学性质相似，具有成骨诱导和血管生成等特性，可作为人工合成骨植入物的替代品，在再生医学领域有广泛的应用[6−9]，其优点如下：(1)表面通过形成的羟基碳酸盐磷灰石层(HCA)与宿主骨形成强烈的结合；(2)可以促进血管内皮生长因子(VEGF)在成纤维细胞中的表达，促进体内外血管生成；(3)与羟基磷灰石、二氧化钛、氧化铝等无机陶瓷相比，生物活性玻璃释放的离子和降解产物可激活/上调成骨细胞的基因表达，促进骨再生。本节采用溶胶—凝胶法和模板法，分别制备了镁、铜、锶和铈等掺杂的介孔生物玻璃及其微球。

6.1.1　镁掺杂介孔生物活性玻璃的制备

镁(Mg)是人体中维持正常生活所必需的元素之一，几乎参与人体所有的生命活动，在人体中的含量仅次于钙、钠和钾，参与人体内一系列新陈代谢过程。在成年人体内大约含镁1 000 mmol(约24 g)，约60%的镁存在于骨骼中，约39%在细胞内，仅有1%在细胞的外环境。Mg在自然骨中占的质量分数为0.26%～0.55%。镁离子可促进钙的沉积，对骨组织的矿化有重要影响[10]。Mg离子浓度直接影响人体骨质的钙化过程，从钙化的开始到完成，Mg离子的浓度由高变低。一些研究表明，Mg离子参与合成和稳固DNA和RNA的结构，也是许多酶发挥正常生理功能的激活剂[11]。Mg离子在骨骼重建和骨骼发育中起到至关重要的作用，用Mg离子对材料表面进行改性对体内和体外成骨细胞的表型有着重要的影响，这是由于成骨细胞与生物材料表面的相互作用是由细胞膜黏附受体(整合蛋白)调控，其中Mg离子结合整合蛋白的α亚基[12]，所以胞外Mg离子浓度的变化可以调节细胞与材料表面的亲和力。于是本节设计采用溶胶—凝胶法制备镁掺杂介孔生物活性玻璃(m—MS)[13](图6.1)。

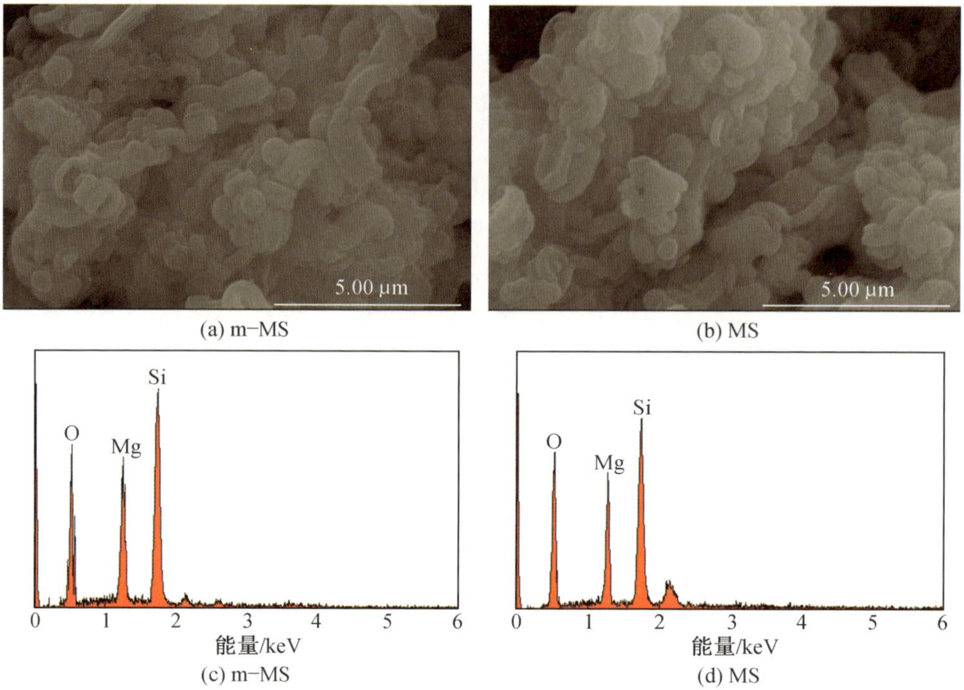

图 6.1 镁掺杂生物活性玻璃的扫描电镜和元素分析谱图

首先，将 30 mL 去离子水和 120 mL 2.0 mol/L 稀盐酸的混合溶液，置于 50 ℃水浴中。然后，准确称取 4.0 g P123(EO20PO70EO20，5800，Sigma Aldrich)，将其加入上述混合溶液中，搅拌 30 min 至澄清。随后，依次称取 4.8 g 六水合硝酸镁和 8.5 g 正硅酸乙酯加入到上述澄清溶液中，搅拌 5 h。静置后抽滤，去离子水清洗，再抽滤，重复 3 次后，置于 60 ℃电热鼓风干燥箱中得到白色粉末。最后将上述粉末置于马弗炉中，在 600 ℃条件下进行烧结，从而获得镁掺杂介孔生物活性玻璃粉末(m－MS)。非介孔镁掺杂生物活性玻璃(MS)的粉末样品以相同的实验方法制得，但是合成过程中不添加表面活性剂 P123。

通过扫描电镜观察发现，两种粉末样品均呈短棒状结构，无明显差异(图 6.1)。EDS 分析结果表明，两种样品的主要元素均是 O、Mg 和 Si。m－MS 中镁元素的质量分数为 15.2%，而 MS 中镁元素的质量分数为 14.7%。但是通过透射电镜，可以清楚地观察到 m－MS 样品呈棒状，内部均匀排列，圆柱形孔道，孔径均一且高度有序，如图 6.2(a)所示。如图 6.2(b)所示，m－MS 样品中的孔结构呈现六边形排列。

采用孔隙率仪，测定不同相对压力下氮气等温吸附/脱附曲线(图 6.3)，发现 m－MS 呈现出Ⅳ型氮气吸附/脱附等温线，吸附等温线和脱附等温线分别在 0.55～0.65和 0.5～0.45(p/p_0)区间呈陡峭的急剧变化，形成明显的 H1 型回滞

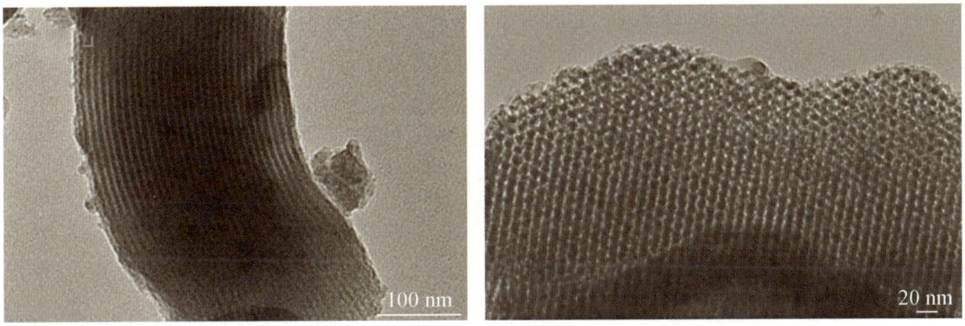

(a)　　(b)

图 6.2　镁掺杂介孔生物玻璃的透射电镜图

环,是明显的吸附一脱附过程。同时,MS 的吸附/脱附等温线相对较平缓,该结果表明 m－MS 具有有序的介孔结构。根据 Barrett－Joyner－Helen(BJH)公式计算得知,m－MS 具有很窄的孔径分布,其平均孔径、比表面积和孔容分别为 5 nm、451.0 m^2/g 和 0.41 cm^3/g;而 MS 的比表面积和孔容仅分别为 75 m^2/g 和 0.21 cm^3/g。大的比表面积说明该材料浸泡于模拟体液中或植入体内可以与周围液体有更大的接触面积,从而加快离子交换;同时,高孔容有利于该材料负载药物或蛋白,赋予其更多的功能性,在骨组织再生和药物输送领域有着广泛的应用前景[14]。

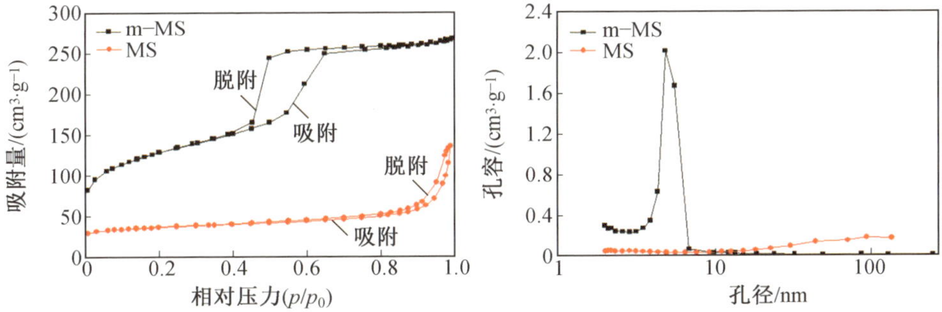

(a) 吸附/脱附等温线　　(b) 氮吸附/孔径分布曲线

图 6.3　镁掺杂介孔生物玻璃的氮吸附/脱附等温线和孔径分布曲线

6.1.2　镁/铜双掺杂生物活性玻璃微球的制备

铜元素是人体必需的微量元素之一,含量居第三位,仅次于铁、锌。早期研究显示,铜在调节细胞代谢中具有关键作用,是影响血管生长和肌肉发育的关键因素。铜代谢异常、摄入不足或过量,都会引发疾病,包括溶血、骨质疏松及免疫功能下降等。许多研究报道了 Cu^{2+} 具有促进血管生成的作用,可显著提高内皮细胞的 VEGF 和 HIF 等相关因子的表达,刺激内皮细胞的迁移和增殖,且可加速伤口愈合。铜元素还是血管生成中的一种辅助因子，可以刺激内皮细胞的迁移、增殖和血管化[15]。本节通过模板法设计制备了镁/铜双掺杂生物活性玻璃微球(CuNMS)。

首先准确称量 0.7 g 十六烷基三甲基溴化铵(CTAB)溶解于 33 mL 去离子水中，置于 35 ℃恒温水槽中。CTAB 完全溶解后，依次加入 7 mL 1 mol/L 氨水、3.6 mL TEOS 和 2.47 g 六水合硝酸镁。经过 4 h 充分反应后，溶液变为乳白色悬浊液，离心后收集到白色沉淀物。经过两次酒精洗涤和一次去离子水洗涤后，室温静置 24 h 干燥。最后，将所得产物置于马弗炉中，600 ℃条件下进行烧结，保温 3 h，除去 CTAB，得到白色粉末即为镁掺杂生物活性玻璃微球(NMS)。镁/铜双掺杂生物活性玻璃微球(CuNMS)以相同的实验方法制得，只是合成过程中将 2.47 g 六水合硝酸镁更换为 1.78 g 六水合硝酸镁和 0.56 g 三水合硝酸铜。

采用 X 射线光电子能谱仪，测得所制材料表面化学元素的谱图(图 6.4)表明，掺杂铜元素后，谱图中 Mg1s 峰强度略有下降。将 923～966 eV 之间的能谱放大，可以清楚地看出，NMS 没有峰出现，而 CuNMS 明显出现 Cu2p 峰。表明，除了 Mg、Si 和 O 元素之外，CuNMS 中含有 Cu 元素。但是，铜元素的加入，并没有对微球的形貌产生明显的影响，其粒径仍旧分布较为均匀，约为 200 nm(图 6.5)。

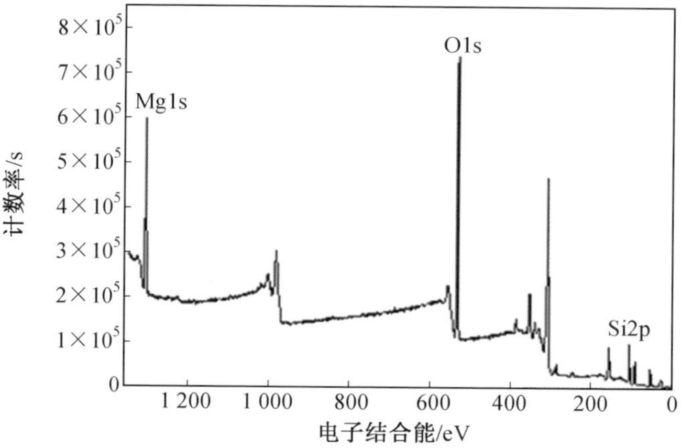

(a) 镁掺杂生物活性玻璃微球的X射线光电子能谱图

图 6.4　镁和镁/铜双掺杂生物活性玻璃微球的 X 射线光电子能谱图

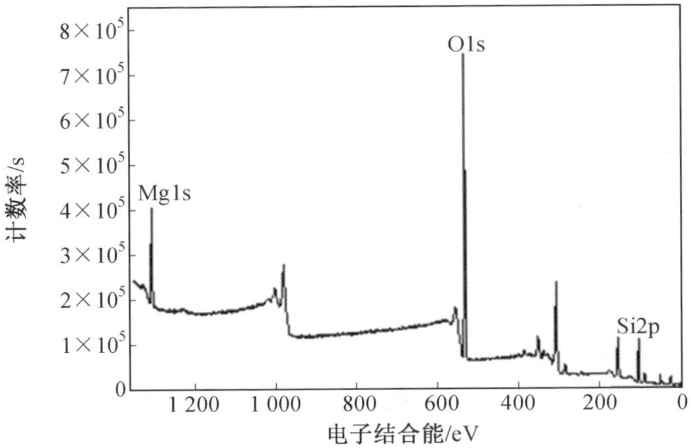

(b) 镁/铜双掺杂生物活性玻璃微球的X射线光电子能谱图

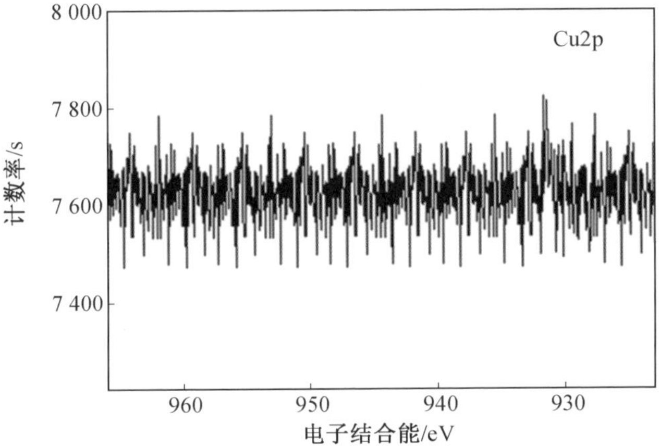

(c) 图(a)中923~966 eV放大图

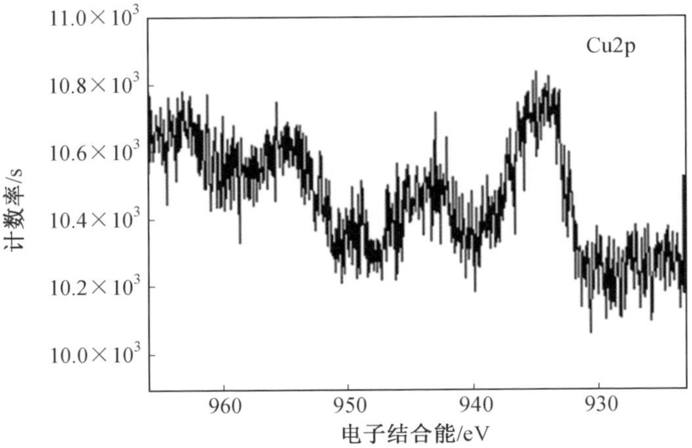

(d) 图(b)中923~966 eV放大图

续图 6.4

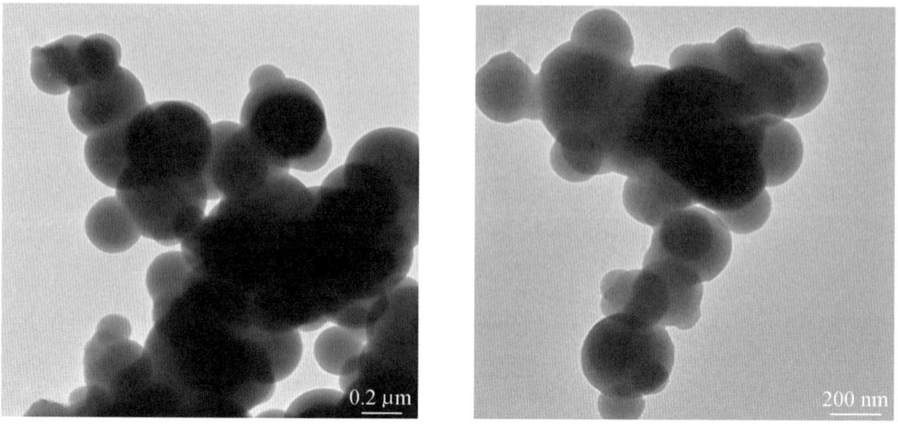

(a) 镁　　(b) 镁/铜

图 6.5　镁和镁/铜双掺杂生物活性玻璃微球的透射电镜图

6.1.3　锶掺杂生物活性玻璃微球的制备

作为牙齿和骨骼的重要组成成分，锶(Sr)是人体的一种必需微量元素。人体中 99%的 Sr 沉积在骨骼中(36～140 mg/kg)，如股骨骨干、腰椎和髂骨等[16]。新致密骨的 Sr 含量是旧致密骨的 3～4 倍，新松质骨的 Sr 含量大约是旧松质骨的 2.5 倍，由于其合成代谢和抗吸收活性，对骨代谢产生有益影响[17]。在化学元素周期表中，锶与钙元素处于同一主族之中，两者化学性质相似并且同为亲骨性元素，Sr^{2+} 的电荷和离子半径与 Ca^{2+} 相似，比较容易引入 BG 网络中，替代部分 Ca^{2+}，具有与 Ca^{2+} 相似的生物效应。锶可以充当二价钙离子的激动剂，激活钙离子的通道，也可以取代少量的钙，参与体内多种生化过程。在骨骼中锶的存在既能增强强度也能吸引更多的钙入骨[18－20]。有报道称，锶具有抑制破骨的分化和破骨细胞的骨吸收能力，从而有助于骨生成。

同时阿仑膦酸钠(ALN)作为双磷酸盐类药物，是目前预防及治疗骨质疏松症的首选药物。在骨质疏松患者中，ALN 可以阻断甲戊酸途径中关键酶(法尼基焦膦酸合酶，FDPS)的合成，来破坏破骨细胞骨架的合成、影响破骨细胞的活性或诱导破骨细胞凋亡，从而降低骨吸收。因为 FDPS 是类异戊二烯生物合成的甲戊酸途径的关键酶，阻断 FDPS 不仅会抑制破骨细胞功能所需的蛋白质异戊烯化，而且还可能阻碍细胞中辅酶 Q10(泛素酮)和胆固醇的合成[21－23]。此外，ALN 还能刺激成骨细胞的活性，促进成骨细胞的分化和增殖，调节多种生长因子和细胞因子的分泌，抑制糖皮质激素作用后的骨细胞和成骨细胞凋亡，并调节成骨细胞产生的细胞外基质蛋白[24]。于是本节通过溶胶－凝胶法设计制备了锶掺杂生物活性玻璃微球并搭载阿仑膦酸钠。

首先，将 2 g 十六烷基三甲基氯化铵(CTAC)溶解在 10 mL 去离子水中，标记为溶液 A；将 3 mL 正硅酸乙酯(TEOS)溶解于 15 mL 的无水乙醇中，标记为溶液 B；10 mL 去离子水，4.5 mL 氨水和 15 mL 酒精混合，标记为溶液 C。溶液 A、B、C 均处于快速搅拌状态，维持该搅拌状态，将溶液 B 加入溶液 C 中，并持续搅拌 15 min 后，将 A 溶液加入到 B 和 C 溶液的混合溶液中，然后持续快速搅拌 30 min。然后称取 0.64 g $Ca(NO_3)_2 \cdot 4H_2O$ 和 0.57 g $Sr(NO_3)_2 \cdot 4H_2O$ 加入到上述混合溶液中，持续反应 90 min 后，得白色浑浊液。将所得浑浊液离心 10 min，转速为 8 000 r/min，得白色粉末产物，再分别用乙醇清洗一次，去离子水清洗两次后，放置烘箱内烘干(100 ℃，6 h)，得白色粉末。将所得白色粉末放置马弗炉内烧结，烧结过程为：先将马弗炉预热至 200 ℃ 并保温 2 h；再升温至 700 ℃，保温 2 h，升温过程中的升温速率均设定为 1 ℃/min。烧结完成后得到的白色粉末即为 SrBG 纳米颗粒；制备过程中不添加 $Sr(NO_3)_2 \cdot 4H_2O$ 所制备的生物活性玻璃(BG)为对照组。

阿仑膦酸钠一掺锶生物活性玻璃(A－SrBG)的制备过程如下：先配制 ALN 的饱和溶液，然后在 100 mL 饱和 ALN 溶液中加入 100 mg 上述制备的 SrBG 粉末，在室温下搅拌 24 h，8 000 r/min 离心 5 min 收集沉淀，再用去离子水洗涤 3 次，然后，在 100 ℃下干燥 6 h，得到干燥的 A－SrBG 纳米颗粒。

通过扫描电镜图和透射电镜图(图 6.6)观察，发现 BG 纳米颗粒表面光滑，具有规则球形形状，粒径较为均一，约为 200 nm。SrBG 微球的表面略显粗糙，A－SrBG表面存在较为明显的颗粒物质。但 Sr 元素和 ALN 加入后，生物玻璃纳米颗粒仍保持较规整的球形形状和均一的粒径分布，并没有明显的区别。EDS 结果显示 A－SrBG 中，除了 Ca、O、Si 三种元素外，出现了 Sr 元素和 P 元素的峰。

6.1.4 锶/铈双掺杂生物活性玻璃微球的制备

铈元素(Ce)是一种具有成骨诱导和抗炎能力的稀土元素，具有独特的电子排布特性、强的金属活性等特殊的物理化学性质。由于其离子半径与钙离子相似，而主要沉积在骨骼系统中，可以加速细胞的新陈代谢。研究表明，铈离子的生物安全性较好，其纳米材料可诱导骨髓间充质干细胞分化成成骨细胞，进而促进骨质生成[25]。

在 6.1.3 节的基础上，本节通过模板法设计制备了锶/铈双掺杂生物活性玻璃微球。由扫描电镜图和透射电镜图(图 6.7)可知，该微球的粒径约为 200 nm，分布较为均一。EDS 分析结果表明，该生物活性玻璃微球的主要元素为 O、Si、Ca、Sr 和 Ce，其中锶和铈元素的质量分数分别为 3.91%和 0.72%。

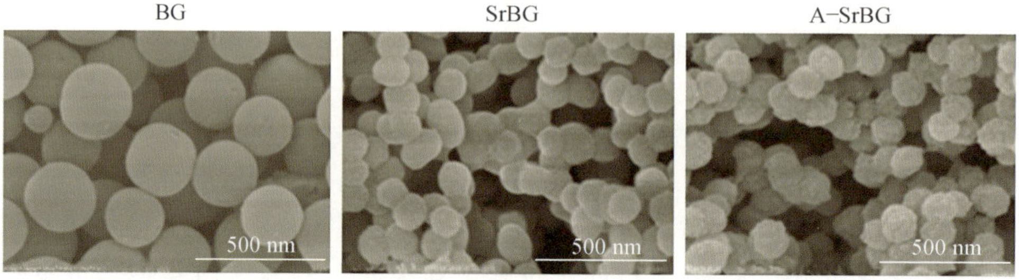

(a) 锶掺杂生物活性玻璃的扫描电镜图

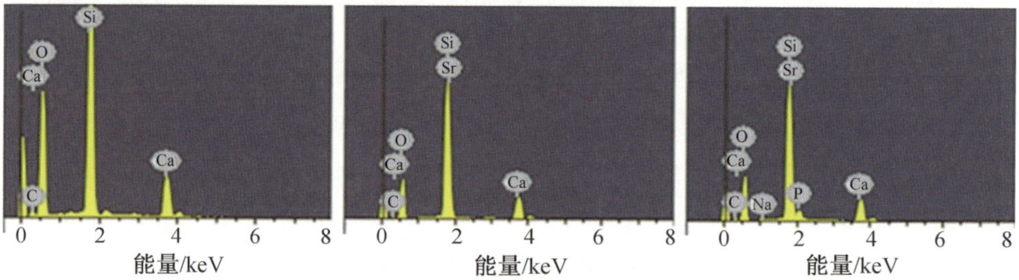

(b) 锶掺杂生物活性玻璃的元素分析能谱

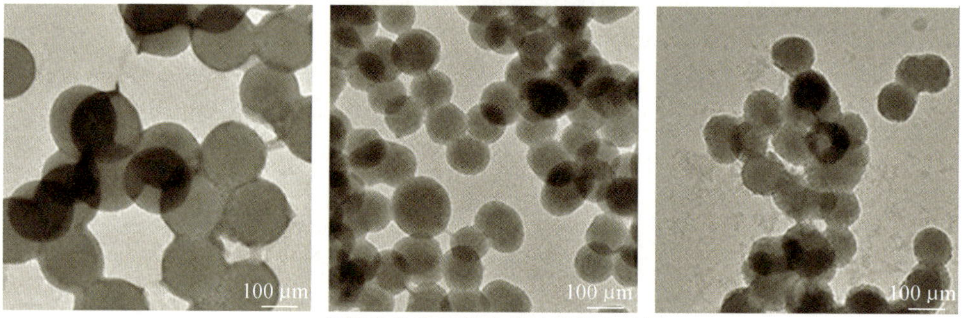

(c) 锶掺杂生物活性玻璃的透射电镜图

图 6.6 锶掺杂生物活性玻璃的扫描电镜图、元素分析能谱和透射电镜图

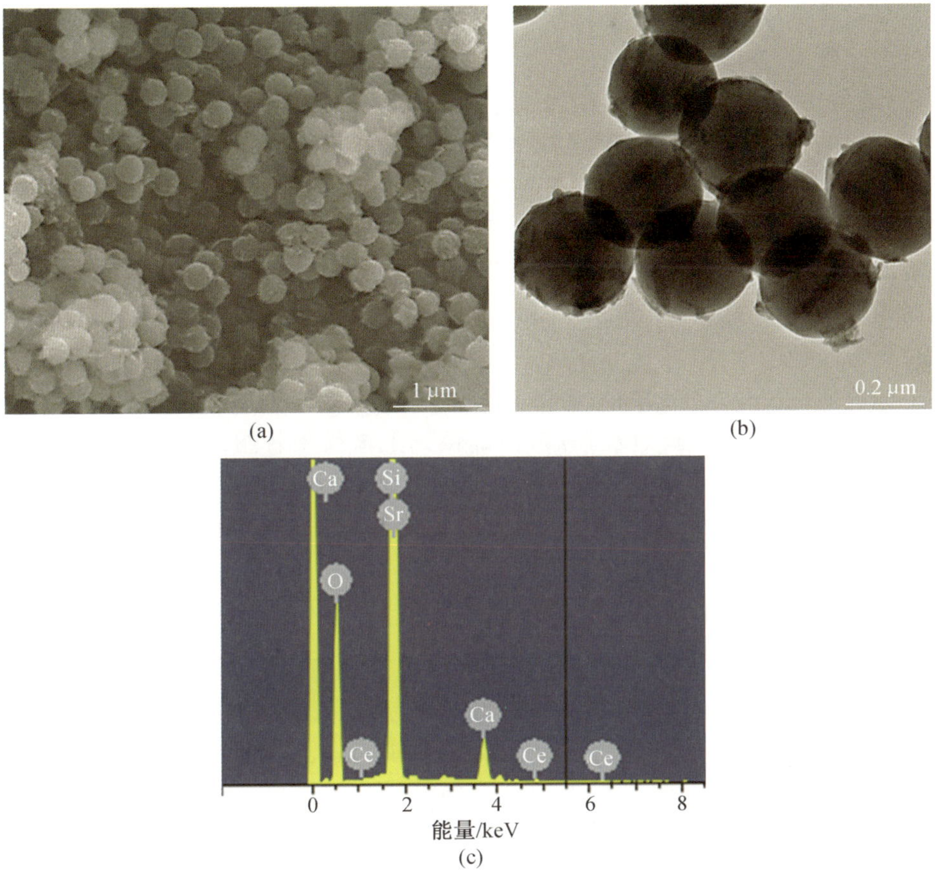

图 6.7 锶/铈双掺杂生物活性玻璃微球的扫描电镜图、透射电镜和元素分析能谱

6.2 生物活性玻璃及其复合支架

6.2.1 生物活性玻璃支架的制备方法

虽然生物活性玻璃具有优良的生物活性和生物相容性，但是，都存在脆性高、抗弯强度和断裂韧性低等缺点，且多以颗粒状形式存在，在临床植入外科手术中，颗粒状植入物缺乏一定的尺寸稳定性。因此，生物活性玻璃及其复合支架受到越来越多研究者的关注。一个理想的人工骨支架，不仅为骨细胞长入提供通道，也为新骨的沉淀提供场所，且为新长入的细胞/组织提供营养和氧气并排走代谢废物。一般认为，具有生物活性材料组成，高孔隙率、孔互相连通的大孔支架材料有利于新骨形成。支架材料的孔隙率越高，与细胞接触面积就越大，越

有利于新骨形成，以及材料的降解；高孔隙率支架材料具有较大的比表面积，植入体内能吸附/富集相关蛋白质及生长因子，从而促进成骨细胞在支架材料上的黏附、增殖与分化，促进骨再生，加快骨修复进程。

理想的用于修复骨缺损的支架材料要具备以下几个特性[26]：支架孔径范围是 100～400 μm，研究表明该范围的孔径大小有利于成骨细胞在支架中长入；支架的孔结构相互贯通，且孔隙率要大于 80%，这有利于体内骨组织的生长；具有一定的生物相容性，在支架表面和孔结构中形成细胞所需要的外基质环境，在支架周围形成血管以确保营养、氧气和废物的运输，使细胞在支架表面附着、增殖，维持正常的细胞活性，并诱导新骨的形成；具备适当的降解性，即支架材料的降解率和缺损部位骨组织的生长速率要匹配，随着支架植入时间的延长，支架材料不断降解，新骨逐渐生长，最后骨缺损部位完全被新生骨组织所替换；具备一定的机械强度，以确保骨缺损部位有合适的生物力学需求；支架材料对宿主组织无毒性。而用于制备生物活性玻璃支架的方法，主要有颗粒造孔法、聚合物模板法以及增材制造法等。

1. 颗粒造孔法制备生物活性玻璃支架

制备人工骨支架的方法有很多，其中通过添加造孔剂而造孔的方法是一种较为简单的方法。首先将生物活性玻璃粉体与造孔剂混合均匀，通过模压法或其他工艺成型，在烧结前，浸出或分解掉造孔剂，或者直接将混合物烧结，使低熔点的造孔剂（如碳酸氢铵）在较低温度下先行气化排出，便可获得具有疏松多孔结构的支架材料[27]。常用的造孔剂有氯化钠、碳酸氢铵和聚合物颗粒（尿素颗粒）或有机物（如淀粉）等。该方法的优点是容易实现，不需要复杂的设备；然而，它的局限性是制备出的支架孔隙率在一个较窄的范围内，且孔隙之间的连通性不够。另外，若工艺流程处理不当，该方法容易导致造孔剂残留，而产生细胞毒性。

比较特殊的是，以水/冰作为造孔剂，结合冷冻干燥法，制备生物活性玻璃支架。具体工艺是将含有生物玻璃颗粒的胶状稳定的悬浮液快速冷冻，在真空条件下冷冻干燥，使溶剂升华，得到多孔的人工骨支架材料。如果控制一开始的冷冻过程，使降温速度朝一个特定方向，冰晶将沿着这个方向取向性生长，这样升华后得到的孔洞也是沿着一个方向取向排列，最终得到的支架在该方向上的力学强度会明显升高。

2. 聚合物模板法制备生物活性玻璃支架

聚合物模板法的制备过程大致如下[28]：人工合成的聚氨酯或者天然的泡沫作为模板，浸入到玻璃粉末的浆料中（需要添加分散剂、黏结剂等调整浆料的黏度和流动性），反复几次直到表面均匀覆盖一层生物玻璃浆料涂层，干燥后，通过烧结过程去除聚合物模板和有机黏结剂，烧结至 600～1 000 ℃使之致密化，具体的烧结温度取决于玻璃的组分和颗粒尺寸。该方法的优点是能够制造出类似于人体松质骨的微观结构，能够显著提高生物活性玻璃支架的孔隙率和连通性；但是力学强度不高，不能用于承重骨。

3. 增材制造法制备生物活性玻璃支架

增材制造技术是一种快速成型技术，基于计算机辅助设计，以数字模型为基础，从而实现材料逐层堆积成型，适用于制作多孔型结构的支架材料，不需要用到传统的模具。通过增材制造技术制备的多孔型结构的支架材料具有支架外形可控、孔径均一、支架空间复杂多变并可以一次成型等优点，而成为生物医用材料的研究热点，具有很大的潜力[29]。目前，增材制造技术用于生物活性玻璃支架制备的工艺有自动注浆成型、挤出冷冻工艺（freeze－form extrusion fabrication，FEF）和选择性激光烧结（selective laser sintering，SLS）等。其中，自动注浆成型法是将悬浮液通过一个窄口径的喷嘴打印后，通过自动沉积装置沉积，干燥后，缓慢加热至并保温一段时间烧除掉有机相，可得到支架材料。

挤出冷冻工艺是以水基生物活性玻璃膏体在冷冻环境下的分层堆积实现生物活性玻璃支架的增材制造成形，利用冷冻时的水－冰转换作为生物活性玻璃粉末黏结成型手段，具有工艺灵活、控制简单、制备过程环境友好等特点。

选择性激光烧结是选用激光作为能量源，按照三维 CAD 切片模型中规划好的路径在生物活性玻璃粉末床层进行逐层扫描，扫描过的粉末通过熔化、凝固从而达到结合成型的效果，最终获得模型所设计的支架构型。

总之，可控的孔道结构，患者特异性几何结构以及可以负载细胞、药物和蛋白质的能力，使得增材制造技术成为制备生物活性玻璃人工骨支架的理想选择。

6.2.2　生物活性玻璃复合支架

众所周知，骨是自然界中结构最复杂的生物矿化材料之一，由有序排列的胶原、取向的羟基磷灰石和水等物质组成。成年人的骨由三分之一的有机质（主要是骨胶原纤维）和三分之二的无机质（主要是磷酸钙、碳酸钙和氯化钙等）组成。有机质使骨具有韧性和弹性，无机质使骨具有硬度和脆性。骨的弹性和坚硬来自有机质和无机质的结合，从而满足生物和力学的要求。

因此，对人工骨支架材料的要求也是多方面的，材料不仅要求具有良好的生物相容性和生物活性，还需要有一定的力学性能。而生物活性玻璃的力学性能较弱，降解较快不能长时间起到力学支撑的作用。因此，生物活性玻璃复合支架的研究一直是该领域的热点，常见的研究思路包括用生物活性玻璃作为涂层增强金属支架的生物活性，生物活性玻璃与高分子材料复合等。

用于人体骨组织修复的金属植入材料具有优良的力学性能，但生物相容性较差。通过一些物理或化学手段(等离子喷涂、激光熔覆、电泳沉积等)，在金属材料表面形成一层生物活性玻璃涂层，能大大改善金属植入材料表面的生物相容性和生物活性，改善其与人体的界面结合，形成良好的骨性结合。目前，该技术已在临床上有很多相关的应用，然而仍然存在生物活性玻璃涂层的长期稳定性等问题。

另外一种最常用的方法是，将生物活性玻璃与高分子类材料复合，以期获得具有良好力学性能和高生物活性的复合支架材料。生物活性玻璃/高分子复合支架结合了有机组分的韧性和无机组分的刚性，充分利用了无机组分或部分有机组分的生物活性及降解性能，形成了具有综合使用性能的骨修复复合材料。骨修复复合材料与周围组织的最终结合形式以及被利用的状况与材料组分的降解特性、材料的结构状况等因素密切相关。一般来说，具有降解特性或贯通孔洞的复合材料能够被人体较好地利用，伴随着材料的逐步降解，新生骨组织可以长入到材料内部并完全替代材料，达到修复效果。不可降解的高分子材料与生物活性玻璃的复合支架，可以通过生物活性玻璃的特性与周围组织形成牢固的结合，而长期植入人体且无不良反应。因此，生物活性玻璃/高分子复合支架的主要用途在于修复和重建人体的骨组织，作为骨修复或骨固定材料来使用。

1. 生物活性玻璃/聚丁二酸丁二醇酯复合支架

聚丁二酸丁二醇酯(poly(butylene succinate)，PBSu)是近年发展起来的一种生物可降解脂肪族聚酯，由丁二酸和丁二醇合成。合成中使用的反应物也可以从可再生资源获得，使 PBSu 成为一种生物可降解聚合物。该材料可被多种微生物或在动物体内酶降解、代谢，并最终分解为 CO_2 和 H_2O，排出体外。通过改善催化剂的催化活性，优化制备工艺，可合成高分子质量的 PBSu，其力学性能优异，拥有优良的强度和韧性。此外，PBSu 热稳定性强，价格低廉，机械性能优良，机械性能接近聚氨基甲酸酯、聚苯乙烯，既有较大的强度，也有一定的韧性。而且，PBSu 加工性能良好，可在普通的加工设备上完成注塑、挤出和吹塑等各类成型加工。因此，本节采用颗粒造孔和增材制造两种不同的方法，分别制备了镁掺杂介孔生物活性玻璃(m－MS)/PBSu 复合支架。

本节选用氯化钠颗粒(粒径为 300～500 μm)为造孔剂，采用颗粒造孔法制备复合支架。首先，用称量瓶准确称取一定量的 PBSu，溶解在适量的二甲基甲酰胺溶液中。再加入一定量的 m－MS 粉末并不断搅拌使其均匀分散，充分混合后按照质量比 1∶8 加入适量的氯化钠颗粒，混合搅拌 10 min。将上述混合物加入到不锈钢模具中，0.2 MPa 的压力下，2 min 压制成型。所得样品在通风橱中自然晾干 12 h 使溶剂挥发干净。然后将材料浸泡在去离子水中 48 h，以去除造孔剂(氯化钠颗粒),每 8 h 更换一次去离子水。最后将样品置于 37 ℃烘箱中 12 h,获得复合支架材料[30]。本实验制备了两种复合多孔支架材料,分别含有质量分数为 20%和 40%的 m−MS,命名为 C20 和 C40;而没有添加 m−MS 的多孔支架材料命名为 C0,用作对照,如图 6.8 所示。

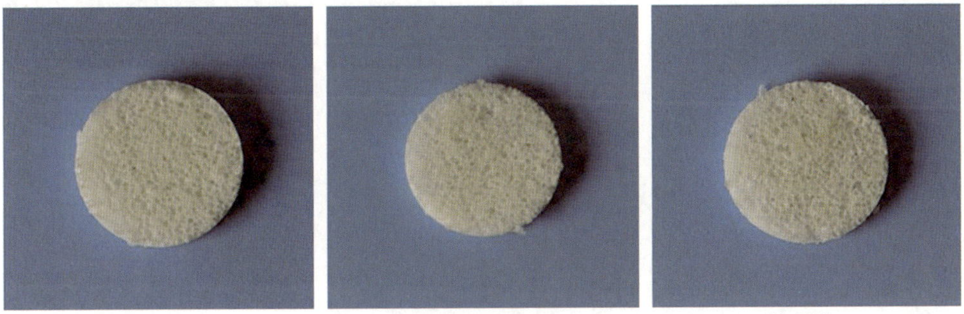

(a) C0　(b) C20　(c) C40

图 6.8　多孔骨修复支架样品的数码相片图

采用 SEM 观察和分析复合支架的表面微观形貌结构,结果如图 6.9 所示。由图可见,复合支架材料具有明显的大孔结构,孔径约为 400 μm,这与支架制备过程中所用的造孔剂(NaCl)粒径大小一致。这说明,m−MS 的加入,并没有对支架材料的大孔产生影响。在放大倍数的 SEM 图中,可以发现 C0 支架(图 6.9(d))大孔孔壁表面相对光滑,而 C20(图 6.9(e))和 C40(图 6.9(f))支架大孔孔壁表面却是粗糙多孔的。并且,C40 支架表面的微孔(1～10 μm)数量远远多于 C20 支架。这些微孔是制备支架过程中溶剂挥发所导致的,使得前述的大孔相互贯通,从而形成了三维孔隙结构。结果表明,m−MS 的加入,提升了孔的相互贯通性能。而 m−MS 本身具有约为 5 nm 的小孔,总之 C40 支架具有了大孔−微孔−小孔的三级孔结构,这有利于支架植入体内后与周围组织液及血液的营养交换。

增材制造法制备镁掺杂介孔生物活性玻璃/聚丁二酸丁二醇酯(m−MS/PBSu)复合支架的步骤如下:首先使用夸克密炼机制备二者的混合物料,然后将混合物料加入到 3D 打印机的不锈钢料筒内,加热料筒温度到 112 ℃,通过调整喷嘴扫描速度、喷射速度、网格间距和层高等参数,制备出复合支架材料。其数码相片如图 6.10 所示。

通过扫描电镜观察(图 6.11)发现,通过增材制造制得的支架均匀分布着约为 400 μm×400 μm 的方形孔道,且垂直方向贯通;微丝呈直线分布,直径约为 500 μm。此外,PBSu 表面较光滑;而复合支架的表面略有粗糙。然而,通过断面形貌观察发现(图 6.12),PBSu 支架的断口比较规整,说明其为脆性断裂。加入 m−MS 后,复合支架表面的断口变得粗糙,不仅有无机颗粒造成的凸起,而且还

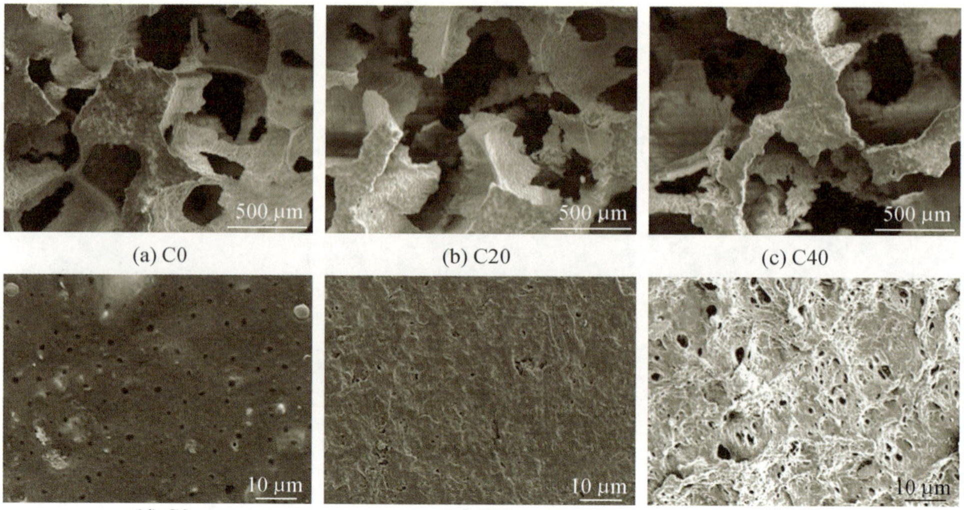

(a) C0　(b) C20　(c) C40

(d) C0　(e) C20　(f) C40

图 6.9　复合支架微观结构的扫描电镜图

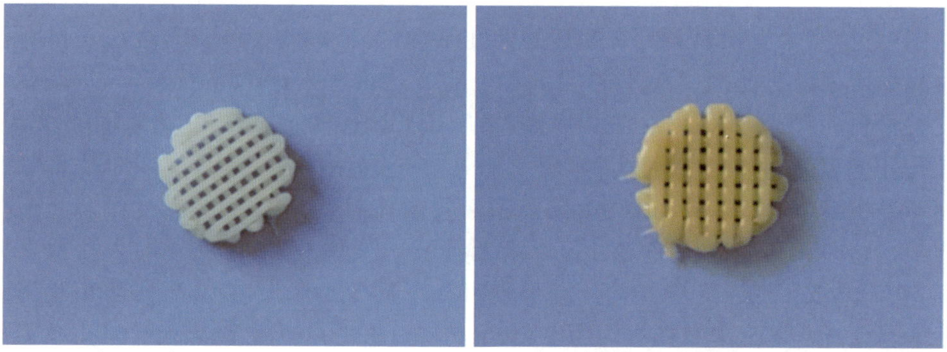

(a) 聚丁二酸丁二醇酯(PBSu)支架　(b) 介孔生物活性玻璃/聚丁二酸丁二醇酯(m-MS/PBSu)复合支架

图 6.10　增材制造复合支架的数码相片图

有无机颗粒脱落造成的凹坑。m－MS 均匀分布在支架内部，粒径约为 5 μm，没有很明显的无机相团聚。

2. 生物活性玻璃/聚芳醚酮复合支架

聚芳醚酮是由苯环经氧桥以及羰基连接形成的聚合物，其中聚醚醚酮(PEEK)是主链结构中含有一个酮键与两个醚键的重复单元所构成的半结晶热塑性工程塑料。PEEK 具有较高的力学性能和弹性模量，抗冲击和韧性好，是韧性和刚性兼备的材料；PEEK 是非常稳定的聚合物，具有优异的耐腐蚀性，除了浓硫酸外，几乎不溶于其他任何酸碱或有机溶剂，其耐腐蚀性与镍钢相近；PEEK 可以通过注塑、挤出、模压、吹塑、熔融拉丝、流延、发泡、静电喷涂等方法加工

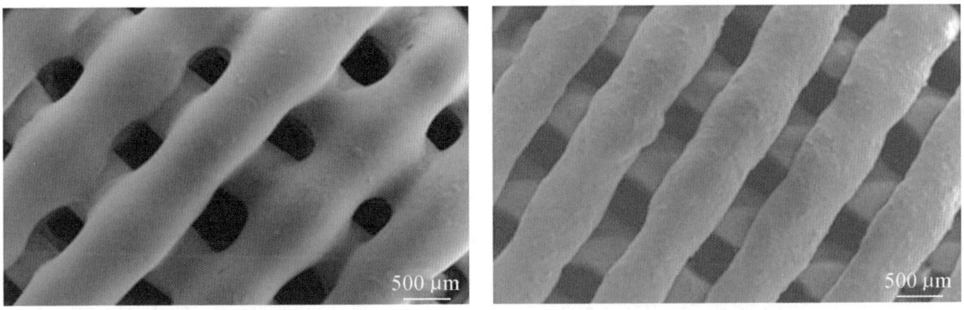

(a) 聚丁二酸丁二醇酯(PBSu)支架　　(b) 介孔生物活性玻璃/聚丁二酸丁二醇酯(m-MS/PBSu)复合支架

图 6.11　增材制造复合支架的表面形貌

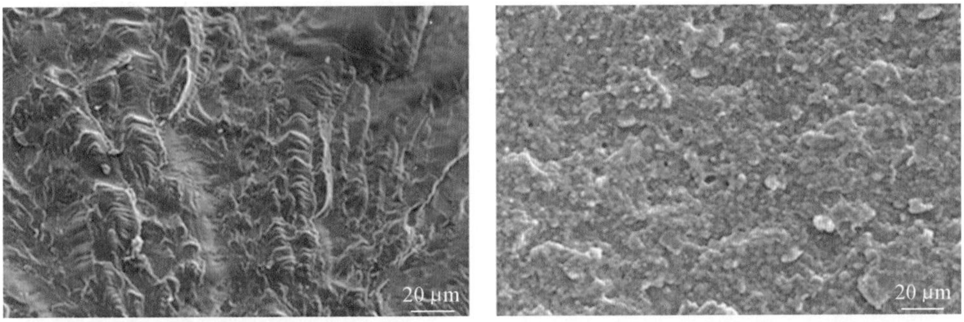

(a) 增材制造PBSu支架的断面形貌　　(b) 增材制造m-MS/PBSu复合支架的断面形貌

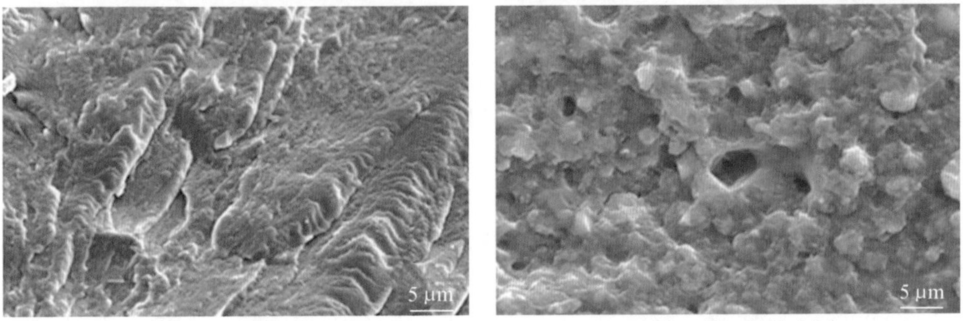

(c) 图(a)的局部放大图　　(d) 图(b)的局部放大图

图 6.12　增材制造复合支架的断面形貌

成型。

在骨修复领域，PEEK 具有优异的力学性能，弹性模量接近于人体皮质骨，植入体内可以避免因模量不匹配而造成的“应力遮挡效应”。PEEK 具有良好的射线半透射性，在 X 光片下不会造成伪影。此外，PEEK 具有极其优异的生物安全性，在细胞毒性实验中，细胞在 PEEK 上生长与阴性对照组没有出现不同；在敏化和基因毒性实验中，PEEK 不会导致染色体的变异；在皮下毒性测试以及肌肉内植入测试中，均没有不良反应，也没有致敏或染色体突变反应发生。此外，PEEK具有良好的生物相容性及稳定性，经过传统的蒸汽、γ－射线和环氧乙烷反复杀毒除菌后，均可保持其力学强度。在生理盐水的作用下，对耐磨性、光滑性和刚性等物理性能没有明显影响，而且溶胀率变化也很小。这些优良特性使其在医疗器械领域上广泛应用，如椎间融合器、固定装置、颅骨、膝关节、髋关节等。

(1)通过颗粒造孔法制备生物活性玻璃/聚醚醚酮复合支架[31]。

首先，将聚醚醚酮(PEEK)粉末和A－SrBG粉末按预定比例使用球磨机进行混合；完成后，将混合粉末加入不锈钢模具中，通过热压机在180 ℃的温度和20 MPa的压力下，30 min后压制成型。将所得样品使用砂纸打磨表面，通过超声振荡洗涤5次后，在去离子水中浸泡3 d，每12 h更换去离子水。最后将通过上述步骤所得样品置于烘箱中(60 ℃)过夜，得到A－SrBG/PEEK复合支架。其中，含有质量分数为20% A－SrBG纳米颗粒的复合支架命名为ASP20，含有质量分数为40% A－SrBG纳米颗粒的复合支架命名为ASP40。

PEEK复合支架的SEM图像显示，PEEK、ASP20和ASP40都具有贯通的大孔结构，孔径为200～400 μm，这是由NaCl颗粒的溶解产生的。A－SrBG纳米颗粒的加入并未影响支架的大孔结构，相互连通的大孔结构可能有利于营养物、氧气和代谢物的运输和扩散，并可以为体内新骨组织和血管的长入以及细胞的增殖和迁移提供足够的空间，而促进骨再生。

支架的断面图显示，PEEK支架的断面比较光滑平整，而ASP20和ASP40支架的断面比较粗糙，有明显的颗粒存在，可能是添加的A－SrBG纳米颗粒。且ASP40支架断面分布的纳米颗粒明显比ASP20支架多，甚至覆盖了整个支架的截面；而表面粗糙的颗粒可能为细胞的黏附和铺展提供更多的锚点。

支架的FTIR光谱显示，A－SrBG纳米颗粒的Si—O—Si反对称伸缩振动的特征吸收峰出现在1 093 cm^{-1}处；在PEEK的特征吸收峰中，1 652 cm^{-1}处的峰对应C═O的伸缩振动峰，1 597 cm^{-1}处的峰对应R—O—R苯环的平面内振动峰，1 226 cm^{-1}处的峰对应R—O—R的非对称伸缩振动峰。ASP20和ASP40也有A－SrBG和PEEK的特征峰，且Si—O—Si峰的强度随A－SrBG含量的增加而增加，PEEK的特征峰强度随之减弱。XRD谱图显示，$2\theta=18°$、20°、22°和28°处是PEEK的特征峰；在ASP20和ASP40支架中，随着A－SrBG的加入，PEEK特征峰的强度逐渐降低；且ASP40在$2\theta=26°$处出现了一个特征峰，这可能是由于非晶相A－SrBG的加入。

(2)溶剂浇铸－粒子浸出法制备生物活性玻璃/聚醚醚酮复合支架。

采用溶剂浇铸－粒子浸出法制备了PEEK支架、20%和40%铜掺杂生物活性玻璃/聚醚醚酮(CuBG/PEEK)复合支架材料[32]，并通过扫描电镜观察和分析复合支架的表面微观形貌结构。由扫描电镜图可知，纯 PEEK、20% CuBG/PEEK 和 40%CuBG/PEEK 三组样品均具有明显的孔结构(孔径 400 μm)，这与支架制备过程中所用的造孔剂(NaCl)粒径大小一致。生物活性玻璃的加入并没有对 PEEK 材料的孔结构产生影响。然而，通过元素分析能谱图观察发现，40% CuBG/PEEK 的谱图上明显发现了 Cu 元素的特征峰。

(3)增材制造法制备生物活性玻璃/聚醚酮酮复合支架。

与 PEEK 相比，聚醚酮酮(poly－ether－ketone－ketone，PEKK)具有更高的热稳定性、更好的机械性能以及更大的化学改性优势，也被逐渐应用在脊柱和颅颌面修复中。PEKK 是新一代研究开发的聚芳醚酮材料，其机械性能、生物相容性显著优于 PEEK。PEKK 具有更广的加工温度区间，故 PEKK 更易于加工成型。相比之下，PEEK 的加工温度范围为 380～390 ℃，其加工条件和要求更为严苛；然而对 PEKK 来讲，甚至 355 ℃也是其较为适宜的加工温度。因此对于 PEKK 而言，其成型加工的温度下限更低，此外其处于熔融态的持续时间也更久，固化效果会更好。此外，PEKK 的结晶速度比 PEEK 更慢，其可加工性更强。一些研究报道，PEKK 的机械性能与 PEEK 更高，PEKK 分子结构式中含有更高比例的羰基，故其具有更大的化学改性优势。

通过 3D 打印法制备生物活性玻璃/聚醚酮酮复合支架。首先按照物料比，将两种材料混合，并通过微型双螺杆挤出机制备复合材料的丝材。然后，通过熔融沉积制造(fused deposition modeling，FDM)工艺，控制温度约为 290 ℃，制得聚醚酮酮支架和生物活性玻璃/聚醚酮酮复合支架(图 6.13)。由图可知，增材制造 PEKK 支架均匀分布着相互垂直的方形孔道(大小约为 400 μm×400 μm(图 6.14(a)))，且表面光滑。扫描电镜观察发现，通过浓硫酸处理后，PEKK 支架表面具有大小约为 1 μm 的微孔结构，而 BG/PEKK 复合支架表面具有均匀的海绵状三维结构(图 6.14(d))。

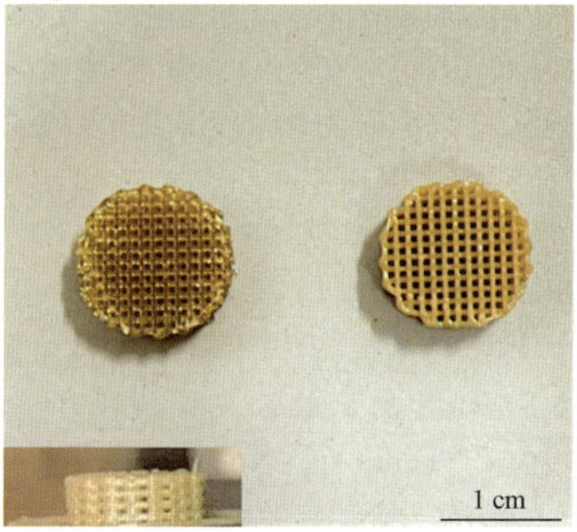

图 6.13 增材制造聚醚酮酮及其复合支架的数码相片图

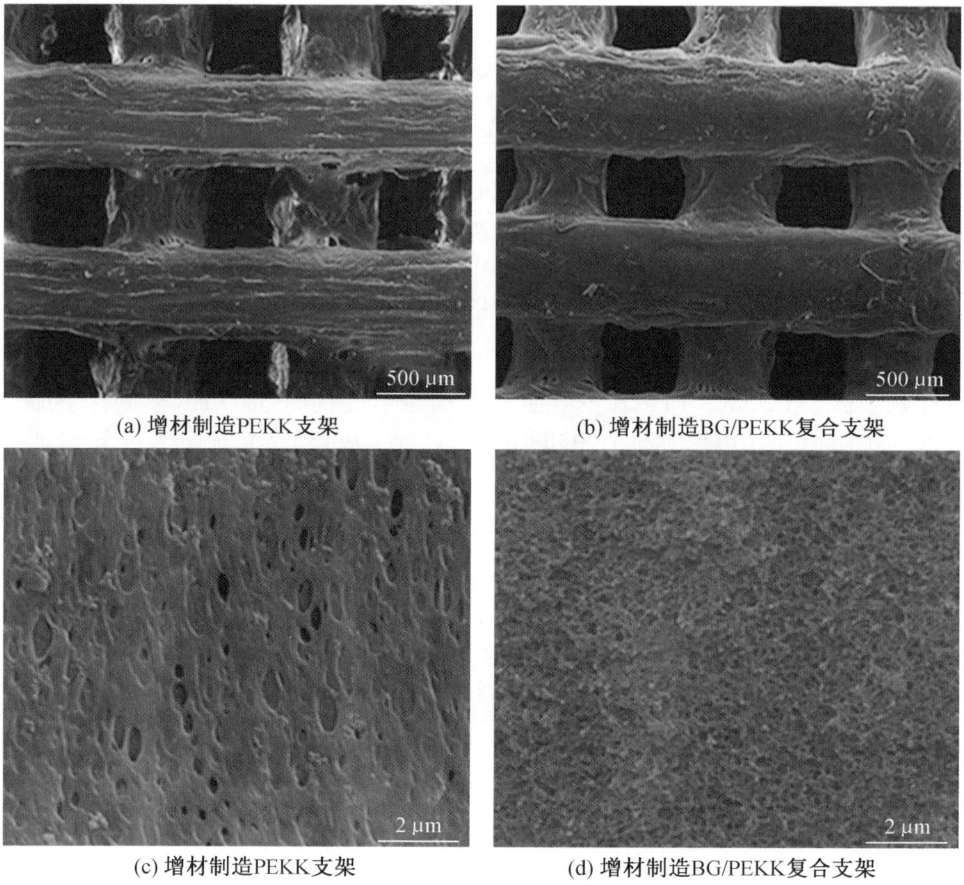

图 6.14　增材制造聚醚酮酮及其复合支架表面的扫描电镜图

3. 生物活性玻璃涂层复合支架

在骨科应用中，骨植入物常见的问题是生物活性较差，植入体内后常引起纤维包裹，从而导致植入失败。采用表面涂层技术在植入物表面包覆一层生物活性材料，可以提高植入物与组织的结合能力；因此，表面涂层是提高生物材料表面生物相容性和生物活性常用的方法之一。其中生物活性玻璃涂层为改善骨植入物的表面生物活性提供了一种简单而可靠的方法。

本节以增材制造 PEEK 支架为基体，采用多巴胺涂层方法，在其表面沉积生物活性玻璃涂层[33]。(1)将增材制造的 PEEK 支架用无水乙醇和去离子水超声清洗，每次 30 min，然后将清洗好的 PEEK 支架放置真空干燥箱内烘干。(2)将 PEEK 支架放入浓硫酸中，500 r/min 搅拌 6 min，取出样品。随后将处理过后的 PEEK 支架浸没在去离子水中 5 min，自然晾干，再将其加入 50 mL 去离子水中，100 ℃水热 4 h 后，用去离子水清洗 3 遍，自然晾干后得到磺化后的 PEEK 支架

(SP)。(3)称取 200 mg 多巴胺粉末，溶解在 10 mmol/L 的 Tris－HCl 缓冲液中(pH＝8.5)，配制 2 mg/mL 的多巴胺溶液。(4)将 SP 支架浸泡在上述制备的多巴胺溶液中，搅拌 1 h 后，用去离子水清洗 3 遍，烘干，得多巴胺涂覆的 SPK 支架(DSP)。(5)将 DSP 加入到 6.1.3 节制备的 A－SrBG 混悬液中，搅拌 24 h，60 ℃烘干，得 A－SrBG 改性的 PEEK 支架(ADSP)。

通过 SEM 和 EDS 分别分析了 PEEK、SP、DSP 和 ADSP 支架的表面结构和元素组成。由支架的 SEM 图片可以看出，增材制造的 PEEK 支架均匀分布着相互垂直的方形孔道(大小约为 400 μm×400 μm)，且表面光滑。SP 支架表面具有均匀的海绵状三维结构。在多巴胺溶液中搅拌 1 h 后，DSP 支架表面的孔被多巴胺部分覆盖，但仍保留了三维多孔结构。在 A－SrBG 纳米颗粒中搅拌 24 h 后，ADSP 支架表面的孔中均匀分布着 A－SrBG 纳米颗粒。此外，EDS mapping 显示，C 和 O 元素分布在所有支架表面，因为 PEEK 只存在 C 和 O 元素；S 元素存在 SP、DSP 和 ADSP 支架中，因为硫酸磺化后，支架表面有磺酸根生成；而 ADSP 支架中有 Si、Ca 和 Sr 元素的存在，表明 A－SrBG 纳米颗粒成功地涂层在 PEEK 支架表面。

6.3 生物活性玻璃促进骨再生能力及其机理

6.3.1 生物活性玻璃诱导类骨磷灰石的矿化能力及其机理

与惰性生物材料相比，生物活性玻璃之所以具有生物活性，主要表现在它在模拟体液中发生的矿化反应。即在模拟体液或生理条件下，生物活性玻璃可以形成类骨磷灰石层，从而吸附环境中的胶原和细胞，参与到组织的代谢过程。长期以来，生物活性玻璃在体液和模拟体液中沉积磷灰石的矿化能力，包括材料表面是否形成磷灰石以及生成量多少，常被用来作为评判生物活性玻璃材料活性好坏的重要依据。

生物活性玻璃表面沉积类骨磷灰石层的过程(图 6.15)如下：当生物活性玻璃浸入到体液或模拟体液环境中时，首先发生的是材料中的钙离子等迅速与体液中的氢离子进行交换，导致玻璃结构中 Si—O 键的断裂，在生物活性玻璃表面聚合形成一层高比表面积的硅烷醇基团(Si—OH)的凝胶层。在弱碱性的条件下，该凝胶层带负电，吸附溶液中游离的钙离子沉积，并形成无定形的 Ca—Si 层，带正电荷，再吸附溶液中带负电荷的磷酸根离子形成无定形 Ca—P 化合物，随之成核、结晶并生长，形成类骨磷灰石层[34]。那么，当生物活性玻璃植入人体后，在组织液的环境中，材料与宿主骨组织界面也将发生一系列化学反应并形成类骨磷灰石层，使得材料与骨组织形成牢固的骨性结合，提高修复效果。

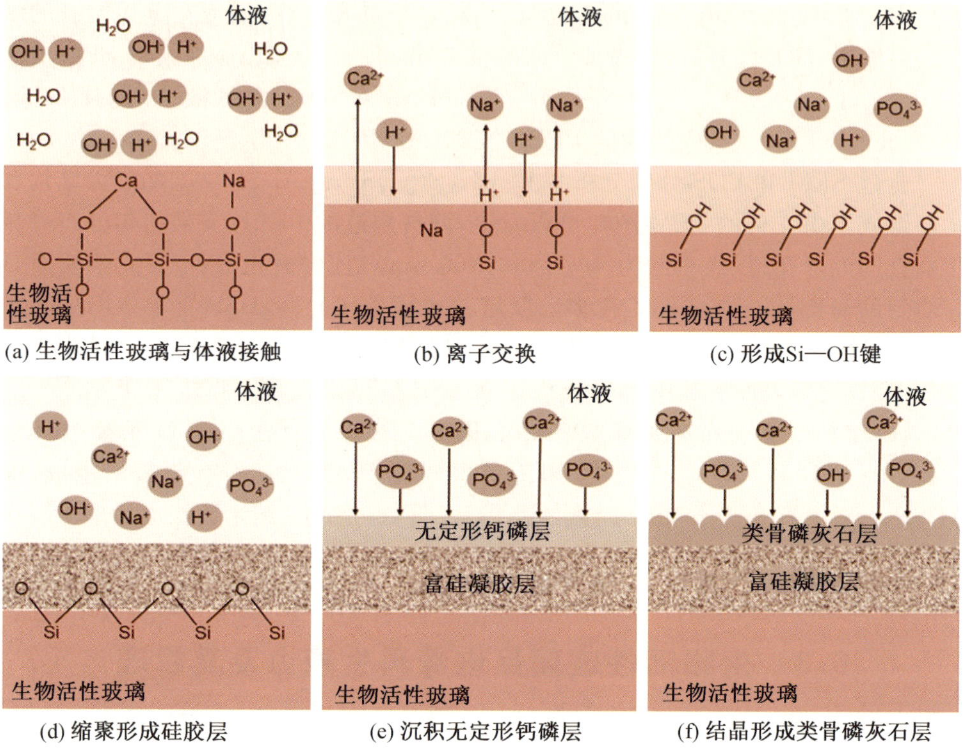

图 6.15　生物活性玻璃诱导类骨磷灰石层形成的示意图

生物活性玻璃表面沉积类骨磷灰石的矿化能力，主要取决于材料的离子释放速度、化学组成、结晶度、形态、尺寸大小等参数。高温熔制法制备的第一代生物活性玻璃由于结构致密，与液体环境接触面积小，离子释放速度慢，生物活性较低。其中，45S5 由于含有大量 Na^+ 等易溶性离子，而具有较高的生物活性。相对于高温熔制法生物活性玻璃，溶胶—凝胶法制备的第二代生物活性玻璃比表面积大，离子释放速度快，Si—OH 的凝胶层形成速度也大大提高，从而显示出高的生物活性。这一过程，在模板法制备的第三代生物活性玻璃中，由于具有规则有序的多孔结构，而表现得更加明显。

本节将镁掺杂介孔生物活性玻璃（m－MS）和非介孔镁掺杂生物活性玻璃（MS）两种材料分别浸泡于 SBF 溶液中，观察表明形貌变化来表征材料的体外生物活性。由图 6.16 可以看出，浸泡前 MS 材料表面光滑（图 6.16(c)）；浸泡 7 d 后，材料表面生成了少量的蠕虫状物质（图 6.16(d)），这是典型的磷灰石形貌。同样情况下，浸泡前 m－MS 材料表面同样光滑（图 6.16(a)）；浸泡 7 d 后，材料表面基本完全被蠕虫状物质所覆盖（图 6.16(b)）。结果表明，相比于 MS，m－

MS 表面能够生成更多的磷灰石，具有更好的生物活性。这是由于，材料浸泡于 SBF 溶液后，m－MS 的介孔结构使其与溶液有更多的接触面积，离子释放速率较 MS 更快，从而诱导 SBF 溶液中的 Ca^{2+} 和 PO_4^{3-} 在材料表面沉积，最终生成磷灰石层。

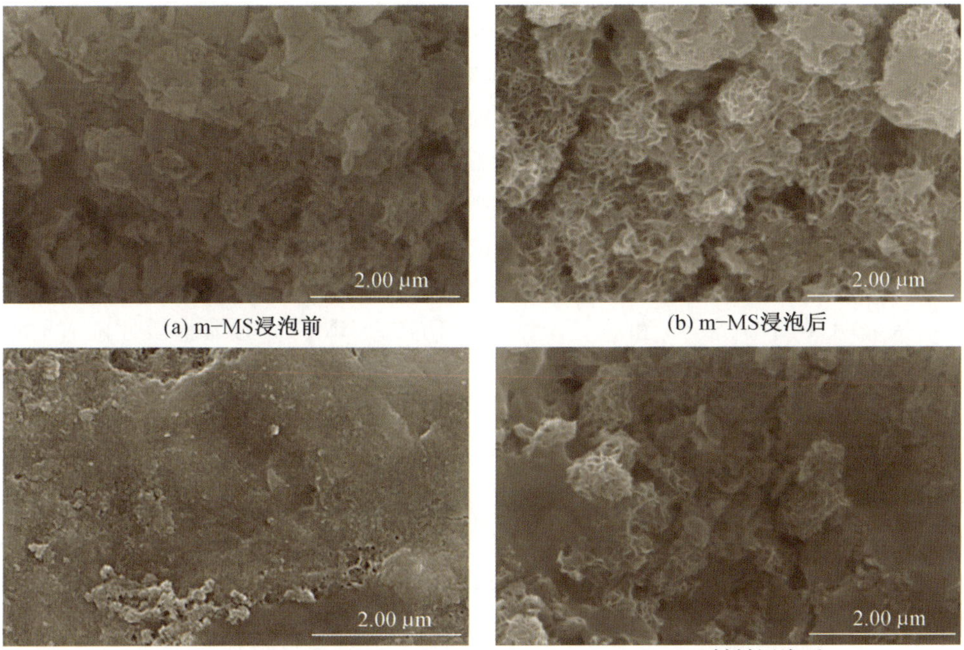

(a) m-MS浸泡前　(b) m-MS浸泡后　(c) MS材料浸泡前　(d) MS材料浸泡后

图 6.16　镁掺杂生物活性玻璃在模拟体液中浸泡前后的扫描电镜图

另外，材料的组成对生物活性玻璃的矿化能力也有着重要的影响。一般而言，生物活性玻璃中的钙含量越高，当引入其他功能元素（如 Mg、Zn）时，生物活性玻璃的矿化能力将明显受到影响，且与其本身固有的溶解性有很大关系，一般来说，溶解性高的材料其矿化效果更好。

6.3.2　生物活性玻璃与细胞和组织的作用

随着对骨修复材料研究的深入，"生物活性"已不仅局限于类骨磷灰石的矿化能力上，材料与细胞间的相互作用以及在体内组织的生长情况等也成为评价生物活性的重要依据。生物活性玻璃除了其独特的矿化能力外，其释放出的离子能够显著地促进成骨细胞的相关基因表达，加快细胞的增殖。通过系统研究生物活性玻璃对成骨细胞、骨髓间充质干细胞、成纤维细胞、脂肪干细胞等的增殖和分化的影响，发现大部分生物活性玻璃材料的离子产物能够明显地提高这些细胞的增殖和成骨分化效果。生物活性玻璃通过降解释放 Si 等离子，可有效提高细胞活力和细胞的成骨分化。这是由于，生物活性玻璃材料表面生成类骨磷灰石后，其中的活性成分逐步释放，降解作用刺激细胞进行基因表达，加快成骨细胞分裂，促进生长因子和细胞外基质的生成等。换言之，生物活性玻璃及其释放的离子，对细胞成骨相关信号通路和基因可能起一定的活化和激活作用。

1. 生物活性玻璃与成骨细胞的作用

当生物活性玻璃与成骨细胞共培养时，细胞形态反映了生物材料的细胞相容性，对随后细胞的增殖、分化和最终的骨形成都有重要的影响。3 种不同生物活性玻璃（BG、SrBG 和 A－SrBG）与骨髓间充质干细胞（rBMSCs）共培养 24 h 后的细胞形貌显示，0.5 mg/mL 浓度的纳米颗粒培养的 rBMSCs 能很好地附着在玻璃底培养皿上，且细胞铺展良好，呈长梭形。此外，与 BG 相比，随着 Sr 和 ALN 的加入，SrBG 和 A－SrBG 共培养的 rBMSCs 铺展状态更好。细胞增殖实验结果表明，与 BG、SrBG 和 A－SrBG 共培养的 rBMSCs 的细胞活性随着时间的延长而增加。在第 3 天和第 7 天，A－SrBG 和 SrBG 组的细胞增值率都高于 BG 组，说明 A－SrBG 和 SrBG 均可以明显促进 rBMSCs 细胞增殖。

ALP 活性被认为是成骨细胞功能和分化的早期标志。ALP 活性检测结果表明，在第 7 天，3 组细胞的 ALP 活性无明显区别。第 10 天和第 14 天，SrBG 和 A－SrBG 组细胞的 ALP 活性均显著高于 BG 组，而 SrBG 和 A－SrBG 组之间无统计学差异。结果表明，随着 Sr 的加入，rBMSCs 细胞分泌 ALP 的活性明显提高，而 ALN 的加入对细胞分泌的 ALP 活性无明显影响。此外，通过观察 ALP 染色图，发现 SrBG 和 A－SrBG 组 ALP 染色强度明显高于 BG 组，与 ALP 活性定量分析结果一致。

通过茜素红染色和定量实验来评估生物活性玻璃共培养 rBMSCs 细胞成骨分化的矿化情况。观察茜素红染色图，发现 SrBG 和 A－SrBG 组细胞的染色强度接近，都明显强于 BG 组。对矿化基质的 ARS 染色进行定量分析，结果保持一致。结果表明，与 BG 相比，SrBG 和 A－SrBG 能上调 ALP 活性，诱导钙结节形成。

2. 生物活性玻璃与破骨细胞的作用

骨骼是一个动态器官，通过不断的骨骼重塑过程维持正常的骨骼质量和强度，这种重塑是由破骨细胞的骨吸收和成骨细胞的骨形成来完成的。骨代谢紊乱可引发许多疾病，如骨质疏松、类风湿性关节炎和骨硬化病等。因此，在骨缺损修复过程中，维持成骨细胞和破骨细胞的正常代谢十分重要。为了验证生物活性玻璃对破骨细胞的影响，将其与小鼠单核巨噬细胞白血病细胞（RAW264.7）共培养 5 d 后，进行抗酒石酸活性磷酸酶（TRAP）染色实验。观察可知，对照组和 BG 组的细胞融合成大的多核细胞，表明在 RANKL 刺激下 RAW264.7 细胞可分化为TRAP阳性的多核破骨细胞。SrBG组可见中等大小的单核至三核细胞；A－SrBG组以单核、小形状细胞为主，说明SrBG和A－SrBG能显著降低RAW264.7细胞的破骨分化。统计学结果显示，A－SrBG组成熟破骨细胞数目最少，与TRAP染色结果一致。

荧光染色表明，当RAW264.7被RANKL刺激时，可以观察到成熟的破骨细胞样细胞在其泡沫状的细胞质中显示3个以上的细胞核。BG与RAW264.7共培养对破骨细胞形成无影响，仍有大量三核以上的细胞形成。对于SrBG，也发现了一些多核细胞，而其他RAW264.7几乎是单核细胞。这可能是由于Sr诱导吸收破骨细胞的磷灰石矿物，因此破骨细胞的富肌动蛋白封闭区完全破坏。而A－SrBG培养的RAW264.7分散良好，呈单核球形形态，肌动蛋白断裂，说明A－SrBG可以抑制破骨细胞的形成。统计学结果显示，BG组细胞的肌动蛋白环所占面积最大，而随着Sr和ALN的加入，A－SrBG组细胞的肌动蛋白环所占面积明显减小，与荧光染色结果一致。

3. 生物活性玻璃与免疫细胞的作用

免疫系统在骨稳态中起着重要的作用，且骨组织中的巨噬细胞参与的免疫系统积极参与维持骨稳态和刺激骨再生。当骨骼受到创伤或损伤时，免疫系统也有助于恢复骨组织的完整性，骨愈合过程是由血凝块和/或免疫细胞的涌入触发的。在各种参与急性炎症的细胞中，巨噬细胞可以促进骨形成细胞的招募和分化，形成独特的骨免疫环境。具体来说，巨噬细胞前期向M1型极化，形成促炎环境；后期向M2型转化，形成抗炎环境。这两类巨噬细胞通过释放促炎因子（TNF－α、iNOS、IL－12等）或抗炎因子（IL－4、IL－10、TGF－β等），并且M1和M2细胞之间的及时切换与骨愈合密切相关。

为了研究PEEK、SP、DSP和ADSP支架对免疫细胞的影响，将RAW264.7巨噬细胞接种在支架表面，培养3 d后，用免疫荧光染色检测细胞M1标记物（CD86）和M2标记物（CD206）的表达。结果表明，SP、DSP和ADSP支架表面的CD206阳性表达高于PEEK支架，且ADSP支架表面巨噬细胞的表达最高；然而CD86表达表现出相反的趋势，PEEK支架表面巨噬细胞CD86表达最高，ADSP支架表面巨噬细胞的表达最低。为了确定M1/M2巨噬细胞的百分比，用流式细胞术同时分析了不同支架表面巨噬细胞标记物CD86和CD206的表达。结果表明，PEEK、SP、DSP支架表面CD86阳性细胞的比例分别为90.3％、37.8％、17.88％，几乎没有CD206阳性细胞生成。因此，与PEEK支架相比，SP和DSP支架表面M1型极化的巨噬细胞较少，表明SP和DSP支架可以抑制巨噬细胞向M1型极化；而ADSP支架表面出现了CD206阳性细胞，比例为44.9％，表明ADSP支架可以促进巨噬细胞向M2型极化。

巨噬细胞向 M1 极化，会分泌促炎因子；向 M2 极化，会分泌抗炎因子。为了研究 PEEK、SP、DSP 和 ADSP 支架对 RAW264.7 巨噬细胞验证相关因子的分泌，将细胞接种在支架表面，培养 3 d 后，用 ELISA 试剂盒检测培养液中促炎因子(TNF－α)和抗炎子(IL 10)的分泌。培养 1 d 时，4 种支架对 TNF－α 的释放无明显影响；培养 3 d 和 5 d 时，SP、DSP 和 ADSP 支架显著抑制了 TNF－α 的分泌，且 ADSP 抑制的程度最为明显。而对于 IL 10，培养 1 d 时，4 种支架对 IL 10的释放也无明显影响；培养 3 d 和 5 d 时 SP、DSP 和 ADSP 支架显著促进了 IL 10 的分泌，且 ADSP 促进的效果最为明显。

植入物植入体内后，宿主的免疫细胞会迁移到植入部位并启动局部免疫反应，使植入物与组织骨整合性差，最后导致植入失败。在各种免疫细胞中，巨噬细胞会释放一系列细胞因子和生长因子来调节宿主免疫反应，在免疫反应过程中，巨噬细胞会向促炎 M1 或抗炎 M2 表型转化，这在植入物的骨整合性能中发挥关键作用。因此，骨植入物可以通过巨噬细胞的极性来调节炎症反应，并改善植入物的骨整合性能。植入物常通过表面改性来调节免疫反应，包括表面化学、亲水性和表面结构等。

生物材料的表面形貌已被证明通过选择性极化巨噬细胞来调节免疫反应，表面纳米形貌可以抑制巨噬细胞向 M1 型极化，降低促炎细胞因子的分泌。在本节中，与 PEEK 支架相比，SP 支架表面的分级微纳米结构，抑制了其表面的巨噬细胞向 M1 型极化，下调了巨噬细胞促炎因子的表达，并抑制了 TNF－α 的分泌。而生物活性离子也可以调节骨免疫微环境，加速骨愈合。ADSP 支架释放的功能性离子更能抑制巨噬细胞向 M1 型极化、下调促炎因子的表达，并促进巨噬细胞向 M2 型极化、上调抗炎因子的表达。此外，材料表面亲/疏水性可以调节免疫反应。与 PEEK 支架相比，表面改性提高了支架的亲水性，且 ADSP 支架的亲水性最高，因此，ADSP 是构建骨免疫微环境、降低宿主反应最佳的候选材料之一。

4. 生物活性玻璃与宿主骨组织的作用

一般认为，生物活性玻璃与宿主骨结合的过程，可归纳为 11 个步骤，如图 6.17所示。相应地，生物活性玻璃表面依次发生 11 个反应阶段。前 5 个阶段，表面反应非常迅速，并在几小时内形成富硅层和碳酸羟基磷灰石。这一阶段，类似于生物活性玻璃在模拟体液中矿化过程。这一反应增强了吸附组织液中的生长因子(第 6 阶段)，并且大大减少植入体周围巨噬细胞的准备时间(第 7 阶段)。随后，干细胞黏附在生物活性玻璃表面(第 8 阶段)，并同步进行快速增殖和成骨分化(第 9 阶段)。大量细胞进一步产生各种生长因子，来刺激细胞分裂和外基质蛋白(第 10 阶段)。随着胶原与基质的晶化，新骨生成(第 11 阶段)。Hench

教授认为在体内，生物活性玻璃溶出离子并在表面形成富硅凝胶层，宿主骨细胞增殖生成骨胶原纤维，而体液中或玻璃中溶出钙和磷在骨胶原纤维的周围生成磷灰石晶体，二者结合一起成骨。另外，一些研究表明，生物活性玻璃具有一定的止血效果，有利于新骨生成。

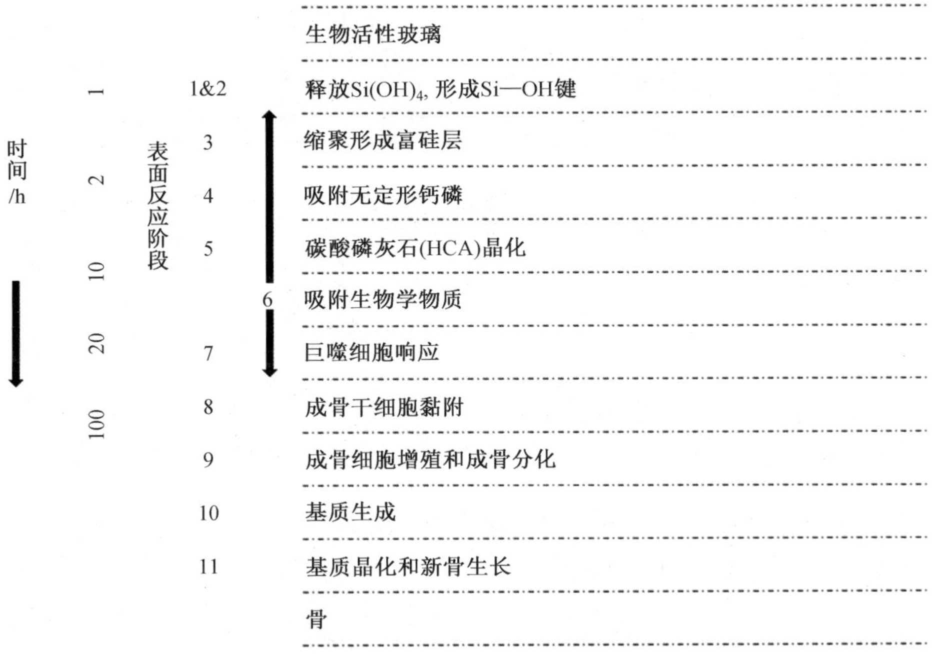

图 6.17　生物活性玻璃与骨之间的界面反应顺序

本节中，利用上海光源同步辐射断层扫描及三维重构成像技术获得生物活性玻璃/聚丁二酸丁二醇酯(BG/PBSu)复合支架材料在植入体内后不同时间的 CT 三维图像，对于复合支架材料植入骨缺损部位的修复情况能够直观观察。由图 6.18(a)可知，术后 4 周，骨缺损部位清晰可见，周围骨组织向缺损部位空隙长入。C40 植入部位有明显的新骨形成，骨缺损部位界面明显缩小，外部皮质骨基本闭合；然而，C0 和 C20 植入部位只有很少的新生骨形成。由图 6.18(b)可知，术后 8 周，各组缺损部位新生骨数量都有所增加，其中 C0 植入部位只有较少的矿化组织生成；而 C20 和 C40 植入部位有大量新生骨生成，且 C40 新生骨密度较 C20 新生骨密度更大，更接近于宿主骨。由图 6.18(c)可知，术后 12 周，C0 植入部位新生骨数量最少，且有一个明显空洞存在，表明骨缺损仍未修复完全；与之相比，C20 植入部位新生骨数量较多，未修复的骨缺损区域明显减少；C40 植入部位新生骨组织与周围正常宿主骨组织之间没有明显区别，骨缺损修复完全。结果表明，C40 植入体内 12 周后，支架完全降解，骨缺损修复效果良好。

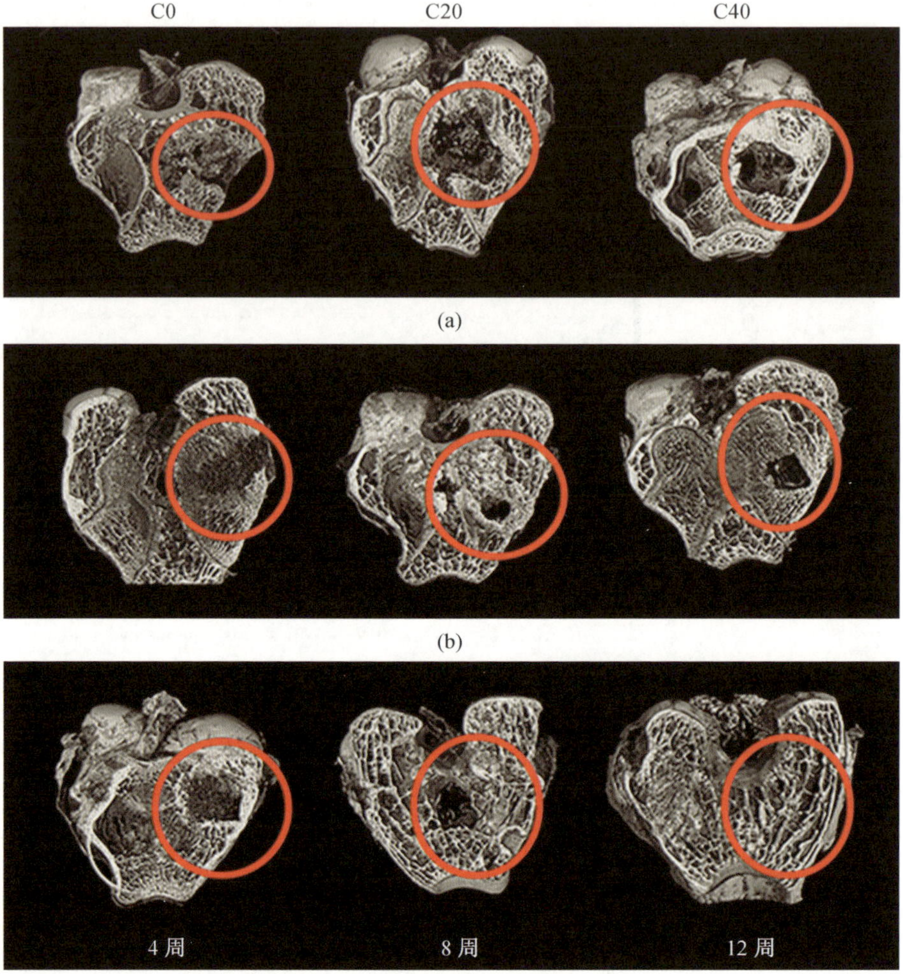

(a)

(b)

(c)

图 6.18　生物活性玻璃复合支架植入动物体内后的 CT 重构图

6.4　总结与展望

本章节综述了生物活性玻璃及其复合支架的最新研究进展，包括其种类、合成方法、类骨磷灰石矿化能力、细胞相容性以及人工骨支架在骨修复中的作用机理。随着第三代生物活性材料的持续研究，生物活性玻璃化学组成的广泛选择性和结构的可设计性，为调控和优化材料的理化性能和生物学效应提供了很好的基础。同时，多种元素掺杂的生物活性玻璃组分和结构设计，以及支架的制备工艺，仍值得我们继续探索。另外，生物活性玻璃在基因和分子水平上激活细胞响应和促进新骨形成的能力，仍需要我们继续深入研究。

本章参考文献

[1] HENCH L L, SPLINTER R J, ALLEN W C, et al. Bonding mechanisms at the interface of ceramic prosthetic materials[J]. Journal of biomedical materials research, 1971, 5(6): 117-141.

[2] HENCH LARRY L. The story of bioglass[J]. Journal of materials science materials in medicine, 2006, 17(11): 967-978.

[3] HENCH L L. Chronology of bioactive glass development and clinical applications[J]. New journal of glass and ceramics, 2013, 3(2): 67-73.

[4] YAN X X, YU C Z, ZHOU X F, et al. Highly ordered mesoporous bioactive glasses with superior in vitro bone-forming bioactivities[J]. Angewandte chemie (international ed. in english), 2004, 43(44): 5980-5984.

[5] BLAKER J J, NAZHAT S N, BOCCACCINI A R. Development and characterisation of silver-doped bioactive glass-coated sutures for tissue engineering and wound healing applications[J]. Biomaterials, 2004, 25(7/8): 1319-1329.

[6] 陈晓峰，李玉莉，赵娜如. 溶胶—凝胶生物活性玻璃的纳米结构分析研究[J]. 硅酸盐通报，2007，26(2)：247-251.

[7] WU Y, ZHU S A, WU C T, et al. A Bi-lineage conducive scaffold for osteochondral defect regeneration[J]. Advanced functional materials, 2014, 24(28): 4473-4483.

[8] PHILIPPART A, GÓMEZ-CEREZO N, ARCOS D, et al. Novel ion-doped mesoporous glasses for bone tissue engineering: Study of their structural characteristics influenced by the presence of phosphorous oxide [J]. Journal of non-crystalline solids, 2017, 455: 90-97.

[9] 吴成铁，常江. 硅酸盐生物活性陶瓷用于骨组织修复及再生的研究[J]. 无机材料学报，2013，28(1):29-39.

[10] CHEN Y J, XU Z G, SMITH C, et al. Recent advances on the development of magnesium alloys for biodegradable implants[J]. Acta biomaterialia, 2014, 10(11): 4561-4573.

[11] HE Q J, SHI J L, ZHU M, et al. The three-stage in vitro degradation behavior of mesoporous silica in simulated body fluid[J]. Microporous and mesoporous materials, 2010, 131(1/2/3): 314-320.

[12] KANNAN M B, SINGH RAMAN R K. In vitro degradation and

mechanical integrity of calcium-containing magnesium alloys in modified-simulated body fluid[J]. Biomaterials, 2008, 29(15): 2306-2314.

[13] WU Z Y, TANG T T, GUO H, et al. In vitro degradability, bioactivity and cell responses to mesoporous magnesium silicate for the induction of bone regeneration[J]. Colloids and surfaces B: biointerfaces, 2014, 120: 38-46.

[14] LU J X, WEI J, GAN Q, et al. Preparation, bioactivity, degradability and primary cell responses to an ordered mesoporous magnesium-calcium silicate[J]. Microporous and mesoporous materials, 2012, 163: 221-228.

[15] HARRIS E D. A requirement for copper in angiogenesis[J]. Nutrition reviews, 2004, 62(2): 60-64.

[16] DAHL S G, ALLAIN P, MARIE P J, et al. Incorporation and distribution of strontium in bone[J]. Bone, 2001, 28(4): 446-453.

[17] HABIBOVIC P, BARRALET J E. Bioinorganics and biomaterials: Bone repair[J]. Acta biomaterialia, 2011, 7(8): 3013-3026.

[18] YANG F, YANG D Z, TU J, et al. Strontium enhances osteogenic differentiation of mesenchymal stem cells and in vivo bone formation by activating wnt/catenin signaling[J]. Stem cells, 2011, 29(6): 981-991.

[19] AIMAITI A, MAIMAITIYIMING A, XU B Y, et al. Low-dose strontium stimulates osteogenesis but high-dose doses cause apoptosis in human adipose-derived stem cells via regulation of the ERK1/2 signaling pathway[J]. Stem cell research & therapy, 2017, 8(1): 282.

[20] ZHANG W, ZHAO F J, HUANG D Q, et al. Strontium-substituted submicrometer bioactive glasses modulate macrophage responses for improved bone regeneration[J]. ACS applied materials & interfaces, 2016, 8(45): 30747-30758.

[21] EASTELL R, WALSH J S, WATTS N B, et al. Bisphosphonates for postmenopausal osteoporosis[J]. Bone, 2011, 49(1): 82-88.

[22] ORYAN A, SAHVIEH S. Effects of bisphosphonates on osteoporosis: Focus on zoledronate[J]. Life sciences, 2021, 264: 118681.

[23] NISHIGUCHI A, TAGUCHI T. Osteoclast-responsive, injectable bone of bisphosphonated-nanocellulose that regulates osteoclast/osteoblast activity for bone regeneration[J]. Biomacromolecules, 2019, 20(3): 1385-1393.

[24] BODA S K, WANG H J, JOHN J V, et al. Dual delivery of alendronate and E7-BMP-2 peptide via calcium chelation to mineralized nanofiber

fragments for alveolar bone regeneration[J]. ACS biomaterials science & engineering, 2020, 6(4): 2368-2375.

[25] LI S N, ZHANG Y G, WANG Z N, et al. Morphological effect of CeO_2 catalysts on their catalytic performance in lean methane combustion[J]. Chemistry letters, 2020, 49(5): 461-464.

[26] FU Q, SAIZ E, RAHAMAN M N, et al. Toward strong and tough glass and ceramic scaffolds for bone repair[J]. Advanced functional materials, 2013, 23(44): 5461-5476.

[27] LIN K L, CHANG J, LIU Z W, et al. Fabrication and characterization of 45S5 bioglass reinforced macroporous calcium silicate bioceramics[J]. Journal of the European ceramic society, 2009, 29(14): 2937-2943.

[28] TANG W, LIN D, YU Y M, et al. Bioinspired trimodal macro/micro/nano-porous scaffolds loading rhBMP-2 for complete regeneration of critical size bone defect[J]. Acta biomaterialia, 2016, 32: 309-323.

[29] CHEN Y, LI W L, ZHANG C, et al. Recent developments of biomaterials for additive manufacturing of bone scaffolds[J]. Advanced healthcare materials, 2020, 9(23): e2000724.

[30] WU Z Y, ZHENG K, ZHANG J, et al. Effects of magnesium silicate on the mechanical properties, biocompatibility, bioactivity, degradability, and osteogenesis of poly(butylene succinate)-based composite scaffolds for bone repair[J]. Journal of materials chemistry B, 2016, 4(48): 7974-7988.

[31] ZHAO M G, CHEN G, ZHANG S X, et al. A bioactive poly(ether-ether-ketone) nanocomposite scaffold regulates osteoblast/osteoclast activity for the regeneration of osteoporotic bone[J]. Journal of materials chemistry B, 2022, 10(42): 8719-8732.

[32] XIONG K, ZHAO M G, WU Z Y, et al. Copper-doped bioactive glass/poly (ether-ether-ketone) composite as an orbital enucleation implant in a rabbit model: An in vivo study[J]. Materials, 2022, 15(13): 4410.

[33] ZHAO M G, YANG Q W, ZHANG S X, et al. Enhancing bone regeneration with a novel bioactive glass-functionalized polyetheretherketone scaffold by regulating the immune microenvironment [J]. Smart materials in medicine, 2024, 5(1): 92-105.

[34] HENCH L L, ROKI N, FENN M B. Bioactive glasses: Importance of structure and properties in bone regeneration[J]. Journal of molecular structure, 2014, 1073: 24-30.

第7章

可降解镁金属骨科器械

生物可降解镁金属因具有良好的力学性能和促进骨生成的特性,可能成为治疗一些难治愈骨疾病最有前途的骨科植入器械之一。本章首先比较了镁金属骨科器械和传统骨科器械在以下四个方面的性能:体内外镁金属骨科器械的降解机制、植入器械周围骨组织的反应、降解产物的代谢转归以及镁离子促进成骨的细胞和分子机制。其次,介绍了在动物低承力部位进行的临床前研究,并讨论了通过创新策略(例如设计含镁复合系统)破解镁金属骨科器械在临床应用上的局限性。最后,总结了目前正在进行的临床研究,并讨论了镁金属骨科器械未来推广的挑战与展望。综上,本章介绍了镁金属骨科器械在基础研究、应用转化和临床治疗中取得的进展,为开发治疗一些常见和难治愈骨科疾病的新方法和新策略奠定了基础。

7.1 引　　言

随着人口老龄化程度的加剧,治疗与衰老相关的骨疾病,如骨质疏松性骨折等,迫切需要研发创新性的临床骨科植入器械[1]。传统的骨科植入器械包括固定器(内部/外部)和假体,由惰性不锈钢、钛(Ti)或其合金以及钴－铬(Co－Cr)合金制成,具有良好的生物相容性、高耐磨性和足够的机械强度[2]。然而,在骨折固定方面,这些植入器械存在一些限制。首先,生物惰性金属设备的长期植入可能会永久占据骨髓道,因此不利于可能的二次翻修手术。其次,现有金属的高弹性模量可能会引起应力遮挡效应,导致植入器械周围骨量丢失,由此会造成手术失败[3]。再次，当出现疼痛或功能丧失等意外的临床并发症时，需要进行第二次手术取出植入器械[4]。此外，由于射线能量的吸收和相关成像伪影，这些传统金属还会严重影响 X 射线和计算机断层扫描(CT)图像诊断的准确性[5]。

在低负重骨骼部位，聚合物是替代传统金属材料的主要候选材料[6]。美国食品药品监督管理局(FDA)批准的最常用的不可降解聚合物有超高分子量聚乙烯(UHMWPE)、聚甲基丙烯酸甲酯(PMMA)、聚氨酯(PU)和聚醚醚酮(PEEK)。左旋聚乳酸(PLLA)或外消旋聚乳酸(PDLLA)、聚乙二醇酸和聚己内酯(PCL)是获得 FDA 批准且被广泛应用于骨科固定植入器械的可吸收聚合物[6]。相比于金属材料，不可降解聚合物因其放射成像期间不会产生伪影，且由于避免应力遮挡效应降低了再骨折风险，展现出一定的临床应用优势。但值得注意的是，这些不可降解聚合物植入器械可能残留有毒单体并形成磨损碎屑，有诱发生物毒性和颗粒性炎症的风险[7]。可吸收聚合物具有与不可降解聚合物类似的优势，且因其在体内降解过程中释放的单体具有优异的生物相容性，故在骨科领域得到广泛应用[7]。值得注意的是，可吸收聚合物降解过程可能会伴随酸性中间降解产物在微环境中的积累，引起非无菌性炎症，进而导致病理性骨吸收[8]。天然聚合物，如胶原蛋白和壳聚糖，尽管具有更好的生物相容性，但由于力学性能不理想，可能存在引起炎症反应的潜在抗原，并且加工难度大，因此尚未获得 FDA 批准用于制备骨科器械[9]。

虽然传统金属和聚合物骨科植入器械已被广泛应用于临床手术中，但在治疗一些具有难治愈的骨疾病时，如骨质疏松性骨折、非创伤性骨坏死、非典型股骨骨折和牵引成骨[10−13]，显示出越来越明显的局限性[13,14]。近年来，材料工程师、临床前科研人员和临床医生致力于镁(Mg)金属骨科植入器械的研发工作[15−18]，这种材料有望弥补当前商业化骨科植入器械的缺陷。镁是一种可生物降解的金属，具有良好的生物相容性和接近皮质骨的理想弹性模量，因此被广泛认可为是一种具有革命性的骨科生物材料[19]。此外，越来越多的证据表明，镁金属植入器械在手术植入后释放的 Mg 离子可促进骨再生[16]。这种可促进血管生成和骨组织形成的镁金属骨科植入器械[17,20]，可能比其他植入器械在治疗难治愈骨疾病方面具有独特优势。

虽然已有许多研究关注生物可降解金属的设计和降解行为[21,22]、镁基金属腐蚀行为测试方法[19]、临床试验[15]以及生物材料与细胞相互作用[23]，但对于镁离子在骨折修复中的修复机制、未来临床适应证的扩展以及高负荷骨骼部位应用策略仍不清楚。因此，本章旨在解决这些问题，以期拓宽我们对基础医学科学的理解，并拓展镁金属植入器械在骨科领域的应用。

7.2 镁基金属在骨科应用中的优势

7.2.1 镁的独特力学性能

镁及其合金相对于天然骨具有更高的强度，但其弹性模量与皮质骨相近，因此在植入器械与骨骼接口的负荷传递过程中具有独特的减少应力遮挡的特性。这些特性克服了传统金属和合成聚合物骨科材料的缺点，使其成为更适合治疗难治愈骨疾病的潜在植入材料[17]。由图 7.1 可知，相对于镁基螺钉周围低应力分布，钛螺钉组中的应力分布峰值较高，表明钛组在植入器械和骨界面处存在应力遮挡现象。

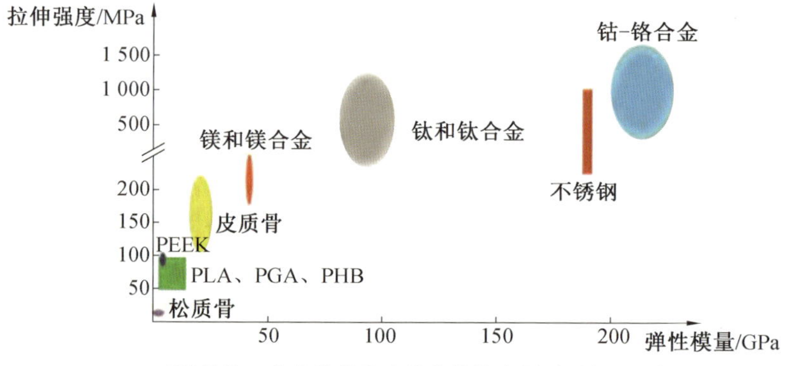

(a) 天然骨骼、商业化的聚合物和惰性金属骨科植入器械，以及可生物降解的镁及其合金的拉伸强度分布范围

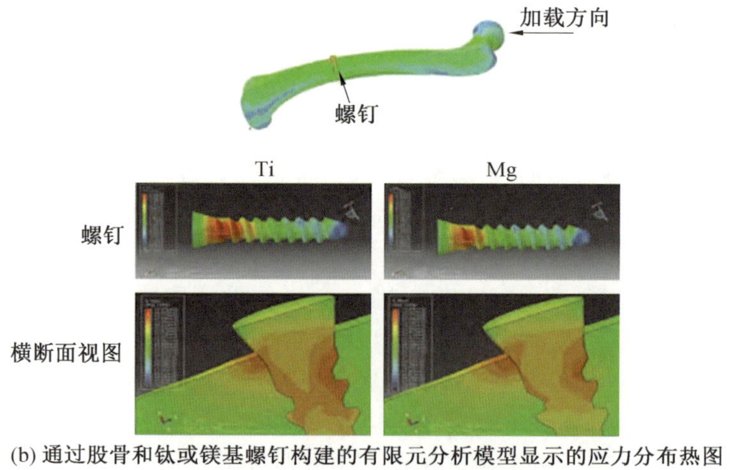

(b) 通过股骨和钛或镁基螺钉构建的有限元分析模型显示的应力分布热图

图 7.1 镁及其合金相较于传统的金属骨科材料更接近天然骨骼的弹性模量
（PEEK 代表聚醚醚酮，PLA 代表聚乳酸，PGA 代表聚乙二醇酸，PHB 代表聚羟基丁酸酯）

7.2.2　镁在人体内降解过程中具有优异的生物相容性

2016 年，美国测试和材料协会（ASTM）对可吸收金属材料作出如下定义：“最初为明显异物或物质，可以直接或通过预期的降解行为经细胞和/或组织代谢或同化。”[24]在标准条件下，水溶液中的镁金属标准电极电位比氢低，可以降解成镁离子和氢气[25]。镁是人体内第四最常见的矿物质，参与数百种生化反应，并在骨骼和软组织的构建中发挥必不可少的作用[26]。健康成年人需要 24～30 g的镁以维持正常生理功能，建议镁的每日摄入量（RDA）为 310～420 mg[26]。此外，因为镁离子可以在循环系统中运输并通过尿液和排泄物排出，故过量镁离子对人体无害[27]（图 7.2）。因此，镁基金属被定义为一种新型的可降解金属材料。

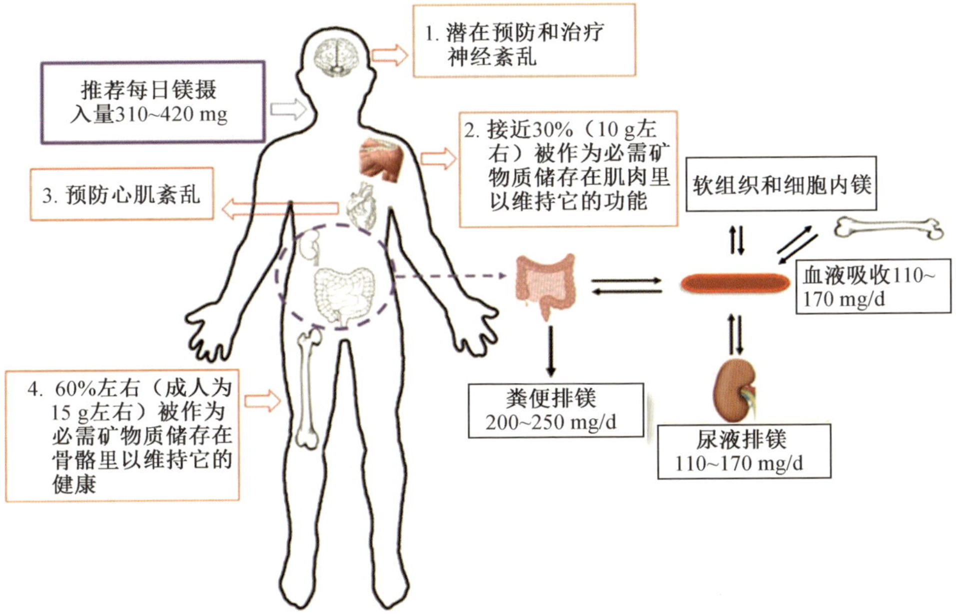

图 7.2　可降解镁基骨科植入器械具有良好的生物相容性

人体组织液中存在的无机盐会使 Mg 基金属的降解变得更加复杂（图 7.3(a)）。镁基金属表面的主要中间产物有 $Mg(OH)_2$、$MgCO_3$、$Mg_3(PO_4)_2$、$CaCO_3$ 和 $Ca_3(PO_4)_2$。原位观察表明，这些中间产物可被巨噬细胞吞噬[28]。此外，同步辐射微细 X 射线荧光（μXRF）映射显示，从中间产物降解释放的镁离子在被逐步释放到循环系统之前，有一部分会暂时储存在骨基质中[29]。骨质疏松症患者通常会出现镁缺乏症[30]，导致 HAP 中的晶体尺寸更大，结晶度更高，进而使骨质疏松骨骼变得脆弱[31]。对小角 X 射线散射（μSAXS）和 X 射线衍射（μXRD）测量的结果显示，Mg 取代 Ca 进入 HAP 中可以减小其晶体尺寸并降低结晶顺序（图 7.3(b)）[29]，因此使用镁基植入器械可能会提高植入部位周围新骨的强度[29]。作为细胞外无机基质，镁取代的 HAP 表现出高度的生物活性和促进成骨性及骨导向性[31]。随着镁基植入器械的降解，暂存在植入器械周围的骨基质中的镁离子可以分步释放到循环系统中，而不影响血清中的镁离子浓度水平[29]。伴随镁离子产生的氢气（H_2）被认为是一种新型抗氧化剂，它可以减轻间充质干细胞（MSC）在扩增过程中由氧化应激诱导的衰老过程[32]，这有助于预防骨质疏松症患者的骨密度减少[33]。虽然可以通过测量 H_2 浓度在局部组织中快速交换 H_2 气体[34]，但如果镁基植入器械的降解速率过快，仍会在植入部位形成气泡，这可能会导致患者健康风险[35]，因而控制镁基植入器械的降解速率被认为是降低 H_2 积累的有效策略[36,37]。此外，伴随镁基植入器械的降解还会产生氢氧根离子（OH^-），但根据使用微 pH 传感器的原位测量，体内 Mg 基植入器械周围的碱性环境（更高的 pH 值）可以被快速中和[38]。

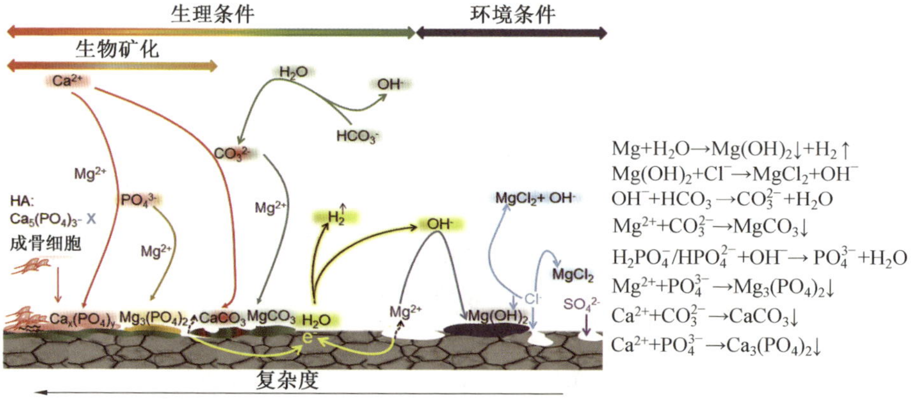

(a) 镁基骨科植入器械的降解行为以及生理条件下镁基骨科器械的腐蚀产物[39]

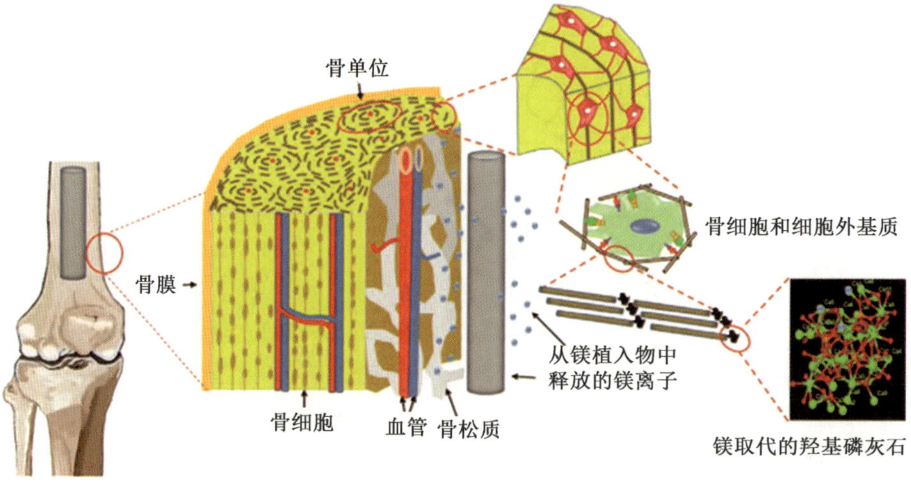

(b) 镁离子从镁植入物中释放并扩散进入胞外基质中，最终形成含镁的羟基磷灰石

图 7.3　镁基骨科植入器械的降解机制和扩散模式

7.2.3　镁的促骨生成特性

在材料生物功能研究方面，基于镁的金属材料被定义为一种“可生物降解金属”[21]，其降解产物能够刺激骨生成[17,40,41]。骨及其周围微环境构成了一个复杂的系统，包括多种干细胞、祖细胞、成骨细胞、破骨细胞、神经纤维、内皮细胞(在循环血管中)和免疫细胞。迄今为止，已在体内外模型中对镁在这些细胞中的影响作用进行了广泛研究。镁具体发挥何种作用取决于其植入的区域(即干骺端或长骨轴心骨)以及不同的细胞类型。例如，骨膜对于骨干的修复至关重要，而在干骺端区域对骨干的修复则不会涉及骨膜，其中骨髓基质干细胞对骨小梁的形成起着重要作用。

当使用镁基螺钉固定前交叉韧带(ACL)重建术后钻孔骨隧道中的肌腱移植物时，周围骨小梁质量显著提高[41]。这种提高可能是由于高浓度的镁离子和高 pH 值能够减少成骨细胞前体的融合，同时降低破骨细胞的活性(图 7.4)，从而抑制破骨细胞的生成[42]。同样，在股骨髁骨折模型中，使用镁基螺钉也比使用聚乳酸螺钉固定表现出更好的愈合情况，更好的骨整合和骨体积及骨密度增加[43]。

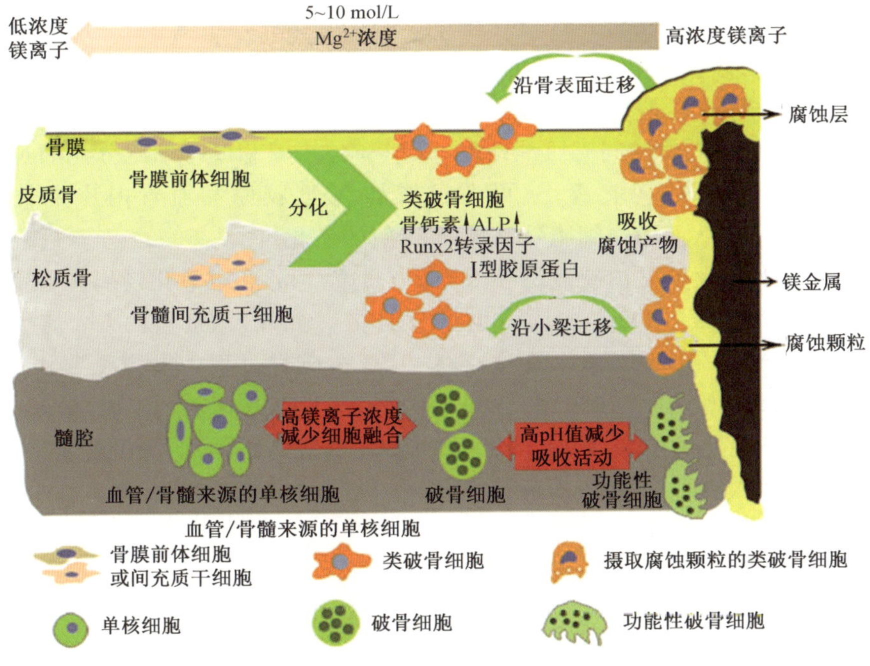

图 7.4　Mg 基螺钉植入后细胞和组织对镁离子和 pH 梯度的反应示意图
(骨髓间充质干细胞(BMSCs)和骨膜干细胞(PSCs)分化为类成骨细胞并迁移到植入部位清除腐蚀颗粒。高浓度镁离子和 pH 均可减少成骨细胞前体的融合，从而抑制骨吸收细胞的生成，解释了镁基螺钉促进前交叉韧带重建和干骺端骨折螺钉固定的作用机制[41,43,44])

当镁基螺钉被植入长骨如股骨骨髓腔中，随着时间延长，降解释放的镁离子通过两种途径来扩散。一条途径是通过自然管道(Harversianand Volkmann's)或人工(骨折缺口/线)管道。另一条途径是通过骨髓到密集占据骨膜干细胞(PSCs)和感觉神经纤维的骨膜区域(图 7.5(a)～(c))[17]。通过这些途径，镁基髓内钉显著改善了骨质疏松大鼠股骨骨折愈合状况，揭示了镁钉组的感觉神经系统和 PSCs 之间的关联[17,46]。Chaya[47]还在兔尺骨骨折模型中证实了使用镁板和镁基螺钉的可行性，在修复 16 周后，表现出与完整尺骨相当的抗弯强度。基于这些发现，我们进一步开发了镁/钛复合固定系统，以固定兔胫骨中段的"Z"形开放性骨切口[40]。与单纯的 Ti 固定组相比，组合器械可以更快速地促进软骨内成骨，明显增加骨钙素的表达水平，并最终提高骨折部位的力学性能[40]。接下来将详细讨论镁发挥促进作用的细胞和分子机制。

1. 感觉神经和骨膜干细胞之间的相互作用

据文献报道，镁离子可以促进子痫前期患者 CGRP 的分泌[48]，我们进一步发现，MagT1 和 TRPM7 可以介导镁离子进入脊神经节神经元并促进 CGRP 的释放[17,46](如图 7.5(c)所示)。此外，CGRP 可与 PSC 表面的受体结合，从而触发 cAMP 与 CREB 的结合。这一过程导致 Osterix(SP7)的升高，从而促进骨形成，这一现象在骨膜区域尤为明显。这也可以解释为什么镁能够改善骨质疏松大鼠股骨骨折[17]和兔胫骨骨折的愈合[40]。

研究表明，在人骨髓间充质干细胞(hBMSCs)培养和成骨细胞分化的过程中加入 10×10^{-3} mol/L Mg 离子，可通过增加 X 型胶原和血管内皮生长因子(VEGF)的产生，从而增强细胞外基质(ECM)的矿化(图 7.5(d))[44]。进一步研究证实 VEGF 的上调是由缺氧诱导因子 2α(HIF－2α)和过氧化物酶体增殖物激活受体 γ 共活化因子(PGC)－1α 共同调节的[44]。此外，该剂量的 Mg 离子还可显著活化整合素 α5β1 和 FAK 信号通路[41,49]，在成骨过程中发挥重要作用[50]。最近研究成果发现，当用 10×10^{-3} mol/L Mg 离子处理 hBMSCs 时，β－连环蛋白的活性蛋白表达量增加，同时 LEF1 和 Dkk1 的表达也增加，表明经典 Wnt 信号通路可被镁激活[51]。总的来说，这些分子机制的阐释有助于理解 BMSCs 对梁状骨区域的重要贡献。

2. 镁增强的血管生成可能与骨形成相耦合

如上所述，我们指出了 Mg 提高 VEGF 的能力以及 VEGF 在血管生成中的作用，特别是对于骨生成过程中必不可少的 H 型毛细血管(图 7.5(e))的发展至关重要[52,53]。因此，不能排除 Mg 促进血管生成的潜在贡献，而事实上，Mg 能够直接促进缺血条件下的血管生长[54]。值得注意的是，无论是含有 Mg 的骨水泥还是 PLGA 支架，都可以同时促进成骨和成血管[55,56]，甚至在具有挑战性的骨坏死缺损模型中也是如此[56]。此外，Mg 富集的微球不仅能促进干细胞的成骨分化，还能促进新的血管生成[57]，然而其分子机制还需要进一步研究。

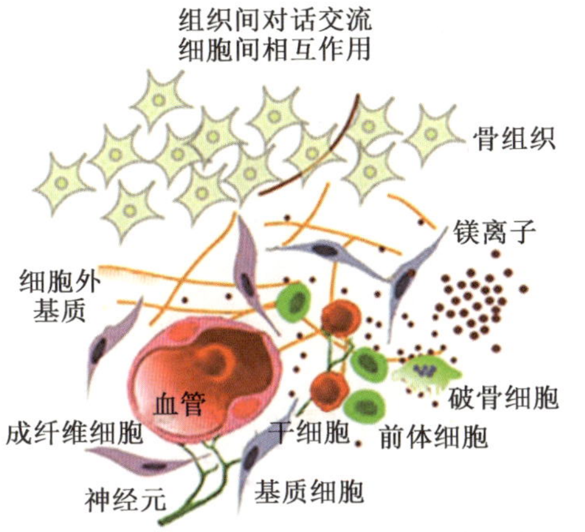

(a) 镁离子（镁基植入器械释放）在连接组织之间，以及细胞（包括干细胞、成骨细胞、内皮细胞和巨噬细胞）之间的相互作用

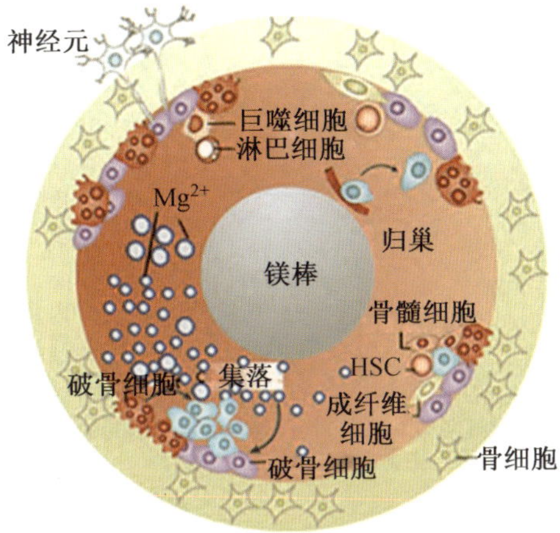

(b) 横截面视图，显示了镁离子影响下的细胞构成

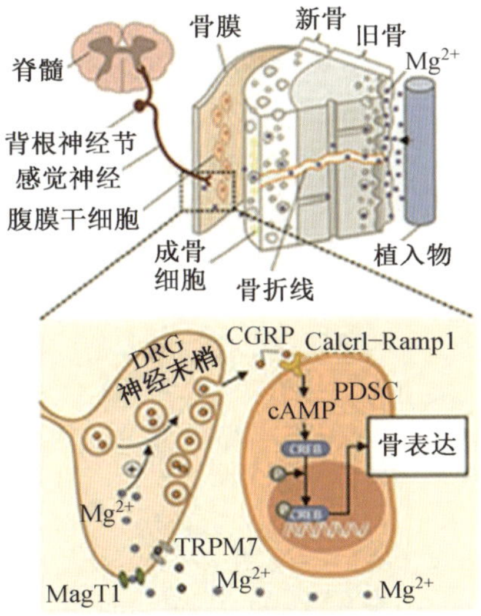

(c) 骨膜区域中降钙素基因相关肽(CGRP)的激活可通过促进骨膜干细胞(PSC)分化来促进健康的骨生成，这也进一步证明了镁促进股骨骨折愈合的潜在机制

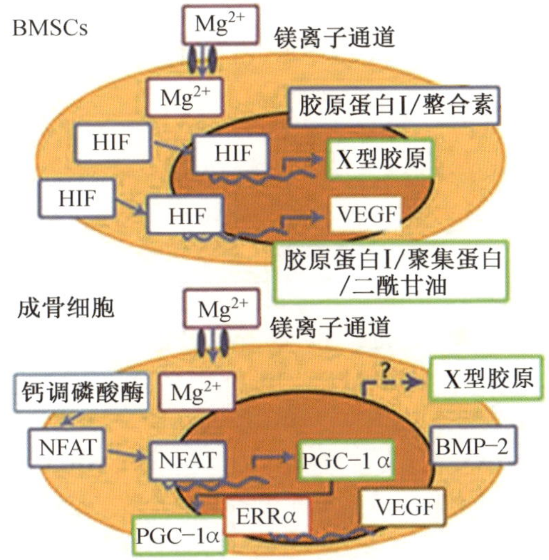

(d) 镁离子可直接促进骨髓间充质干细胞(BMSCs)中缺氧诱导因子（HIF）的表达，从而增强软骨和骨生成

图 7.5　镁离子有利于维持骨骼稳态的作用机理

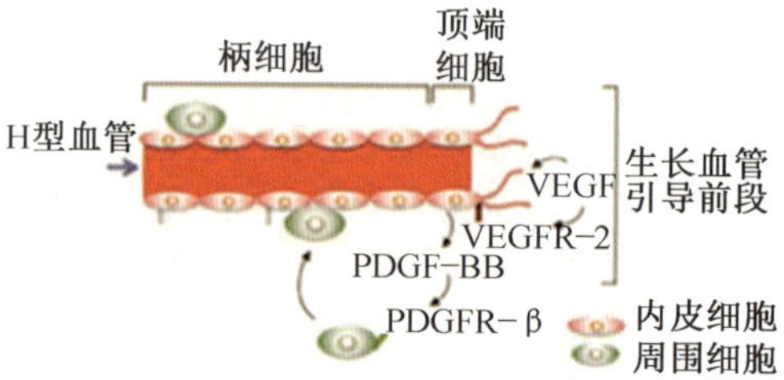

(e) Mg离子诱导产生的血管内皮生长因子(VEGF)对H型血管(CD31hi Endomucinhi)的生成至关重要，由此调节骨稳态[45]

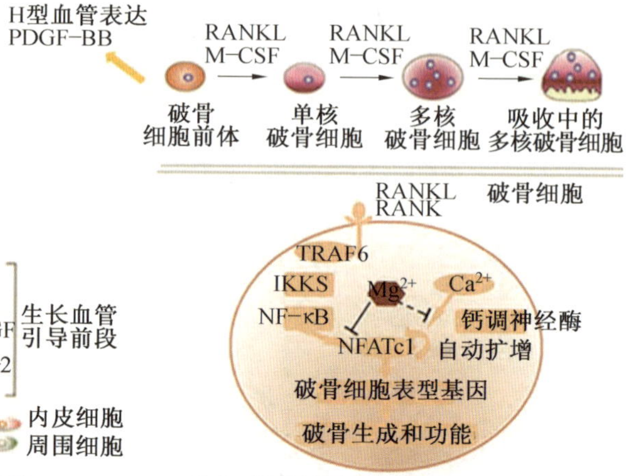

(f) 镁离子通过抑制NF−κB和NFATc1从而抑制成骨细胞前体的分化，高内源性表达的PDGF−BB则可能增强H型血管的形成

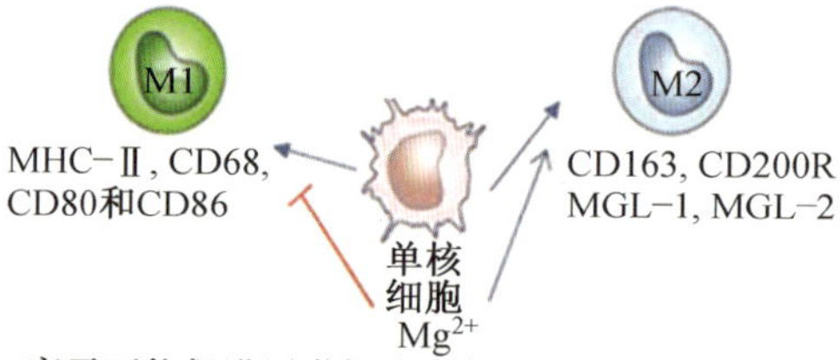

(g) Mg离子可能促进巨噬细胞向促进组织再生的M2阶段极化[17,44,45]

续图 7.5

(HSC 为造血干细胞；Calcrl−Ramp1 为降钙素受体样受体−受体活性修饰蛋白 1；DRG 为背根神经节；PDSC 为骨膜源干细胞；cAMP 为环磷酸腺苷；TRPM7 为瞬时受体电位阳离子通道亚家族 M 成员 7；MagT1 为镁离子转运蛋白 1；NFAT 为活化 T 细胞核因子；PGC−1α 为过氧化物酶体增殖物激活受体 γ 共激活因子 1α；ERRα 为雌激素相关受体 α；VEGFR−2 为血管内皮生长因子受体 2；PDGF−BB 为血小板衍生生长因子 BB 型；PDGFR−β 为血小板衍生生长因子受体 β；RANKL 为核因子 κB 受体激活剂配体；M−CSF 为巨噬细胞集落刺激因子；RANK 为核因子 κB 受体；TRAF6 为肿瘤坏死因子受体相关因子 6；IKKε 为 IKB 激酶 ε；NF−κB 为核因子 κB；NFATc 1 为核因子活化 T 细胞 1；MHC−Ⅱ 为主要组织相容性复合体Ⅱ；CD68 为分化簇 68；CD80 为分化簇 80；CD86 为分化簇 86；CD163 为分化簇 163；CD200R 为分化簇 200 受体；MGL−1 为单酰基甘油脂肪酶−1；MGL−2 为单酰基甘油脂肪酶−2)

3. 镁抑制骨吸收细胞生成可能有助于促进血管生成和成骨过程

镁离子缺乏会加剧骨吸收细胞生成[58]。研究发现补充镁离子可通过抑制激活的 T 细胞核因子细胞质 1(NFATc1)和激活核因子−κB(NF−κB)预防磨损颗粒引起的体内骨溶解(图 7.5(f))，这表明镁具有抗骨吸收作用[59]。骨吸收细胞

的前体细胞分泌的血小板源性生长因子－BB(PDGF－BB)，可支持 H 型血管的生长[60]。加上已经证实镁植入器械降解期间周围组织 PDGF－BB 的浓度增加[41]，可以合理地推测骨吸收细胞生成和血管生成之间存在相互作用。为了更好地了解其体内相互作用，研究人员建立了人类成骨细胞和骨吸收细胞组成的共培养系统。通过利用这种共培养模型进行体外实验，进一步证实了镁可在促进骨生成的同时抑制骨吸收细胞生成[61]。

4. 骨免疫调节作用

骨生成和骨折愈合的过程中，骨免疫反应是非常重要的[46,62]。最近的研究发现，基于镁的生物材料能够诱导巨噬细胞的固有免疫反应(图 7.5(g))[55,63]。镁能够促进巨噬细胞向 M2 极化，这有助于成骨细胞的矿化[63,64]，同时抑制 M1 极化，减少炎性反应，表明镁可能具有抗炎功能[65]。这种抗炎作用可部分归因于镁调节的瞬时受体电位褪黑素亚家族成员 7(TRPM7)[66]。在促进巨噬细胞向 M2 极化后，镁包覆的钛还能够上调骨形态发生蛋白－2(BMP－2)和 VEGF 的表达，同时下调 NF－κB 信号通路[64]。

因此，镁在骨骼生长和再生中发挥多种功能。它直接或间接地联系骨骼、血管、神经和免疫系统，为功能性骨再生提供潜力。这些细胞和分子机制有助于增强动物模型中长骨骨折(包括骨质疏松动物模型)的愈合，促进功能性骨再生[17,47,67]。

7.3　用于研究镁基骨科植入器械的动物模型

针对镁基植入器械(如针、板和螺钉)的研究，已经广泛使用小动物和大动物(包括四足和二足动物)模型(表 7.1)[16,41,47,68,69]。这些动物模型主要用于观察镁基植入器械的降解模式及其对植入物周围骨组织的影响[36,70,71]。然而这些研究并未模拟临床情境，无法验证镁基植入器械在临床应用中的生物功效评估，也不能提供符合监管要求的设计输入及输出信息[72]。因此，本节总结了采用镁基植入器械进行生物安全性和有效性评估的代表性动物模型，以期为临床需求提供指导(详见图 7.6 和图 7.7)。

如前所述，传统的惰性金属和可吸收聚合物界面螺钉有许多缺点，如高弹性模量[84]和酸性降解产物[85]，可能导致 ACL 重建后骨隧道扩大，肌腱－骨融合受损。近年来，研究人员已经开始将镁基界面螺钉用于兔子 ACL 重建中，在钻孔骨隧道中固定肌腱移植物[41,69,73,74,86]。关于该技术的治疗效果，仍需要进一步研究以确定其可行性和可靠性。

表 7.1 代表性动物研究，针对镁及其基合金作为潜在骨科植入物的应用

镁基金属	植入器械	处理	对照	手术	动物种属	降解速率	主要发现	合金元素对金属器械在体内功能的影响	临床相关性	参考文献
纯镁	界面螺钉	NA	钛	ACL 重建	兔子	16 周后降解约 10%	通过加速腱骨界面矿化提高肌腱移植愈合	NA	模拟 ACL 严重撕裂患者的临床治疗	[41]
纯镁	界面螺钉	NA	钛	ACL 重建	兔子	12 周后降解约 30%	在腱骨界面增加纤维软骨形成	NA	模拟 ACL 断裂患者的手术治疗	[73]
镁合金 (Mg−Zn−Sr)	界面螺钉	NA	PLA	ACL 重建	兔子	16 周内完全降解	促进骨长入，降低周围隧道骨组织丢失	增加了最大扭矩，降低了耐腐蚀性，周围隧道区域骨量增加	模拟 ACL 重建患者	[69]
镁合金 (MgYREZr)	螺钉	NA	Ti6Al4V	腱骨止点	兔子	4 周后降解约 25%	肌腱移植物被稳定固定，无炎症反应	与 Mg−6Zn 相比，提高了抗腐蚀性	模拟 ACL 重建患者	[74]
纯镁	螺钉	NA	PLA	股骨髁内骨折	兔子	24 周降解约 30%	增强骨折愈合	NA	模拟关节内骨折固定	[43]
纯镁	螺钉及板	NA	钛	尺骨骨折	兔子	每年降解 (0.40±0.04) mm	在镁器械周围形成丰富的骨组织，与完整尺骨相比，使用镁器械愈合的尺骨的弯曲权重没有差异	NA	模拟负重部位骨折固定	[47]

续表7.1

镁基金属	植入器械	处理	对照	手术	动物种属	降解速率	主要发现	合金元素对金属器械在体内功能的影响	临床相关性	参考文献
镁合金（Mg—Ag）	髓内钉	NA	不锈钢	股骨骨折	小鼠	133 d 内完全降解	促进骨折空隙周围愈合组织生成	增强高负荷部位骨折治疗的机械强度	模拟骨折负重部位的固定	[67]
纯镁	螺钉	复合系统	钛	胫骨骨折	兔子	NA	促进骨折空隙周围愈合组织生成	NA	模拟骨折强负重部位的固定	[40]
纯镁	髓内钉	复合系统	不锈钢	股骨骨折	兔子	NA	加速骨折愈合	NA	模拟骨折强负重部位的固定	[17]
镁锌合金（ZX50 以及 WZ21）	钉	NA	NA	植入皮质骨中	大鼠	ZX50：12 周内完全降解；WZ21：24 周内降解约 60％	WZ21 钉可促进骨生成导向性能	WZ21 可作为更理想的骨科材料，具有合适的气体生成和优异的骨组织导入性能	评估骨应答	[36]
纯镁，镁合金（AZ31）	螺钉	NA	NA	植入皮质骨中	兔子	纯镁：12 周后降解 31.3％；AZ31：12 周后降解约 61.5％	两种螺钉周围均有骨长入	与纯镁螺钉相比，AZ31 在体内降解速率降低，骨生长明显	评估骨应答	[75]

续表7.1

镁基金属	植入器械	处理	对照	手术	动物种属	降解速率	主要发现	合金元素对金属器械在体内功能的影响	临床相关性	参考文献
镁合金(LAE442)	髓内交锁钉和螺钉	NA	不诱钢	插入骨髓腔	绵羊	24周后,钉降解约0.33%,螺钉降解约10%	良好的生物相容性	合适的气体生成,主导骨－移植物连接,不改变骨本身	局部生物相容性评估	[76]
镁合金(Mg－Y)	支架	NA	NA	插入股骨髁	兔子	12周后降解超过93%	无排异反应,无气体生成	提高抗腐蚀性,降低气体生成	移植物治疗骨缺损的潜在应用	[77]
纯镁	环	NA	缝合线	修复断裂的ACL	山羊	NA	与常规缝合线相比,术后膝关节功能得到改善	NA	镁环修复ACL撕裂作用	[78]
镁合金(AZ31B)	螺钉	含硅涂层	PLA和钛	插入股骨骨干	兔子	NA	与其他组相比,硅涂层AZ31B提高了扭矩	NA	评估骨应答	[79]
镁合金(Mg－Zn－Ca)	钉和螺钉	NA	钛	插入生长期动物的骨干	大鼠和绵羊	大鼠:每年降解0.08 mm;绵羊:每年降解0.045 mm	动物模型中未观察到副作用	Mg－0.45Zn－0.45Ca植入物表现出相对较低的降解速率,不引起气体生成和排异反应	有望用于儿童的生物可降解镁基骨科植入器械	[80]

续表7.1

镁基金属	植入器械	处理	对照	手术	动物种属	降解速率	主要发现	合金元素对金属器械在体内功能的影响	临床相关性	参考文献
镁合金（Mg—Zn—Ca）	螺钉	NA	NA	插入股骨髁	兔子	NA	优异的生物相容性，几乎不产生氢气	与Mg－5Ca植入物相比，Mg－5Ca－1Zn植入物在体内表现出更低的降解速率，故Mg－5Ca－1Zn螺钉周围几乎不产生气体	评估骨应答	[81]
镁合金（AZ31、AZ91、WE43、LAE442）	钉	NA	PLA	插入股骨腔	豚鼠	NA	促进镁棒周围新骨生成	与其他3种合金相比，LAE442在体内表现出最低的降解速率	评估骨应答	[82]
镁合金（Mg—Sr）	螺钉	NA	纯镁	插入股骨干	兔子	每年降解（0.55±0.33）mm	植入物周围骨体积显著增加，与植入物直接接触的骨量增加	Mg—Sr植入物可增加新骨生成，显著高表达成骨分化相关基因	评估骨应答	[70]
镁合金（AZ91）	钉	PCL涂层	未涂层的AZ91	插入股骨干	兔子	未涂层钉降解0.33%；涂层钉降解0.05%	涂层镁钉周围新骨生成增加，不引起炎症或坏死	NA	评估骨应答	[83]

注：NA为不适用；ACL为前交叉韧带；PLA为聚乳酸；PCL为聚己酸内酯。

由螺钉释放的镁离子可通过募集 BMSCs 促进肌腱移植物与骨隧道的骨性融合(图 7.6(a)),同时增加 BMP－2 和 VEGF 的产生,以促进肌骨再生中的两个关键过程:成骨和成血管[41,73]。因此,研究者提出了一种实验方法,在 ACL 重建之前用镁基缝合线对肌腱移植物进行编织,以提高肌腱移植物的愈合质量(图 7.6(b))。此外,在相应的动物模型的低负荷骨折部位(即股骨髁间及尺骨骨折)使用镁基螺钉和镁板进行修复,与传统固定器相比,镁基植入器械可显著促进骨折愈合,并且不会引起生物安全问题(图 7.6(c)、(d))[43,47]。

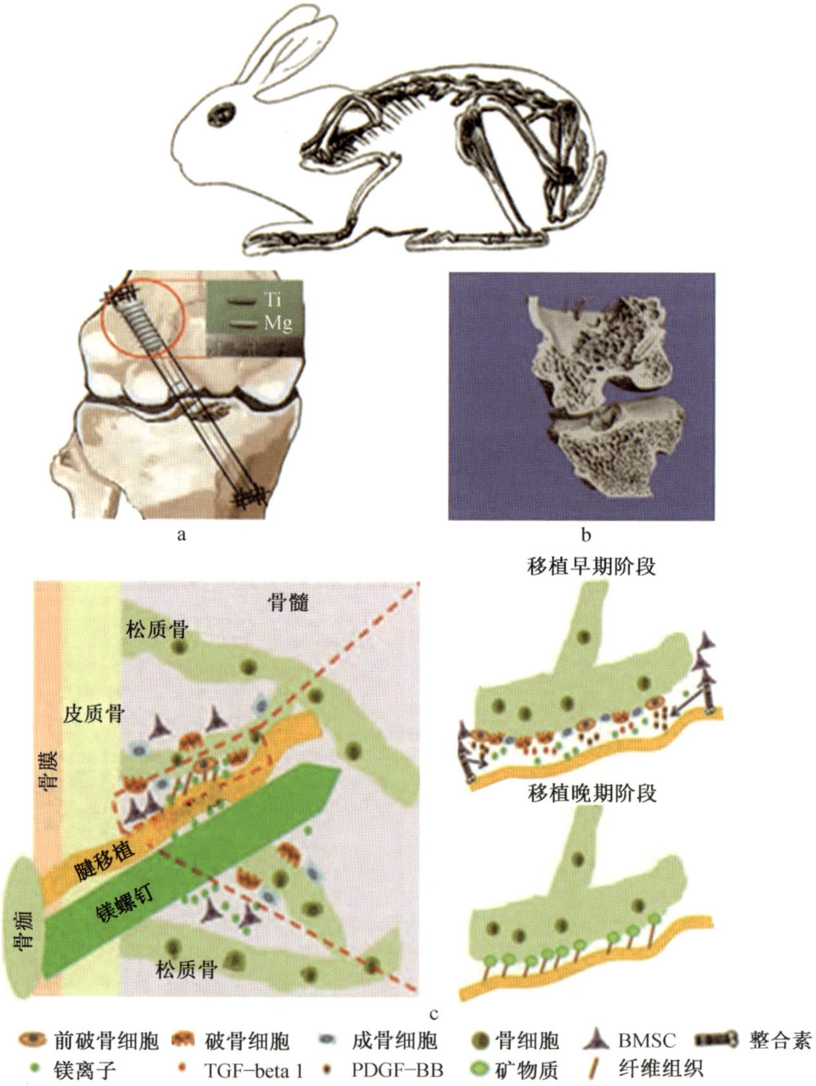

(a) 在兔子前交叉韧带(ACL)重建期间采用镁界面螺钉在钻孔骨隧道内固定肌腱移植物[41]

图 7.6　使用兔子作为小动物模型评估镁基植入物在生物安全性和有效性方面的表现

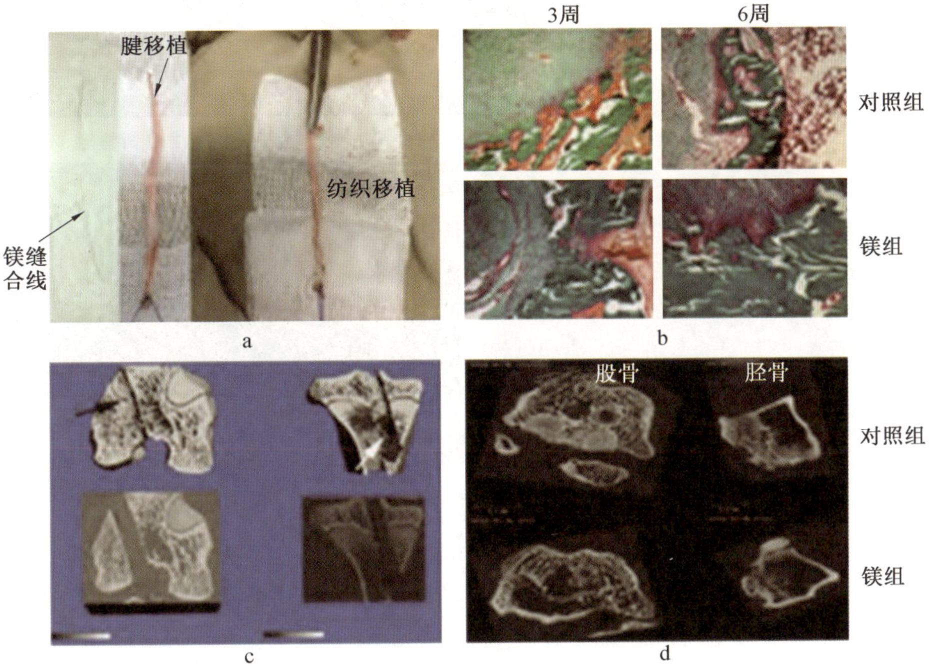

(b) 镁基缝线与前交叉韧带编织，进行兔子ACL重建

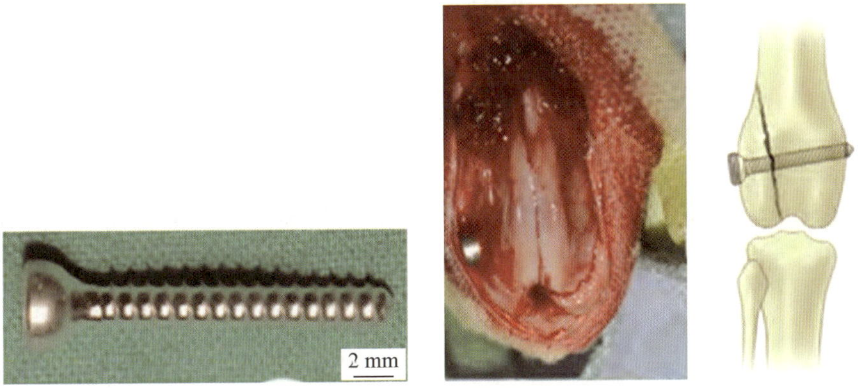

(c) 镁基螺钉用于固定兔子远端股骨骨折[43]

续图 7.6

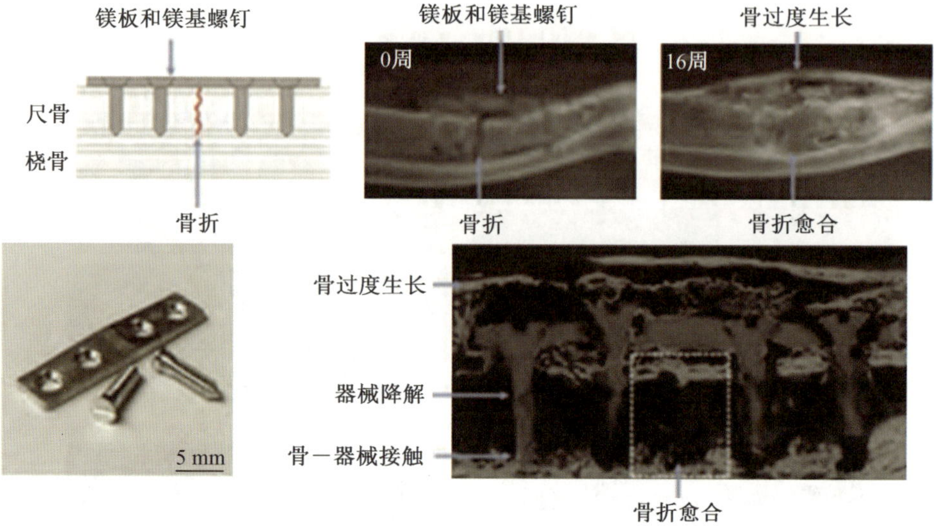

(d) 镁基螺钉和镁板用于固定兔子尺骨骨折[47]

续图 7.6

大动物模型可为镁基骨科植入器械应用于临床前提供更可靠的信息。研究人员通过建立山羊骨坏死模型来检测镁基螺钉对股骨头骨瓣愈合的影响(图 7.7(a))[20],并开发了一种镁基环状装置来修复山羊断裂的前交叉韧带(图 7.7(b))[78]。力学测试结果显示:与传统缝合相比,镁基环显著提高了膝关节的稳定性和功能。尽管未通过组织学分析评估移植物结构,但这项工作为这种新型镁基环的体内研究奠定了基本框架,以评估其修复断裂的交叉韧带的潜力。在大动物模型中,经皮质类固醇诱导的鸸鹋骨坏死模型可作为模拟坍塌股骨头患者的独特模型[87]。研究者在该模型中提出了一种新型工具,即镁基空心螺钉,其孔洞可注入骨水泥以促进骨坏死区域的新骨生成(图 7.7(c))。镁基螺钉可以为坍塌的股骨头提供初始机械支撑,而可注射骨水泥则通过螺钉孔填补间隙,以维持、巩固和加强植入器械的支撑。与之前的研究一致,镁基螺钉在体内降解过程中释放的镁离子可预防股骨头的坍塌,该研究结果为之后镁基螺钉的临床疗效评估提供了相关的预测性证据。

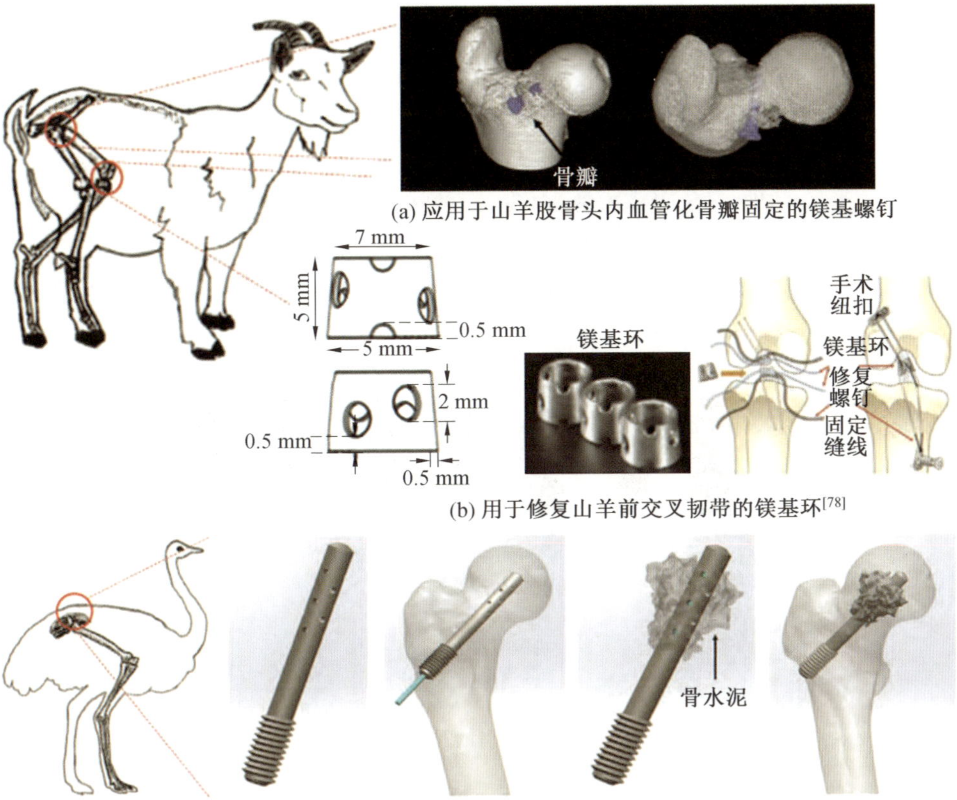

(a) 应用于山羊股骨头内血管化骨瓣固定的镁基螺钉

(b) 用于修复山羊前交叉韧带的镁基环[78]

(c) 结合骨水泥的带孔镁基螺钉修复鸸鹋股骨头骨坏死

图 7.7　大动物模型可用于评估镁基植入物的生物安全性及有效性

7.4　改良镁基骨科植入器械的新策略

在手术后的早期愈合阶段，由于局部力学负荷的影响，很容易发生骨折间隙中的运动(图 7.8(a))。因此，基于镁的骨科固定器应具有强大的初始力学强度，才能在愈合的早期阶段(包括炎症期和软性骨痂期)牢固地支撑骨折的骨头[62]。此外，由于镁基植入器械的降解可能会影响其力学完整性，因此必须优化其降解行为以适应骨折愈合过程(图 7.8(b))。为此，建议采用适当的调节措施，以平衡其力学强度和逐步降解时间之间的关系。

然而，未经改性的镁及其合金的力学强度不足以在高负荷骨骼部位提供足够的支撑。Jahn 等报道使用由镁一银(Mg—Ag)制成的髓内钉可成功固定骨折的长骨，且不会引起内部器官的病理反应。然而，镁一银钉的降解会导致长骨长

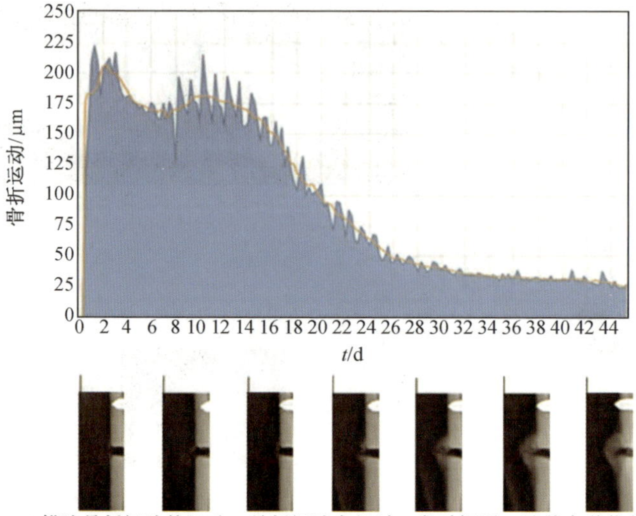

(a) 描述骨折间隙的运动，骨折间隙在经过一段时间后，随着力学载荷的存在逐渐愈合。上部的骨折间隙的运动量逐渐减少，同时下部骨折部位愈合带的形成和重塑也会随之出现[88]

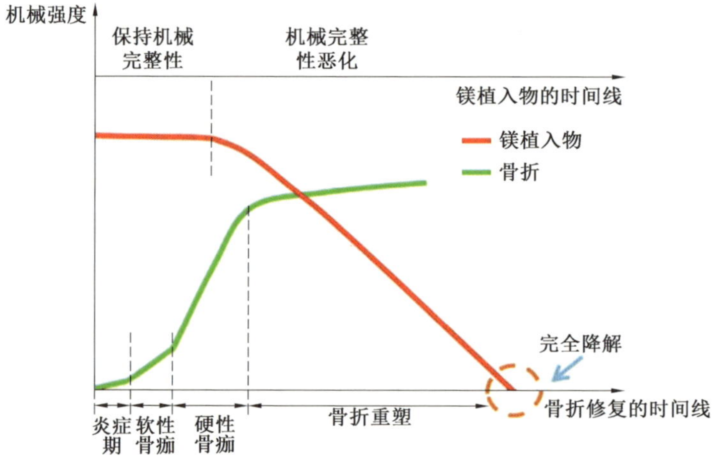

(b) 可生物降解骨科器械的理想降解模式，既可以提供骨折部位的支持，又能促进愈合过程[16]

图 7.8 设计理想的可生物降解的镁基骨科植入物，通过控制降解模式以匹配骨折愈合的过程

期严重的异常形态，与不锈钢植入的骨骼相比，在植入 133 d 后，骨髓腔直径增加仍在 70%以上，且显示出相对较低的骨矿物质密度[67]。因此，表面改性技术可能是开发适用于高负荷骨骼部位的镁基植入器械的新思路[89]。

7.4.1 表面改性策略

表面机械研磨处理技术（SMAT）是一种表面处理技术。经过处理的样品表面层会形成从几纳米到几微米的梯度分布，惰性金属[90]和可生物降解镁合金[91]在经过深度处理后，机械性能会有着显著提高。因此，在骨科植入器械领域，SMAT 被认为是增强镁基合金机械强度最有潜力的策略之一。但是，由于晶粒边界和位错等晶体缺陷的增加，SMAT 金属的耐腐蚀性能会严重受损[89]。通过磁控溅射制备出的超纳双相合金薄膜（SNDP）是另一种新型的镁基金属表面处理方法，可显著提高镁基金属的机械强度，使其接近理论强度，可应用于高负荷骨骼部位[91]。然而，接下来在镁基合金衬底和合金涂层之间电化学反应，会加速镁基金属的腐蚀速率，导致力学强度迅速降低。

为了提升经过 SMAT 或 SNDP 处理的镁基金属的耐腐蚀性，急需研发一种综合的表面涂层策略，制备出机械强度优越、腐蚀速率适宜的镁基骨科植入器械以应用于临床（如图 7.9(a)、(b)所示）。目前已广泛采用聚合物涂层处理方法来降低镁基植入器械的腐蚀速率[83]。但由于聚合物涂层与金属基底之间是通过浸泡或浸渍等物理相互作用形成连接的，因此在植入时可能会轻易脱落，难以在临床上广泛应用[92]。相反，采用化学表面修饰则更为可取，由于基底－涂层界面处存在强化学键，可确保涂层在植入完成前不会脱落[92]。多孔结构的微弧氧化（MAO）处理是一种有效的化学修饰方法，可大幅提升镁基金属的耐腐蚀性，并形成具有强附着力的涂层多孔结构（如图 7.9(c)所示）[93]。因此，采用 SMAT 或 SNDP 和 MAO 的双重涂层策略有望成功实现开发出既可支持高负荷的骨骼部位，同时确保其腐蚀速率与骨愈合速率匹配的镁基植入器械（如图 7.9(d)所示）。

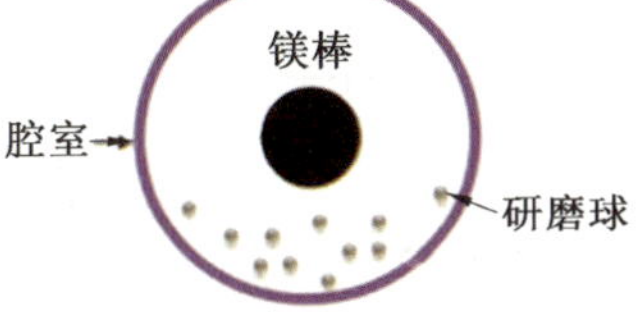

a. 采用SMAT技术涂覆镁基金属

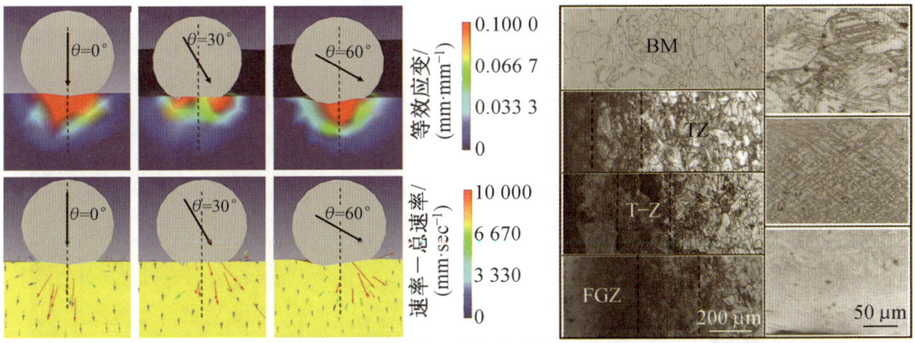

b. 在研究球磨冲击过程中，考察SMAT处理后以及白色区域（基板材料：BM）在不同时间点处理后孪晶区(TZ)、过渡区(T-Z)和细晶区(FGZ)的微观结构[94]

(a) 使用表面机械研磨处理(SMAT)技术，增强镁基金属的力学强度

图 7.9　开发具有良好力学强度和耐蚀性的镁基植入器械的新策略

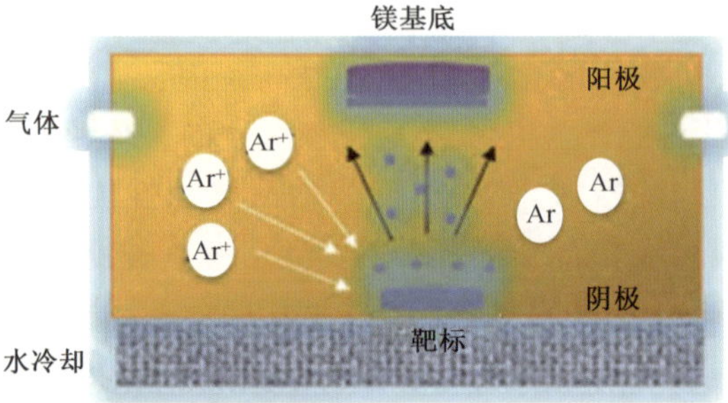

a. 通过磁控溅射过程在镁基金属表面沉积supra-nano-dual-phase(SNDP)合金膜

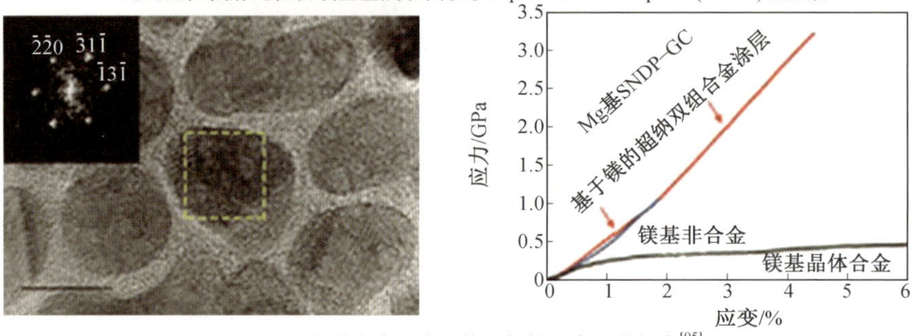

b. 双相镁合金纳米结构的机械强度显著提高[95]

(b)

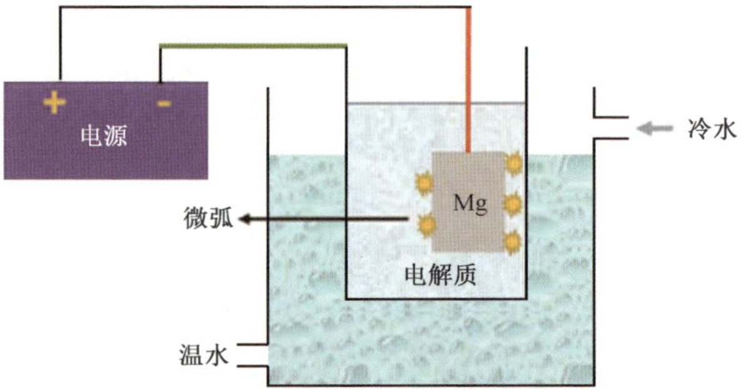

a. 镁基金属MAO处理

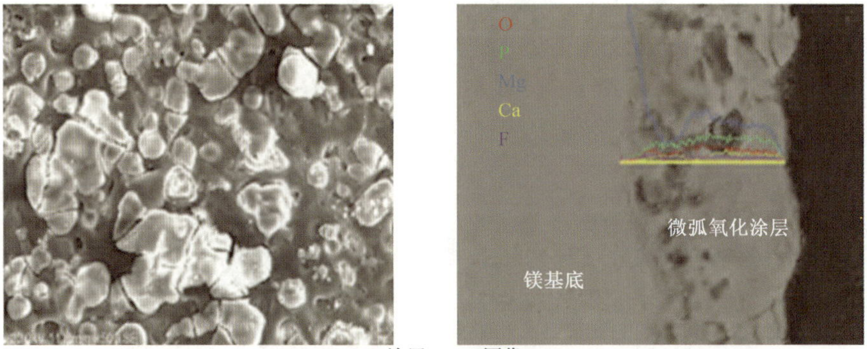

b. Ca-P涂层EDAX图像

(c) 对镁基金属进行微弧氧化(MAO)处理，形成Ca-P涂层（通过能量色散X射线分析(EDAX)确认）以提高耐蚀性

续图 7.9

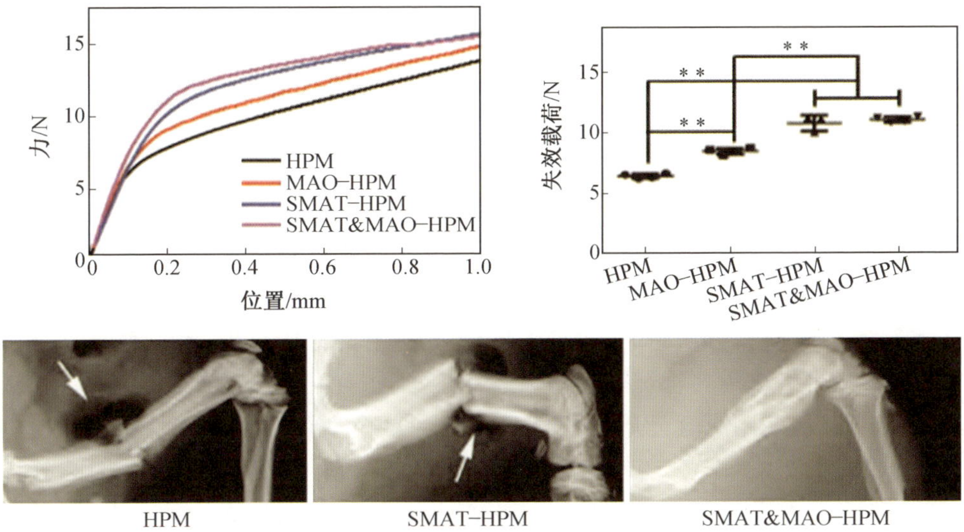

(d) 使用综合表面处理策略可以改善镁基植入器械的性能

续图 7.9

7.4.2 其他策略

通常来说，由于微电通过沉淀第二相的作用加速腐蚀了 α－Mg 基体，镁合金比高纯度镁更容易受到腐蚀[96]，这表明提高镁基体的纯度可以减缓腐蚀速率[97]。但是，纯镁金属的力学强度不足，这极大地限制了其使用。通过以二元或三元系合金的形式添加适量无毒元素（如 Ca、Sr、Zn、Si 等），可以有效地细化镁基体的微观结构，从而提高其机械强度[21]。例如，在镁中添加 4％的锌可以将其极限拉伸强度从 21 MPa（纯铸造镁）或 100～140 MPa（纯挤压或轧制镁）提高到 220 MPa（铸造状态）[21]。但是，沉淀出的金属间相 Mg－xZn 可能会削弱耐腐蚀性能，因此开发三元合金系列有可能同时保证机械和降解性能。例如，再添加 0.2％的 Ca 可以将铸造 Mg－4Zn 合金的降解速率降低约三分之一。此外，优化超细晶[98]或玻璃状[37]结构的镁及其合金的制备方法也是提高机械强度和耐腐蚀性的重要方法。

7.5 镁基复合植入器械在高负载部位的潜在应用

除了上述增强镁基金属耐腐蚀和机械强度的方法，发展镁基复合系统可能是另一个有前途的策略，可用于制造适合高负荷骨骼部位的镁基植入器械[17,40]。将镁基植入器械与惰性金属结合，前者能够促进骨再生，后者则能够固定高负荷骨骼部位骨折[99]。在进一步研究中，可考虑使用新型镁基复合固定器在动物中治疗了具有挑战性的骨相关疾病，例如骨质疏松性骨折、非典型股骨骨折以及长骨牵引等。

7.5.1 骨质疏松性骨折

随着全球人口老龄化，骨质疏松性骨折逐渐成为主要的公共卫生负担[100]。最近的基础[101]和临床研究[102]证实因骨质疏松性骨折难以愈合，增加了因骨折并发症导致的死亡风险[103]。据报道，50 岁以上的女性中，约有 40%在剩余寿命中会遭受骨质疏松性骨折[103]。如前所述，可使用抗骨质疏松药物，包括抑制骨吸收和促进骨生成类药物，辅助镁基骨科植入器械优化局部骨折愈合[104]。为了验证这一假设，使用患有骨质疏松性骨折的大鼠模型评估了含镁骨髓内钉对骨折愈合质量的影响(图 7.10(a))。结果显示，与传统的不锈钢固定组相比，镁治疗组的骨质疏松性骨折愈合速度显著提高[17]。接下来采用大动物模型，包括兔子和山羊进行进一步研究，使用各种含镁复合系统在不同的骨科条件下模拟相应的临床指标，从而证明这些含镁复合系统用于临床试验的必要性(图 7.10(b)、(c))。

7.5.2 非典型性股骨骨折

长期接受抗骨质疏松药物双磷酸盐治疗的患者面临着一种新型骨折风险——非典型股骨骨折(AFF)[105]。据报道，接受双磷酸盐治疗超过 10 年的患者的 AFF 发病率为每 10 万人中 107 例[106]。一项回顾性研究发现，亚洲女性的 AFF 风险比高加索女性高 8 倍[107]。最近的研究表明，在治疗骨恶性肿瘤患者时，与低剂量组相比，高剂量双磷酸盐治疗组患者的骨周转受到严重压抑[108]。传统的生物惰性髓内螺钉(IMN)不能很好地治疗 BP 引起的 AFF，通常导致延迟愈合甚至不固定。双磷酸盐会降低背根神经节(DRG)中 α－CGRP 的产生和释放，抑制骨组织内感觉神经的生成[109,110]。此外，双磷酸盐还可抑制巨噬细胞的功能，而巨噬细胞也可分泌的 CGRP 可促进骨愈合[111]。因此，随着时间的推移，双磷酸盐会抑制周围骨膜内感觉神经末梢释放 α－CGRP 的能力[112]。针对每周接受 0.3 mg/kg 双磷酸盐治疗 3 个月的 AFF 大鼠模型进行的研究表明，生物可吸收镁基髓内钉可以促进成骨和血管新生，实现 AFF 的生物治疗(图 7.10(a))。

7.5.3 牵引成骨术

根据伊利扎罗夫原理，使用外固定器拉开缩短的骨端，生成的新骨组织可填

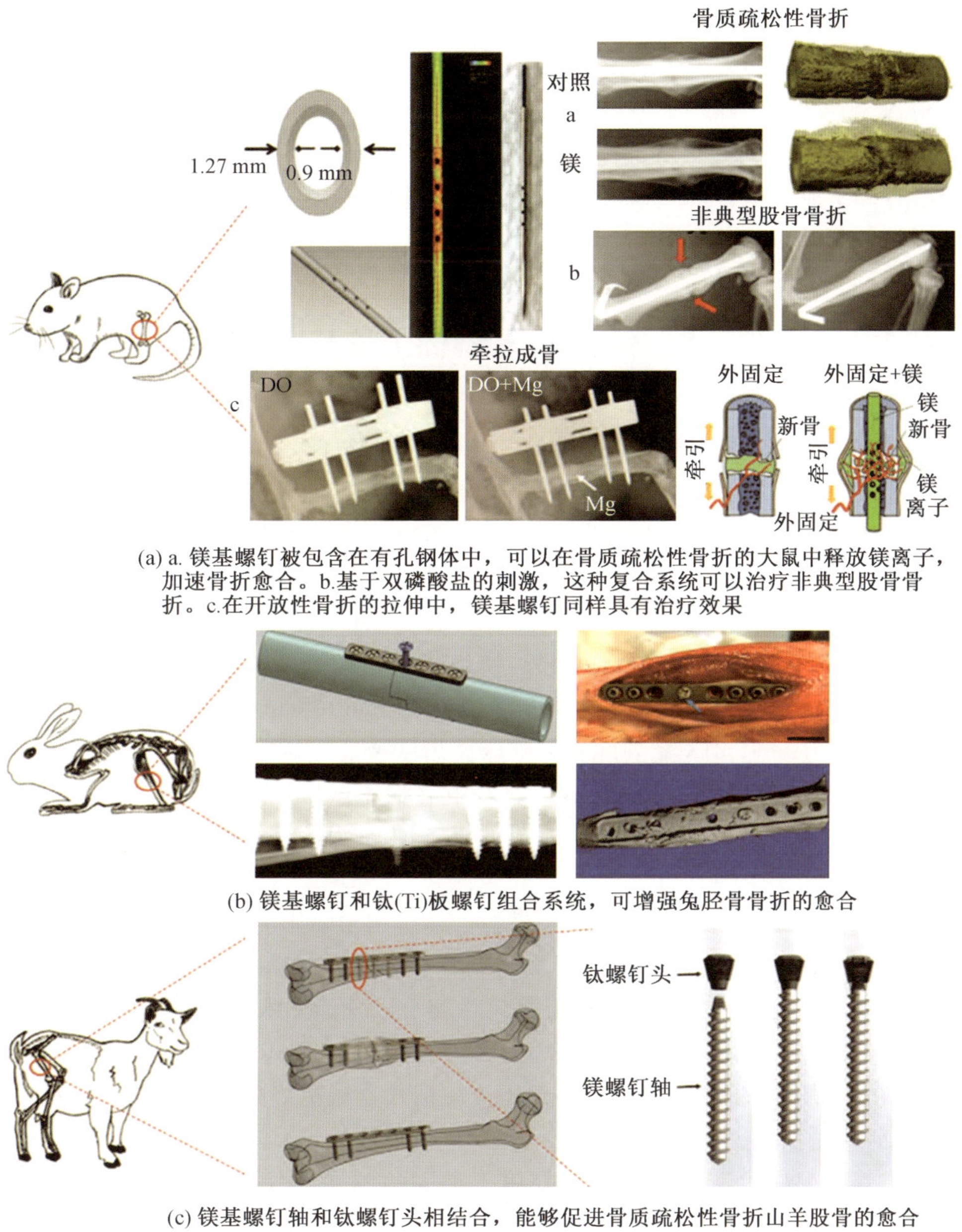

(a) a. 镁基螺钉被包含在有孔钢体中，可以在骨质疏松性骨折的大鼠中释放镁离子，加速骨折愈合。b.基于双磷酸盐的刺激，这种复合系统可以治疗非典型股骨骨折。c.在开放性骨折的拉伸中，镁基螺钉同样具有治疗效果

(b) 镁基螺钉和钛(Ti)板螺钉组合系统，可增强兔胫骨骨折的愈合

(c) 镁基螺钉轴和钛螺钉头相结合，能够促进骨质疏松性骨折山羊股骨的愈合

图 7.10　用于在不同动物模型下增强高负荷骨骼区域的愈合的含镁复合系统

充骨缺损从而恢复骨长，这种技术称为牵引成骨术(DO)[113]。虽然 DO 已经成功用于治疗短骨组织的骨缺损，如掌骨和下颌骨[50]，但当治疗股骨和胫骨等长骨病变时，则需要相对较长的时间让新骨组织完全矿化和巩固[114]。据证实，患者需要采用外固定器的时间超过 20 个月，其间出现的并发症，如螺钉感染、断裂或

固定器松动，大大限制了其临床应用。骨缺损部分产生的新骨组织血流不足是延迟其组织巩固的一个可能原因[114]。为避免这些并发症，在山羊模型中将纯镁钉植入短骨端的骨髓腔中进行 DO(如图 7.10(a)、(c)所示)。在股骨牵张大鼠模型(长度 5 min)中，与传统的 DO 对照组相比，镁处理组观察到骨组织形成和巩固均得到了显著改善，这些改善可能归因于神经—血管—骨网络的重演，可功能性促进骨生成。

7.6 镁基植入器械的临床应用

镁基骨科植入器械的历史可以追溯到一个世纪前，但由于镁基植入器械腐蚀率高、杂质影响和加工技术落后，限制了其进一步应用于临床[16,115]。德国[116]、韩国[117]和中国[20]均已进行了临床试验。德国首先使用 Mg—Y—Re—Zr 合金螺钉(MAGNEZIX 由 Syntellix AG 制造)用于足外翻手术(图 7.11(a))。在术后 6 个月，采用美国骨科足踝协会的临床评分表评估脚趾(大脚趾)第一跖趾关节的疼痛和活动度，与钛组比较，镁组得到相似结果[116]。这项临床试验使 Mg—Y—Re—Zr 螺钉在 2013 年获得了 Communauté Européenne(CE)的认证。迄今为止，MAGNEZIX 系列螺钉的临床使用已被推广到 50 多个国家/地区。在中国和美国，MAGNEZIX 系列螺钉的多中心临床试验也在准备中。韩国 U&I 公司开发的由 Mg—Ca—Zn 合金制成的 K—MET 螺钉用于远端桡骨骨折修复(图 7.11(b))，在固定 6 个月后骨折完全愈合[117]。Mg—Ca—Zn 螺钉于 2015 年 4 月获得了韩国食品药品监督管理局的批准，可用于临床使用。考虑到合金元素对患者的健康风险，中国专注于开发 99.99%高纯度的镁基骨科固定植入器械，这些纯镁螺钉已被用于固定自体血管化骨瓣治疗股骨头坏死(图 7.11(c))，展示出长期(12 个月)的高效性[82,117]。这些螺钉还成功地用于修复年轻患者的移位股骨颈骨折的血管化髂骨移植，得到比传统植入器械更好的结果，同时降低了并发症，如缺血性坏死和不愈合率[118]。2019 年 7 月 1 日，该纯镁螺钉被中国国家药品监督管理局(NMPA)正式批准用于类固醇诱导性骨坏死的多中心临床试验，从而进入新型医疗器械产品注册的关键步骤。

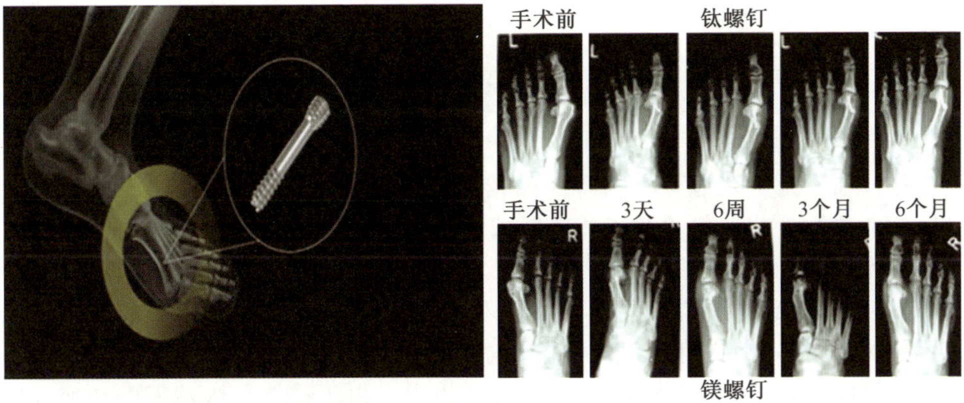

(a) 使用Mg–Y–RE–Zr合金螺钉治疗了13例轻度脚趾外翻骨折患者，并进行了为期6个月的随访观察和评估

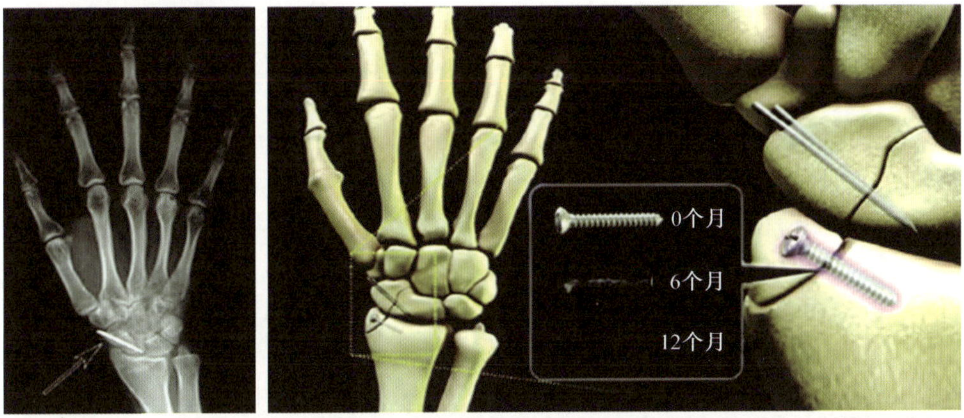

(b) 使用Mg–Ca–Zn合金螺钉固定53例远端桡骨骨折，并进行了为期一年的随访观察和评估

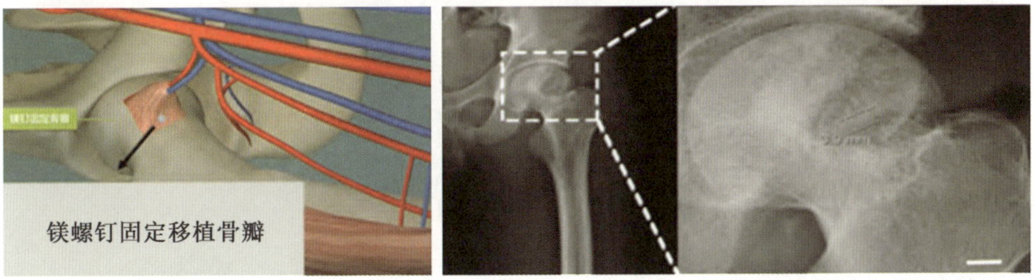

(c) 采用高纯度镁螺钉治疗23例保股骨头的血管化骨瓣，根据哈里斯髋关节评分对治疗效果进行评估，在一年后的随访中，使用Mg基螺钉显著减少了骨瓣的位移

图 7.11　镁基螺钉在骨科中的临床应用

7.7 挑战与展望

尽管临床医生认为可生物降解的镁基金属是潜在的骨科植入器械，但是针对承载负荷的骨骼部位的镁基植入器械仍面临商业化挑战。

首先，需要优化镁基骨科植入器械的降解模式。研究人员近期发现，镁基螺钉降解后，周围的纤维组织中存在小腔体[119]。小腔体的形成可能归因于降解过程中释放的气体和镁基植入器械脱落的中间降解物的共同作用，在小腔体中检测到大量的巨噬细胞，通常伴随着炎症反应[119]。由于镁基植入器械的快速降解会导致气体生成和脱落微粒的积累增加，因此提高镁基植入器械的耐腐蚀性有助于减少纤维小腔体的形成。在镁基金属表面涂上无机或有机涂层被广泛认为是控制镁基植入器械降解速率的有效策略[21]。与研究结果一致，使用具有涂层的镁基植入器械几乎没有观察到小腔体[119]。

其次，应该探索新的设计方案来解决镁基植入器械机械强度不足的问题。在手术中螺钉头折断的情况时有发生，因此设计新的镁基骨科植入器械结构以满足未来临床使用更高扭矩的需求是非常必要的[69]。

再次，需要进行更多的生物安全性测试以确定适宜使用镁基植入器械的受试者。应该在动物模型中细分出慢性肾衰竭的不同阶段，以模仿不同肾小球滤过率(GFR)水平的患者，以明确其适应证或禁忌证。此外，尚缺乏关于肾衰竭动物中镁植入器械长期生物安全性的评估，应在未来的研究中加以补充，以解决临床关注点。

此外，除了金属植入器械，还可以开发含有镁的聚合物或陶瓷支架，通过引入生物活性镁离子促进新骨形成，从而促进分段骨缺损的愈合[69]。

最后，应该探索含镁的复合系统以扩展临床应用，将镁基植入器械和惰性金属相结合，可大大拓宽其应用范围，包括低负荷和高负荷的骨骼部位，这将极大地促进镁基植入器械在骨科领域中的临床使用。

7.8 总　　结

成功开发基于镁的骨科植入器械并将其应用于一系列临床试验，是因为镁与天然皮质骨的生物相容性优异，弹性模量合适，并且可以生物降解为具有促骨功能的产物。已进行的大量动物研究验证了镁基植入器械对骨组织愈合的促进作用。这些植入器械在治疗难治愈骨疾病的患者中(如骨质疏松性骨折、骨坏死、非典型股骨骨折和长骨牵引等），可能会革新现有的治疗方法。表面修饰策略和基于镁的复合系统可能会扩展镁基植入器械在治疗挑战性骨疾病（尤其是重负荷骨骼部位）方面的潜在应用。通过了解镁及其合金的物理、化学和生物局限，找到克服这些限制的方法，可开发适合各种临床应用镁基植入器械。这些研究已经弥合了镁基骨科植入器械的基础研究与临床应用之间的差距，旨在改善有挑战性骨疾病患者的健康状况。

本章参考文献

[1] GROSS A. Medical Software Regulations in Asia 2017[R/OL]. [2017-11-07]. http://www. pacificbridgemedical. com.

[2] MANAM N S, HARUN W S W, SHRI D N A, et al. Study of corrosion in biocompatible metals for implants: A review[J]. Journal of alloys and compounds, 2017, 701: 698-715.

[3] TIE D, FEYERABEND F, HORT N, et al. XPS studies of magnesium surfaces after exposure to dulbecco's modified eagle medium, hank's buffered salt solution, and simulated body fluid[J]. Advanced engineering materials, 2010, 12(12): B699-B704.

[4] REITH G, SCHMITZ-GREVEN V, HENSEL K O, et al. Metal implant removal: Benefits and drawbacks: A patient survey[J]. BMC surgery, 2015, 15: 96.

[5] STRADIOTTI P, CURTI A, CASTELLAZZI G, et al. Metal-related artifacts in instrumented spine. Techniques for reducing artifacts in CT and MRI: State of the art[J]. European spine journal, 2009, 18(Suppl 1): 102-108.

[6] ULERY B D, NAIR L S, LAURENCIN C T. Biomedical applications of biodegradable polymers[J]. Journal of polymer science part B, Polymer physics, 2011, 49(12): 832-864.

[7] NAVARRO M, MICHIARDI A, CASTAÑO O, et al. Biomaterials in orthopaedics[J]. Journal of the royal society, interface, 2008, 5(27): 1137-1158.

[8] LIU H N, SLAMOVICH E B, WEBSTER T J. Less harmful acidic degradation of poly(lacticco-glycolic acid) bone tissue engineering scaffolds through titania nanoparticle addition [J]. International journal of nanomedicine, 2006, 1(4): 541-545.

[9] GOHIL S V, SUHAIL S, ROSE J, et al. Polymers and composites for or-

thopedic applications [M]//Materials for Bone Disorders. Amsterdam: Elsevier, 2017: 349-403.

[10] CHEUNG W H, MICLAU T, CHOW S K H, et al. Fracture healing in osteoporotic bone[J]. Injury, 2016, 47: S21-S26.

[11] CAO H J, GUAN H F, LAI Y X, et al. Review of various treatment options and potential therapies for osteonecrosis of the femoral head[J]. Journal of orthopaedic translation, 2016, 4: 57-70.

[12] SAILHAN F. Bone lengthening (distraction osteogenesis): A literature review[J]. Osteoporosis international, 2011, 22(6): 2011-2015.

[13] ZHENG N Y, TANG N, QIN L. Atypical femoral fractures and current management[J]. Journal of orthopaedic translation, 2016, 7: 7-22.

[14] NIKOLAOU V S, EFSTATHOPOULOS N, KONTAKIS G, et al. The influence of osteoporosis in femoral fracture healing time[J]. Injury, 2009, 40(6): 663-668.

[15] HAN H S, LOFFREDO S, JUN I, et al. Current status and outlook on the clinical translation of biodegradable metals[J]. Materials today, 2019, 23: 57-71.

[16] ZHAO D W, WITTE F, LU F Q, et al. Current status on clinical applications of magnesium-based orthopaedic implants: A review from clinical translational perspective[J]. Biomaterials, 2017, 112: 287-302.

[17] ZHANG Y F, XU J K, RUAN Y C, et al. Implant-derived magnesium induces local neuronal production of CGRP to improve bone-fracture healing in rats[J]. Nature medicine, 2016, 22(10): 1160-1169.

[18] SONG R, MURPHY M, LI C S, et al. Current development of biodegradable polymeric materials for biomedical applications[J]. Drug design, development and therapy, 2018, 12: 3117-3145.

[19] YUN Y, DONG Z Y, LEE N, et al. Revolutionizing biodegradable metals [J]. Materials today, 2009, 12(10): 22-32.

[20] ZHAO D W, HUANG S B, LU F Q, et al. Vascularized bone grafting fixed by biodegradable magnesium screw for treating osteonecrosis of the femoral head[J]. Biomaterials, 2016, 81: 84-92.

[21] ZHENG Y F, GU X N, WITTE F. Biodegradable metals[J]. Materials science and engineering: R: Reports, 2014, 77: 1-34.

[22] SHUAI C J, LI S, PENG S P, et al. Biodegradable metallic bone implants[J]. Materials chemistry frontiers, 2019, 3(4): 544-562.

[23] GAO C D, PENG S P, FENG P, et al. Bone biomaterials and interactions with stem cells[J]. Bone research, 2017, 5: 17059.
[24] Standard specification for seamless copper water tube:B88M-13[S]. 2013-11-15.
[25] SONG G L, ATRENS A. Corrosion mechanisms of magnesium alloys [J]. Advanced engineering materials, 1999, 1(1): 11-33.
[26] SARIS N-E L, MERVAALA E, KARPPANEN H, et al. Magnesium [J]. Clinica chimica acta, 2000, 294(1-2): 1-26.
[27] YAMAMOTO A, HIROMOTO S. Effect of inorganic salts, amino acids and proteins on the degradation of pure magnesium in vitro[J]. Materials science and engineering: C, 2009, 29(5): 1559-1568.
[28] ZHANG J, HIROMOTO S, YAMAZAKI T, et al. Macrophage phagocytosis of biomedical Mg alloy degradation products prepared by electrochemical method[J]. Materials science and engineering: C, 2017, 75: 1178-1183.
[29] GRÜNEWALD T A, RENNHOFER H, HESSE B, et al. Magnesium from bioresorbable implants: Distribution and impact on the nano- and mineral structure of bone[J]. Biomaterials, 2016, 76: 250-260.
[30] CASTIGLIONI S, CAZZANIGA A, ALBISETTI W, et al. Magnesium and osteoporosis: Current state of knowledge and future research directions[J]. Nutrients, 2013, 5(8): 3022-3033.
[31] LANDI E, LOGROSCINO G, PROIETTI L, et al. Biomimetic Mg-substituted hydroxyapatite: From synthesis to invivo behaviour [J]. Journal of materials science: Materials in medicine, 2008, 19 (1): 239-247.
[32] KAWASAKI H, GUAN J J, TAMAMA K. Hydrogen gas treatment prolongs replicative lifespan of bone marrow multipotential stromal cells in vitro while preserving differentiation and paracrine potentials [J]. Biochemical and biophysical research communications, 2010, 397 (3): 608-613.
[33] GUO J D, LI L, SHI Y M, et al. Hydrogen water consumption prevents osteopenia in ovariectomized rats [J]. British journal of pharmacology, 2013, 168(6): 1412-1420.
[34] KUHLMANN J, BARTSCH I, WILLBOLD E, et al. Fast escape of hydrogen from gas cavities around corroding magnesium implants [J].

Acta biomaterialia, 2013, 9(10): 8714-8721.

[35] NOVIANA D, PARAMITHA D, ULUM M F, et al. The effect of hydrogen gas evolution of magnesium implant on the postimplantation mortality of rats[J]. Journal of orthopaedic translation, 2015, 5: 9-15.

[36] KRAUS T, FISCHERAUER S F, HÄNZI A C, et al. Magnesium alloys for temporary implants in osteosynthesis: in vivo studies of their degradation and interaction with bone[J]. Acta biomaterialia, 2012, 8 (3): 1230-1238.

[37] ZBERG B, UGGOWITZER P J, LÖFFLER J F. MgZnCa glasses without clinically observable hydrogen evolution for biodegradable implants[J]. Nature materials, 2009, 8(11): 887-891.

[38] WANG J L, WITTE F, XI T F, et al. Recommendation for modifying current cytotoxicity testing standards for biodegradable magnesium-based materials[J]. Acta biomaterialia, 2015, 21: 237-249.

[39] GONZALEZ J, HOU R Q, NIDADAVOLU E P S, et al. Magnesium degradation under physiological conditions-best practice[J]. Bioactive materials, 2018, 3(2): 174-185.

[40] TIAN L, SHENG Y F, HUANG L, et al. An innovative Mg/Ti hybrid fixation system developed for fracture fixation and healing enhancement at load-bearing skeletal site[J]. Biomaterials, 2018, 180: 173-183.

[41] WANG J L, XU J K, SONG B, et al. Magnesium (Mg) based interference screws developed for promoting tendon graft incorporation in bone tunnel in rabbits[J]. Acta biomaterialia, 2017, 63: 393-410.

[42] MARADZE D, MUSSON D, ZHENG Y F, et al. High magnesium corrosion rate has an effect on osteoclast and mesenchymal stem cell role during bone remodelling[J]. Scientific reports, 2018, 8(1): 10003.

[43] HAN P, CHENG P F, ZHANG S X, et al. In vitro and in vivo studies on the degradation of high-purity Mg (99.99wt.%) screw with femoral intracondylar fractured rabbit model[J]. Biomaterials, 2015, 64: 57-69.

[44] YOSHIZAWA S, BROWN A, BARCHOWSKY A, et al. Magnesium ion stimulation of bone marrow stromal cells enhances osteogenic activity, simulating the effect of magnesium alloy degradation [J]. Acta biomaterialia, 2014, 10(6): 2834-2842.

[45] Cao Y. Antiangiogenic cancer therapy[C]//Seminars in cancer biology. Academic Press, 2004, 14(2): 139-145.

[46] CHEN Z T, KLEIN T, MURRAY R Z, et al. Osteoimmunomodulation for the development of advanced bone biomaterials[J]. Materials today, 2016, 19(6): 304-321.

[47] CHAYA A, YOSHIZAWA S, VERDELIS K, et al. In vivo study of magnesium plate and screw degradation and bone fracture healing[J]. Acta biomaterialia, 2015, 18: 262-269.

[48] DE BAAIJ J H F, HOENDEROP J G J, BINDELS R J M. Magnesium in man: Implications for health and disease[J]. Physiological reviews, 2015, 95(1): 1-46.

[49] ZHANG J, MA X Y, LIN D, et al. Magnesium modification of a calcium phosphate cement alters bone marrow stromal cell behavior via an integrin-mediated mechanism[J]. Biomaterials, 2015, 53: 251-264.

[50] RANSOM R C, CARTER A C, SALHOTRA A, et al. Mechanoresponsive stem cells acquire neural crest fate in jaw regeneration[J]. Nature, 2018, 563(7732): 514-521.

[51] HUNG C C, CHAYA A, LIU K, et al. The role of magnesium ions in bone regeneration involves the canonical wnt signaling pathway[J]. Acta biomaterialia, 2019, 98: 246-255.

[52] LIU W C, CHEN S H, ZHENG L Z, et al. Angiogenesis assays for the evaluation of angiogenic properties of orthopaedic biomaterials-A general review[J]. Advanced healthcare materials, 2017, 6(5): 1600434.

[53] KUSUMBE A P, RAMASAMY S K, ADAMS R H. Coupling of angiogenesis and osteogenesis by a specific vessel subtype in bone[J]. Nature, 2014, 507(7492): 323-328.

[54] MAIER J A M, BERNARDINI D, RAYSSIGUIER Y, et al. High concentrations of magnesium modulate vascular endothelial cell behaviour in vitro[J]. Biochimica et biophysica acta (BBA)-molecular basis of disease, 2004, 1689(1): 6-12.

[55] WANG M, YU Y M, DAI K, et al. Improved osteogenesis and angiogenesis of magnesium-doped calcium phosphate cement via macrophage immunomodulation[J]. Biomaterials science, 2016, 4(11): 1574-1583.

[56] LAI Y X, LI Y, CAO H J, et al. Osteogenic magnesium incorporated into PLGA/TCP porous scaffold by 3D printing for repairing challenging bone defect[J]. Biomaterials, 2019, 197: 207-219.

[57] LIN S H, YANG G Z, JIANG F, et al. Bone regeneration: A magnesium-enriched 3D culture system that mimics the bone development microenvironment for vascularized bone regeneration [J]. Advanced science, 2019, 6(12): 1970069.

[58] BELLUCI M M, SCHOENMAKER T, ROSSA-JUNIOR C, et al. Magnesium deficiency results in an increased formation of osteoclasts[J]. The journal of nutritional biochemistry, 2013, 24(8): 1488-1498.

[59] ZHAI Z J, QU X H, LI H W, et al. The effect of metallic magnesium degradation products on osteoclast-induced osteolysis and attenuation of NF-κB and NFATc1 signaling [J]. Biomaterials, 2014, 35 (24): 6299-6310.

[60] XIE H, CUI Z, WANG L, et al. PDGF-BB secreted by preosteoclasts induces angiogenesis during coupling with osteogenesis [J]. Nature medicine, 2014, 20(11): 1270-1278.

[61] WU L L, FEYERABEND F, SCHILLING A F, et al. Effects of extracellular magnesium extract on the proliferation and differentiation of human osteoblasts and osteoclasts in coculture[J]. Acta biomaterialia, 2015, 27: 294-304.

[62] CLAES L, RECKNAGEL S, IGNATIUS A. Fracture healing under healthy and inflammatory conditions[J]. Nature reviews rheumatology, 2012, 8(3): 133-143.

[63] CHEN Z T, MAO X L, TAN L L, et al. Osteoimmunomodulatory properties of magnesium scaffolds coated with β-tricalcium phosphate[J]. Biomaterials, 2014, 35(30): 8553-8565.

[64] LI B, CAO H L, ZHAO Y C, et al. Retracted article: in vitro and in vivo responses of macrophages to magnesium-doped titanium[J]. Scientific reports, 2017, 7: 42707.

[65] LIBAKO P, NOWACKI W, CASTIGLIONI S, et al. Extracellular magnesium and calcium blockers modulate macrophage activity [J]. Magnesium research, 2016, 29(1): 11-21.

[66] SCHILLING T, MIRALLES F, EDER C. TRPM7 regulates proliferation and polarisation of macrophages[J]. Journal of cell science, 2014, 127 (21): 4561-4566.

[67] JÄHN K, SAITO H, TAIPALEENMÄKI H, et al. Intramedullary Mg_2Ag nails augment callus formation during fracture healing in mice[J].

Acta biomaterialia, 2016, 36: 350-360.

[68] GU X N, XIE X H, LI N, et al. In vitro and in vivo studies on a Mg-Sr binary alloy system developed as a new kind of biodegradable metal[J]. Acta biomaterialia, 2012, 8(6): 2360-2374.

[69] WANG J L, WU Y H, LI H F, et al. Magnesium alloy based interference screw developed for ACL reconstruction attenuates peri-tunnel bone loss in rabbits[J]. Biomaterials, 2018, 157: 86-97.

[70] TIE D, GUAN R G, LIU H N, et al. An in vivo study on the metabolism and osteogenic activity of bioabsorbable Mg-1Sr alloy [J]. Acta biomaterialia, 2016, 29: 455-467.

[71] DZIUBA D, MEYER-LINDENBERG A, SEITZ J M, et al. Long-term in vivo degradation behaviour and biocompatibility of the magnesium alloy ZEK100 for use as a biodegradable bone implant[J]. Acta biomaterialia, 2013, 9(10): 8548-8560.

[72] WANCKET L M. Animal models for evaluation of bone implants and devices: Comparative bone structure and common model uses [J]. Veterinary pathology, 2015, 52(5): 842-850.

[73] CHENG P F, HAN P, ZHAO C L, et al. Magnesium inference screw supports early graft incorporation with inhibition of graft degradation in anterior cruciate ligament reconstruction[J]. Scientific reports, 2016, 6: 26434.

[74] DIEKMANN J, BAUER S, WEIZBAUER A, et al. Examination of a biodegradable magnesium screw for the reconstruction of the anterior cruciate ligament: A pilot in vivo study in rabbits[J]. Materials science and engineering: C, 2016, 59: 1100-1109.

[75] HENDERSON S E, VERDELIS K, MAITI S, et al. Magnesium alloys as a biomaterial for degradable craniofacial screws[J]. Acta biomaterialia, 2014, 10(5): 2323-2332.

[76] RÖSSIG C, ANGRISANI N, HELMECKE P, et al. In vivo evaluation of a magnesium-based degradable intramedullary nailing system in a sheep model[J]. Acta biomaterialia, 2015, 25: 369-383.

[77] BOBE K, WILLBOLD E, MORGENTHAL I, et al. In vitro and in vivo evaluation of biodegradable, open-porous scaffolds made of sintered magnesium W4 short fibres [J]. Acta biomaterialia, 2013, 9 (10): 8611-8623.

[78] FARRARO K F, SASAKI N, WOO S L Y, et al. Magnesium ring device to restore function of a transected anterior cruciate ligament in the goat stifle joint[J]. Journal of orthopaedic research, 2016, 34(11): 2001-2008.

[79] TAN L L, WANG Q, LIN X, et al. Loss of mechanical properties in vivo and bone-implant interface strength of AZ31B magnesium alloy screws with Si-containing coating [J]. Acta biomaterialia, 2014, 10 (5): 2333-2340.

[80] GRÜN N G, HOLWEG P, TANGL S, et al. Comparison of a resorbable magnesium implant in small and large growing-animal models[J]. Acta biomaterialia, 2018, 78: 378-386.

[81] CHA P R, HAN H S, YANG G F, et al. Biodegradability engineering of biodegradable Mg alloys: Tailoring the electrochemical properties and microstructure of constituent phases[J]. Scientific reports, 2013, 3: 2367.

[82] WITTE F, KAESE V, HAFERKAMP H, et al. In vivo corrosion of four magnesium alloys and the associated bone response[J]. Biomaterials, 2005, 26(17): 3557-3563.

[83] WONG H M, YEUNG K W K, LAM K O, et al. A biodegradable polymer-based coating to control the performance of magnesium alloy orthopaedic implants[J]. Biomaterials, 2010, 31(8): 2084-2096.

[84] WILSON T C, KANTARAS A, ATAY A, et al. Tunnel enlargement after anterior cruciate ligament surgery[J]. The American journal of sports medicine, 2004, 32(2): 543-549.

[85] FOLDAGER C, JAKOBSEN B W, LUND B, et al. Tibial tunnel widening after bioresorbable poly-lactide calcium carbonate interference screw usage in ACL reconstruction [J]. Knee surgery, sports traumatology, arthroscopy, 2010, 18(1): 79-84.

[86] WANG J L, XU J K, FU W M, et al. Biodegradable magnesium screws accelerate fibrous tissue mineralization at the tendon-bone insertion in anterior cruciate ligament reconstruction model of rabbit[J]. Scientific reports, 2017, 7: 40369.

[87] QIN L, YAO D, ZHENG L Z, et al. Phytomolecule icaritin incorporated PLGA/TCP scaffold for steroid-associated osteonecrosis: Proof-of-concept for prevention of hip joint collapse in bipedal emus and mechanistic study in quadrupedal rabbits[J]. Biomaterials, 2015, 59: 125-143.

[88] WINDOLF M, ERNST M, SCHWYN R, et al. A biofeedback system for

continuous monitoring of bone healing[C]//International Conference on Biomedical Electronics and Devices. Scitepress, 2014, 2: 243-248.

[89] LI N, LI Y D, LI Y X, et al. Effect of surface mechanical attrition treatment on biodegradable Mg-1Ca alloy [J]. Materials science & engineering C, Materials for biological applications, 2014, 35: 314-321.

[90] LU K, LU J. Nanostructured surface layer on metallic materials induced by surface mechanical attrition treatment [J]. Materials science and engineering: A, 2004, 375: 38-45.

[91] MENG X C, DUAN M, LUO L, et al. The deformation behavior of AZ31 Mg alloy with surface mechanical attrition treatment[J]. Materials science and engineering: A, 2017, 707: 636-646.

[92] WANG J L, TANG J, ZHANG P, et al. Surface modification of magnesium alloys developed for bioabsorbable orthopedic implants: A general review [J]. Journal of biomedical materials research part B: applied biomaterials, 2012, 100B(6): 1691-1701.

[93] LIN X, TAN L L, ZHANG Q, et al. The in vitro degradation process and biocompatibility of a ZK60 magnesium alloy with a forsterite-containing micro-arc oxidation coating[J]. Acta biomaterialia, 2013, 9 (10): 8631-8642.

[94] PENG J H, ZHANG Z, GUO P, et al. The effect of surface mechanical attrition treatment on texture evolution and mechanical properties of AZ31 magnesium alloy[J]. Materials characterization, 2019, 148: 26-34.

[95] WU G, CHAN K C, ZHU L L, et al. Dual-phase nanostructuring as a route to high-strength magnesium alloys[J]. Nature, 2017, 545(7652): 80-83.

[96] ZAINAL ABIDIN N I, ATRENS A D, MARTIN D, et al. Corrosion of high purity Mg, $Mg_2Zn_{0.2}Mn$, ZE41 and AZ91 in Hank's solution at 37 ℃[J]. Corrosion science, 2011, 53(11): 3542-3556.

[97] CAO F Y, SHI Z M, HOFSTETTER J, et al. Corrosion of ultra-high-purity Mg in 3.5% NaCl solution saturated with $Mg(OH)_2$[J]. Corrosion science, 2013, 75: 78-99.

[98] GU X N, LI X L, ZHOU W R, et al. Microstructure, biocorrosion and cytotoxicity evaluations of rapid solidified Mg-3Ca alloy ribbons as a biodegradable material[J]. Biomedical materials, 2010, 5(3): 35013.

[99] TIAN L, TANG N, NGAI T, et al. Hybrid fracture fixation systems de-

veloped for orthopaedic applications: A general review[J]. Journal of orthopaedic translation, 2018, 16: 1-13.

[100] CUMMINGS S R, MELTON L J. Epidemiology and outcomes of osteoporotic fractures[J]. The lancet, 2002, 359(9319): 1761-1767.

[101] HAO Y J, ZHANG G, WANG Y S, et al. Changes of microstructure and mineralized tissue in the middle and late phase of osteoporotic fracture healing in rats[J]. Bone, 2007, 41(4): 631-638.

[102] BARRIOS C, BROSTRÖM L A, STARK A, et al. Healing complications after internal fixation of trochanteric hip fractures: The prognostic value of osteoporosis[J]. Journal of orthopaedic trauma, 1993, 7(5): 438-442.

[103] COLÓN-EMERIC C S, SAAG K G. Osteoporotic fractures in older adults[J]. Best practice & research clinical rheumatology, 2006, 20(4): 695-706.

[104] HEGDE V, JO J E, ANDREOPOULOU P, et al. Effect of osteoporosis medications on fracture healing[J]. Osteoporosis international, 2016, 27(3): 861-871.

[105] JAMAL S A, DION N, STE-MARIE L G. Atypical femoral fractures and bone turnover[J]. The new England journal of medicine, 2011, 365(13): 1261-1262.

[106] SHANE E, BURR D, EBELING P R, et al. Atypical subtrochanteric and diaphyseal femoral fractures: Report of a task force of the American society for bone and mineral research[J]. Journal of bone and mineral research, 2010, 25(11): 2267-2294.

[107] LO J C, HUI R L, GRIMSRUD C D, et al. The association of race/ethnicity and risk of atypical femur fracture among older women receiving oral bisphosphonate therapy[J]. Bone, 2016, 85: 142-147.

[108] EDWARDS B J, SUN M, WEST D P, et al. Incidence of atypical femur fractures in cancer patients: The MD Anderson cancer center experience [J]. Journal of bone and mineral research, 2016, 31(8): 1569-1576.

[109] ORITA S, OHTORI S, KOSHI T, et al. The effects of risedronate and exercise on osteoporotic lumbar rat vertebrae and their sensory innervation[J]. Spine, 2010, 35(22): 1974-1982.

[110] YU D G, LIU F X, LIU M, et al. The inhibition of subchondral bone lesions significantly reversed the weight-bearing deficit and the

overexpression of CGRP in DRG neurons, GFAP and Iba-1 in the spinal dorsal horn in the monosodium iodoacetate induced model of osteoarthritis pain[J]. PLoS One, 2013, 8(10): e77824.

[111] ROGERS T L, WIND N, HUGHES R, et al. Macrophages as potential targets for zoledronic acid outside the skeleton-evidence from in vitro and in vivo models[J]. Cellular oncology, 2013, 36(6): 505-514.

[112] MA W Y, DUMONT Y, VERCAUTEREN F, et al. Lipopolysaccharide induces calcitonin gene-related peptide in the RAW264. 7 macrophage cell line[J]. Immunology, 2010, 130(3): 399-409.

[113] ILIZAROV G A. Clinical application of the tension-stress effect for limb lengthening[J]. Clinical orthopaedics and related research, 1990(250): 8-26.

[114] XU J, CHEN Y F, LIU Y, et al. Effect of SDF-1/Cxcr4 signaling antagonist AMD3100 on bone mineralization in distraction osteogenesis [J]. Calcified tissue international, 2017, 100(6): 641-652.

[115] WITTE F. The history of biodegradable magnesium implants: A review [J]. Acta biomaterialia, 2010, 6(5): 1680-1692.

[116] WINDHAGEN H, RADTKE K, WEIZBAUER A, et al. Biodegradable magnesium-based screw clinically equivalent to titanium screw in hallux valgus surgery: Short term results of the first prospective, randomized, controlled clinical pilot study[J]. Biomedical engineering online, 2013, 12: 62.

[117] LEE J W, HAN H S, HAN K J, et al. Long-term clinical study and multiscale analysis of in vivo biodegradation mechanism of Mg alloy[J]. Proceedings of the national academy of sciences of the United States of America, 2016, 113(3): 716-721.

[118] XU J, JIA Y C, KANG Q L, et al. Management of hypertrophic nonunion with failure of internal fixation by distraction osteogenesis[J]. Injury, 2015, 46(10): 2030-2035.

[119] THORMANN U, ALT V, HEIMANN L, et al. The biocompatibility of degradable magnesium interference screws: An experimental study with sheep[J]. BioMed research international, 2015, 2015(1): 943603.

第 8 章

PMMA 基复合骨水泥

8.1 PMMA 骨水泥

自 20 世纪 60 年代初，Charnley[1] 等成功地将丙烯酸树脂从牙科移用到了人工髋关节置换术后，骨水泥的研究取得了飞速发展。骨水泥在假肢固定与椎体修复中呈现出优异的性能，已成为临床医生的首选，尤其在初次髋假体股骨柄的髓内固定方面，绝大多数临床医生都使用骨水泥[2]。

PMMA 骨水泥，俗称有机玻璃，是一种透明高强度高分子材料，已经广泛应用于关节置换术和椎体成形术等矫形外科手术中，是由含聚甲基丙烯酸甲酯(PMMA)粉剂与含甲基丙烯酸甲酯(MMA)液剂混合灌注，在室温下15 min内凝固成型而成[3]。使用时，粉剂与液剂按一定比例混匀，在液剂中的催化剂 N,N－二甲基对甲苯胺(DMT)激发粉剂中的过氧化苯甲酰(BPO)中的活性基团，从而引发 MMA 单体中的碳一碳双键发生聚合反应。将骨水泥固相组分和液相组分结合，PMMA 骨水泥会随着本体聚合反应[4]的发生而生成。

骨水泥是骨修复材料中最重要的一类，也是研究最多的一类，常用于修复各种由骨质疏松引发的骨缺损。众所周知，骨骼在人体内起着重要的支撑作用。由于人体骨龄的增加，骨骼内钙元素的逐渐流失致使人体患上不同程度的骨质疏松症，最终可能导致骨骼断裂，尤其易引发脊柱骨折。脊柱骨折是一种由间接外力引起的脊柱骨缺损现象，在早期表现为脊柱局部疼痛、活动受限等症状，在几天后疼痛减轻，但到后期，患者可能呈现不同程度的瘫痪现象，如大小便失禁、行动困难、感觉功能丧失等症状，严重的甚至可以导致患者死亡[5]。

调查研究发现，全球受骨质疏松症困扰的女性数量在 2 亿以上。到 2020 年，我国患骨质疏松症的人口已达 2.86 亿，且骨质疏松症的发病人群也呈年轻化趋势。据美国国家骨质基金会的不完全统计，50 岁以上的人中约有四分之一都患有骨质疏松症，而其中大部分都曾患有脊柱骨折。由于骨质疏松起初并没有明显的症状，即使 X 射线也不易觉察；再者，人们对骨质疏松的重视程度不够，发病初期没有及时采用正确的治疗手段，一旦发生脊柱断裂现象才引起重视，从而严重延误了治疗的最佳时机[6]。

目前，临床使用的骨水泥主要分为两类：磷酸钙（CPC）骨水泥和丙烯酸酯类（PMMA）骨水泥。CPC 骨水泥具有良好的生物相容性和骨传导性，但其力学性能差、成型时间较长、在体内容易脱落[7]，只适用于非承重骨的修复。PMMA 骨水泥具有良好的理化和力学性能，可塑性强等优点，但仍存在一些缺陷：(1)聚合过程放出的热量，导致周围组织坏死[8]；(2)植入体与周围骨组织缺乏融合性，容易与骨质间形成纤维膜，在长期的使用过程中容易导致松动[9]；(3)PMMA 为高分子聚合物，呈现生物惰性，不利于促进间充质干细胞分化为骨细胞和软骨细胞，也不能诱导成骨细胞分化，且不容易降解，阻碍了人体自身的骨修复过程[10]。因此，大量的研究立足于寻求一种理想的生物活性粒子来提高 PMMA 骨水泥的生物相容性。

8.2 PMMA 基骨水泥的临床现状

PMMA 骨水泥之所以适宜作为修复承重骨的材料[11]，和其极高的机械强度这一特性密不可分。与此同时，在应用上也有弊端伴随着 PMMA 骨水泥，在聚合反应中，体系的整体体积会发生收缩，因此会使界面之间的结合存在间隙。(1)无法完全填充需要修复的缺损，导致无法真正达到承重受力的作用；(2)植入的注射体在固化后发生收缩，致使缺损处周围骨组织不好结合，进而产生骨质间的纤维膜，从而患者骨骼界面和 PMMA 骨水泥与发生逆结合，严重者会由于无菌松动产生风险造成二次手术[12]，影响了病患的生存生活质量，增加了病患的痛苦；(3)本体聚合过程中会释放大量的热量，在灼伤周围组织的同时也会导致相关组织炎症反应发生[13]；(4)缺乏骨诱导性，作为一种生物惰性材料，PMMA 骨水泥因其稳定性高和生物活性差的特性在人体内降解难度大，不利于新骨的生成，骨置换[14]难以实现。

作为一种理想的骨修复材料，骨水泥应具备以下几个特性：(1)生物相容性：可以直接与自然骨结合，不影响正常细胞的黏附和增殖，不干扰周围组织生长和代谢过程[15]；(2)机械耐受性：在植入初期承担支架的作用；(3)生物降解性：植入后一段时间，自身发生降解并被新生骨组织所代替，且降解过程不会产生有毒物质；(4)诱导再生性：通过自身或者添加骨诱导因素后能促使骨细胞的黏附与骨组织的生长。因此，为了提高 PMMA 骨水泥的生物活性，不少的专家学者进行了大量的研究。

Pillar[16]等研究了经硅烷偶联剂处理后碳纤维(直径 7 μm、长 6 mm)对骨水泥力学性能的影响。掺入碳纤维的骨水泥受到外力作用时，分布在其中的碳纤维可以承受一部分的载荷，从而抑制裂纹的形成，减缓裂纹的扩散，力学性能大大提高，其拉伸强度从 24.5 MPa 提高到 38.2 MPa，弹性模量也从 2.76 MPa 提高到 5.52 MPa。

为了在骨水泥表面与骨组织界面之间形成生物活性层，Wolf[17]等使用磷酸化的丙烯酸酯(HEME－P)对 PMMA 骨水泥进行表面修饰。随着骨水泥的固化，磷酸化的丙烯酸酯上的脂肪链和磷酸阴离子基团分散在 PMMA 中，阴离子基团诱导骨水泥表面形成矿化层，从而促进骨细胞的黏附；而骨水泥的固化时间和力学性能并未随 HEME－P 的加入而改变。

Tan[18]等通过在骨水泥中加入可溶性壳聚糖衍生物一壳聚糖季铵盐(HACC)，以提高 PMMA 骨水泥的抗菌能力，避免术后的感染，延长骨水泥的使用寿命。包载有 HACC 的骨水泥能有效地抑制耐抗生素的葡萄球菌生物膜的形成，并提高骨水泥的力学性能，促进成骨活性和骨整合能力。

Weam 等[19]将硅烷化的磷灰石－灰硅石玻璃陶瓷(AW－GC)粉体与高分子量 PMMA 粉体(选用 270 000 和 1 200 000 两种分子量)混合作为固相(前者占总 70%)，以 MMA 为液相制备生物活性骨水泥，其骨水泥分别记为 B270 和 B1200。研究结果表明：与商业骨水泥相比，B270 具有良好的生物活性和较高的机械性能。

Lopez－Heredia 等[20]研究了复合型骨水泥的生物活性，结果表明，在多孔 PMMA 骨水泥中添加生物活性玻璃陶瓷填充物或者磷灰石，不但可以提升其生物活性，还可以减少聚合时放出的热量，减少聚合时引起的体积收缩。

Harper 等[21]研究了加入硅烷偶联剂的 HA 增强有机骨水泥 PMMA 在林格氏液中浸泡后的力学性能，对复合材料植入生物体内的研究具有参考价值。

8.3 PMMA 基复合骨水泥的性能研究

PMMA 骨水泥存在聚合热高、生物活性差等缺点，且与骨组织无法产生黏结作用，限制了在临床上的广泛应用[22]，羟基磷灰石因具有良好的生物活性被广泛应用到骨组织修复材料中，为改善 PMMA 骨水泥的生物活性，添加一定量的 HA，制备 HA/PMMA 复合型骨水泥成为骨科界的新研究热点。

8.3.1 力学性能

HA 是一种刚性粒子，具有较强的抗压能力，将其添加到树脂基体中，可以提升丙烯酸骨水泥的抗压强度及模量。Kemal 等[23]对混合了 HA 的丙烯酸骨水泥的热性能以及机械性能进行研究。结果发现，HA 改性后的丙烯酸骨水泥比未改性的骨水泥展现出更加优异的力学性能，添加 HA 后，压缩强度从 96 MPa增加到 122 MPa(质量分数为 7.7%的 HA)，压缩模量从 1.95 GPa 增加到 2.1 GPa(质量分数为 14.3%的 HA)，在 10^6 循环下，其压缩的疲劳强度为 77 MPa，且放热峰值从 111 ℃降到 87 ℃。Zebarjad 等[24]也研究纳米羟基磷灰石(棒状，长约 50 nm)对 PMMA/HA 纳米复合材料机械性能的影响，发现 HA 质量分数在 2.5%时，压缩强度、压缩屈服强度、抗压模量达到最大值；HA 质量分数高于 2.5%时，压缩强度、屈服强度随 HA 含量增加而降低，但其断裂伸长率却随 HA 含量增加而增加。

虽然 HA 可以提升材料刚性，但是却降低了材料的其他力学性能。Vallo 等[25]研究 HA 改性 PMMA 骨水泥的孔隙率和机械性能，结果发现固化后骨水泥的孔隙率及孔洞大小随着 HA 质量分数增加而增加，压缩强度随着 HA 质量分数的增加而降低；不仅如此，当 HA 质量分数低于 15%时，其弯曲模量和断裂韧性随着 HA 质量分数的增加而增加，当 HA 质量分数为 15%时，HA/PMMA 骨水泥弯曲模量达到最大值 2.5 GPa，比未改性提高了 25%；改性后骨水泥的弯曲强度随着 HA 的质量分数增加而显著降低。Morita 等[26]以 4－META 作为增黏剂，添加 HA 粒子改善骨的相容性，制备了一种新型的丙烯酸类骨水泥。结果发现，只添加 HA 的骨水泥强度随 HA 质量分数增加明显下降，而添加 4－META 的骨水泥强度及与骨之间的黏附作用并未受到 HA 粒子的影响。Chu 等[27]研究 HA/PMMA 骨水泥的力学性能，其中合成 HA 制备的骨水泥为 HA group，从牛骨中提取的 HA 为 BB－group，发现 HA group 在质量分数为 20%时及 BB－group 在质量分数为 10%时，其力学性能都有明显的增强，两种骨水泥在质量分数为 40%时，其放热峰有所降低。

复合材料的机械性能取决于内部结构的均一程度，Tham 等[28]为得到内部结构更加均一的 HA/PMMA 复合骨水泥，提升机械性能，研究了球磨时间对复合骨水泥的弯曲性能的影响。当 HA 质量分数为 5%时，球磨混合后，HA/PMMA 复合型骨水泥的弯曲模量略微增强，HA 在 PMMA 基体中的分散更加均匀，降低了孔隙率，另外球磨时间长短对 PMMA 结构无影响。

将 HA 添加到 PMMA 骨水泥中，不仅可以提升 PMMA 骨水泥的力学性能，而且可以提升 PMMA 的生物活性，但 HA 本身易脆，并不是添加的含量越高越好，当达到临界值时，会大大降低复合材料的抗破坏能力，故对 HA/PMMA 复合材料的界面进行改性，通过化学键的交联，加强 HA 和 PMMA 之间的相互作用，以此来提升 HA 含量及 HA/PMMA 力学性能。进一步推动 HA/PMMA 复合型骨水泥在骨修复材料中的应用，具有十分重要的意义。

8.3.2 界面改性

在有机/无机复合材料研究中，两相界面之间的相容性对复合材料的力学性能有决定性的影响，两相之间的相容性越好，则形成复合材料内部结构就更加均一，其力学性能越好。采用偶联剂改善分散相与连续相之间的相容性，增强界面的强度，是提高复合材料力学性能的有效方法之一，并且可以保留分散相和连续相的部分优点。

吴其胜[29]研究了羟基磷灰石(HA)对 PMMA 骨水泥的力学性能和微观结构的影响。结果表明，在 HA 质量分数为 5%～10%时，其拉伸强度、弹性模量、冲击韧性、硬度都有一定的提高，且经过偶联剂改性，改善了 HA/PMMA 复合骨水泥的界面性能。

硅烷偶联剂作为有机物和无机物之间的"分子桥"，不仅能够改善其界面性能，以及无机物在聚合物基体中的分散性和稳定性，而且可以同时提升复合材料的刚度，从而制备出力学性能优异的复合材料。Tham 等[30]研究了硅烷偶联剂(γ—MPS)表面修饰 HA 及 HA 的表面修饰程度对 HA/PMMA 骨水泥力学性能的影响，发现当 γ—MPS 的质量分数为 6%，HA 质量分数为 5%时，PMMA/HA 弯曲强度、弯曲模量比未改性的 HA 有明显增强，且偶联剂浓度对 PMMA/5HA 的断裂韧性有一定的影响。其结果表明，HA 经过 γ—MPS 改性后，加强了 HA 与 PMMA 之间的界面作用，从而提升了力学性能。

8.3.3 生物活性

众所周知，HA 是一种具有良好生物活性的生物材料，被广泛应用到骨修复材料中，但 HA 对 PMMA 骨水泥生物性能有何影响还需进行大量的实验研究来证实。Espigares 等[31]研究了可降解的丙烯酸骨水泥的机械性能和生物活性。观察到在骨水泥表面有针状 Ca—P 晶体出现，当 HA 质量分数高于 20%时，骨水泥展现出优异的生物活性；当 HA 质量分数为 20%时，所有组分的拉伸强度与丙烯酸骨水泥商品相似，压缩强度及弹性模量优于市售丙烯酸骨水泥。

Dalby 等[32]分别研究了 PMMA 骨水泥和 HA/PMMA 骨水泥的体外实验，对成骨细胞的增殖、分化以及细胞碱性磷酸酶活性(ALP)进行了评价，发现添加 HA 粒子改善了 PMMA 骨水泥的生物活性，HA/PMMA 对成骨细胞增殖能力及 ALP 活性优于 PMMA，在 HA/PMMA 培养基中，HOB 细胞与裸露在骨水泥表面的 HA 粒子紧密结合在一起，结果表明 HA 具有很好的骨诱导作用，进一步研究发现细胞骨架、细胞增殖和成骨细胞表型与 HA 含量存在着协调增效作用[33]。

Arabmotlagh 等[34]研究了 HA/PMMA 骨水泥的组织学行为，发现纳米羟基磷灰石可以促进骨组织的骨生长。Itokawa 等[35]对人类胎儿成骨细胞(hFOB)在 HA/PMMA 复合材料中成骨诱导性能及生物相容性进行了为期一年的体内实验研究。结果发现，在 HA/PMMA 复合材料界面有新骨生长，并黏附到周围自体骨表面，且通过显微 CT 发现，新骨最先是在 HA 表面形成，且随 HA 表面修饰程度（0%、18.7%、22.8%、26%，记为 0～3）的提升而增强，而非 PMMA 表面，表明 PMMA 对 HA 的成骨诱导行为没有产生影响，如图 8.1 所示。

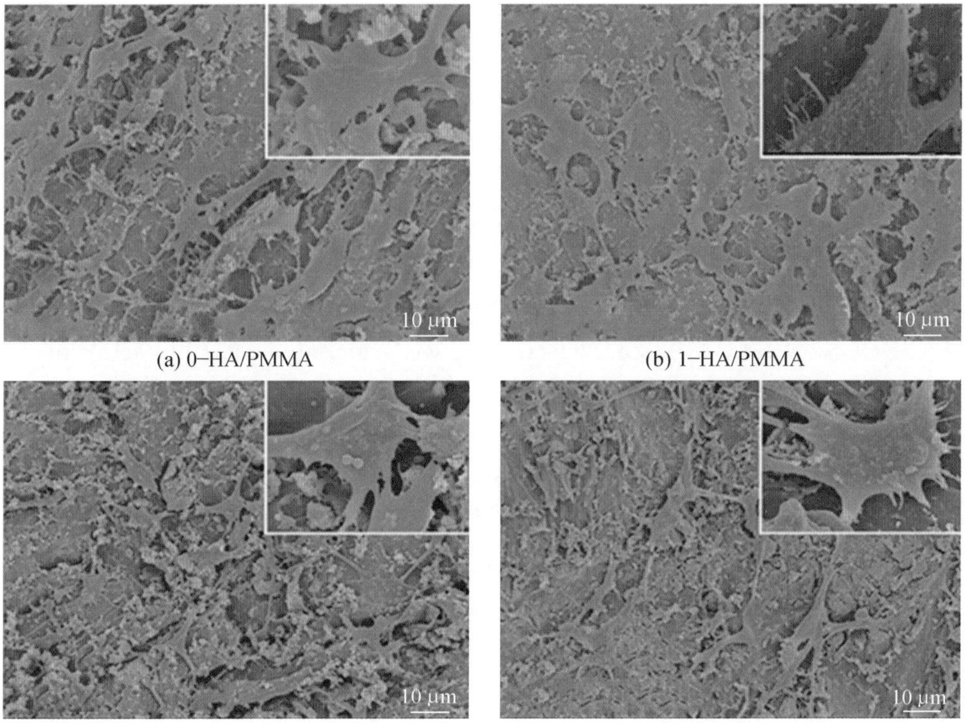

(a) 0-HA/PMMA　(b) 1-HA/PMMA
(c) 2-HA/PMMA　(d) 3-HA/PMMA

图 8.1　hFOB 细胞在 HA/PMMA 骨水泥表面的黏附情况

8.3.4　其他性能

Castaldini 等[36]将 HA 添加到骨水泥中来改善骨水泥的物理化学性质。结果表明，HA对骨水泥的聚合过程有显著的影响，尤其在HA质量分数为5%时，经过统计学分析其放热峰显著变小。Viano等[37]用监控手法研究了超声波对HA/PMMA骨水泥性能的影响，发现PMMA骨水泥其固化时间不随着HA含量变化而变化。

综上所述，在PMMA骨水泥中添加一定量HA，有如下作用：(1)可以改善PMMA骨水泥的生物活性（如成骨诱导性），促进新骨骼在骨一骨水泥界面上生长，加强骨和骨水泥界面的黏附作用；(2)可以大大降低聚合热，减少骨床的热损伤，降低假体松动的概率；(3)经过硅烷偶联剂对HA进行表面修饰，改善HA与PMMA基体之间的相容性，加强其界面作用，从而提升其力学性能。但总体来看，添加HA粒子作为分散相，在提升PMMA骨水泥生物活性的同时却降低了复合骨水泥的力学性能，故制备出生物性能和力学性能均优异的HA/PMMA复合型骨水泥，是满足骨增强和骨替换需求亟待解决的重要课题和发展方向。

本章参考文献

[1] PASSUTI N, GOUIN F. Antibiotic-loaded bone cement in orthopedic surgery[J]. Joint bone spine, 2003, 70(3): 169-174.

[2] CUNIN G, BOISSONNET H, PETITE H, et al. Experimental vertebroplasty using osteoconductive granular material[J]. Spine, 2000, 25(9): 1070-1076.

[3] 张希昌. 骨水泥[M]. 北京：中国标准出版社，1997.

[4] BREUSCH S J, MALCHAU H. The well-cemented total hip arthroplasty [M]. Heidelberg: Springer, 2005.

[5] DEB S, VAZQUEZ B. The effect of cross-linking agents on acrylic bone cements containing radiopacifiers [J]. Biomaterials, 2001, 22 (15): 2177-2181.

[6] YAMAMURO T, NAKAMURA T, IIDA H, et al. Development of bioactive bone cement and its clinical applications[J]. Biomaterials, 1998, 19(16): 1479-1482.

[7] LIU Y K, PARK J B, NJUS G O, et al. Bone-particle-impregnated bone cement: an in vitro study[J]. Journal of biomedical materials research, 1987, 21(2): 247-261.

[8] HARRIGAN T P, KAREH J A, O'CONNOR D O, et al. A finite element study of the initiation of failure of fixation in cemented femoral total hip components[J]. Journal of orthopaedic research, 1992, 10(1): 134-144.

[9] 徐立新，史雪婷，石宗利. 从生物陶瓷到生物活性骨水泥[J]. 中国临床康复，2005(42)：115-117.

[10] LEWIS G. Properties of acrylic bone cement：State of the art review[J]. Journal of biomedical materials research，1997，38(2)：155-182.

[11] LOEFFEL M，FERGUSON S，KOWAL J. Vertebroplasty：experimental characterization of polymethylmethacrylate bone cement spreading as a function of viscosity，bone porosity，and flow rate[J]. Spine，2008，33(12)：1352-1359.

[12] SAEN-ISARA T，DECHKUNAKORN S，ANUWONGNUKROH N，et al. Influence of the cross-linking agent on mechanical properties of PMMA powder with compromised particle morphology [J]. International orthodontics，2017，15(2)：151-164.

[13] WRIGHT Z M，PANDIT A M，KARPINSKY M M，et al. Bioactive，ion-releasing PMMA bone cement filled with functional graphenic materials[J]. Advanced healthcare materials，2021，10(2)：e2001189.

[14] HEINI P F，WÄLCHLI B，BERLEMANN U. Percutaneous transpedicular vertebroplasty with PMMA：operative technique and early results. A prospective study for the treatment of osteoporotic compression fractures[J]. European spine journal，2000，9(5)：445-450.

[15] GERHART T N，MILLER R L，KLESHINSKI S J，et al. In vitro characterization and biomechanical optimization of a biodegradable particulate composite bone cement[J]. Journal of Biomedical materials research，1988，22(11)：1071-1082.

[16] PILLIAR R M，BLACKWELL R，MACNAB I，et al. Carbon fiber-reinforced bone cement in orthopedic surgery[J]. Journal of biomedical materials research，1976，10(6)：893-906.

[17] WOLF-BRANDSTETTER C，ROESSLER S，STORCH S，et al. Physicochemical and cell biological characterization of PMMA bone cements modified with additives to increase bioactivity[J]. Journal of biomedical materials research part B：Applied biomaterials，2013，101B(4)：599-609.

[18] TAN H L，GUO S R，YANG S B，et al. Physical characterization and osteogenic activity of the quaternized chitosan-loaded PMMA bone cement [J]. Acta biomaterialia，2012，8(6)：2166-2174.

[19] MOUSA W F，KOBAYASHI M，SHINZATO S，et al. Biological and

mechanical properties of PMMA-based bioactive bone cements[J]. Biomaterials, 2000, 21(21): 2137-2146.

[20] LOPEZ-HEREDIA M A, SA Y, SALMON P, et al. Bulk properties and bioactivity assessment of porous polymethylmethacrylate cement loaded with calcium phosphates under simulated physiological conditions[J]. Acta biomaterialia, 2012, 8(8): 3120-3127.

[21] HARPER E J, BRADEN M, BONFIELD W. Mechanical properties of hydroxyapatite reinforced poly(ethylmethacrylate) bone cement after immersion in a physiological solution: Influence of a silane coupling agent [J]. Journal of materials science materials in medicine, 2000, 11(8): 491-497.

[22] 叶成红，奚廷斐. 纳米羟基磷灰石在骨科的应用及其抗癌性能的研究进展[J]. 中国组织工程研究与临床康复，2008，12(36)：7097-7100.

[23] SERBETCI K, KORKUSUZ F, HASIRCI N. Thermal and mechanical properties of hydroxyapatite impregnated acrylic bone cements[J]. Polymer testing, 2004, 23(2): 145-155.

[24] ZEBARJAD S M, SAJJADI S A, SDRABADI T E, et al. A study on mechanical properties of PMMA/hydroxyapatite nanocomposite[J]. Engineering, 2011, 3(8): 795-801.

[25] VALLO C I, MONTEMARTINI P E, FANOVICH M A, et al. Polymethylmethacrylate-based bone cement modified with hydroxyapatite[J]. Journal of biomedical materials research, 1999, 48(2): 150-158.

[26] MORITA S, FURUYA K, ISHIHARA K, et al. Performance of adhesive bone cement containing hydroxyapatite particles[J]. Biomaterials, 1998, 19(17): 1601-1606.

[27] CHU K T, OSHIDA Y, HANCOCK E B, et al. Hydroxyapatite/PMMA composites as bone cements[J]. Bio-medical materials and engineering, 2004, 14(1): 87-105.

[28] THAM W L, CHOW W S, MOHD ISHAK Z A. Flexural and morphological properties of poly(methyl methacrylate)/hydroxyapatite composites: Effects of planetary ball mill grinding time[J]. Journal of reinforced plastics and composites, 2010, 29(13): 2065-2075.

[29] 吴其胜. 纳米 HAP 改性 PMMA 骨水泥力学性能的研究[J]. 材料科学与工程学报，2005，23(6)：863-866.

[30] THAM W L, CHOW W S, MOHD ISHAK Z A. The effect of 3-(trime-

thoxysilyl) propyl methacrylate on the mechanical, thermal, and morphological properties of poly(methyl methacrylate)/hydroxyapatite composites[J]. Journal of applied polymer science, 2010, 118(1): 218-228.

[31] ESPIGARES I, ELVIRA C, MANO J F, et al. New partially degradable and bioactive acrylic bone cements based on starch blends and ceramic fillers[J]. Biomaterials, 2002, 23(8): 1883-1895.

[32] DALBY M J, DI SILVIO L, HARPER E J, et al. In vitro evaluation of a new polymethylmethacrylate cement reinforced with hydroxyapatite[J]. Journal of materials science materials in medicine, 1999, 10(12): 793-796.

[33] DALBY M J, DI SILVIO L, HARPER E J, et al. Increasing hydroxyapatite incorporation into poly(methylmethacrylate) cement increases osteoblast adhesion and response[J]. Biomaterials, 2002, 23(2): 569-576.

[34] ARABMOTLAGH M, SOMMER U, DINGELDEIN E, et al. Nanocrystalline hydroxyapatite facilitates bone apposition to polymethylmethacrylate: Histological investigation using a sheep model[J]. Journal of orthopaedic research, 2012, 30(8): 1290-1295.

[35] ITOKAWA H, HIRAIDE T, MORIYA M, et al. A 12 month in vivo study on the response of bone to a hydroxyapatite-polymethylmethacrylate cranioplasty composite[J]. Biomaterials, 2007, 28(33): 4922-4927.

[36] CASTALDINI A, CAVALLINI A. Setting properties of bone cement with added synthetic hydroxyapatite[J]. Biomaterials, 1985, 6(1): 55-60.

[37] VIANO A M, AUWARTER J A, RHO J Y, et al. Ultrasonic characterization of the curing process of hydroxyapatite-modified bone cement[J]. Journal of biomedical materials research, 2001, 56(4): 593-599.

第9章

部分可吸收 PMMA 基复合骨水泥的应用

9.1 部分可吸收 PMMA 基骨水泥

PMMA 骨水泥优缺点明显，其优点是力学性能优异；但是缺乏骨整合性和生物活性也是其最大的不足。为了优化 PMMA 骨水泥的生物活性和骨整合性，也为了进一步弱化 PMMA 骨水泥在混合后期聚合产生的热量，达到最低程度损伤周围细胞、组织的效果，此外在混合后期发生本体聚合反应的后体积收缩，通过无数试验发现：可以将填充材料与骨水泥再度混合，比如生物玻璃[1-2]、β－磷酸三钙(β－TCP)[3]、羟基磷灰石(HA)[4-6]等可以提升 PMMA 骨水泥生物活性并缓解以上提到的问题。

Lee 等[7]里程碑式地提出在 PMMA 骨水泥体系中加入羟基磷灰石(HA)，在试验中将固相组分中分为 PMMA 和 HA，占体系总质量各 50%，经过力学测试后的研究表明，此 HA/PMMA 骨水泥能紧密结合自体骨。探索发现，掺入 5%～30%的纳米级 HA 到 PMMA 基骨水泥后，复合材料的硬度、拉伸强度、弯曲模量、冲击韧性、弹性模量等性能会有不同程度的提升[8]。

Goto 等[9]制备的 β－TCP/PMMA 骨水泥的抗压模量、抗弯曲强度与抗压强度会改变至 5.98 GPa、48.9 MPa、124.7 MPa。添加增溶剂 PEG 后[10]，在 SBF 中浸泡 β－TCP/PMMA 骨水泥长达 3 个月，β－TCP/PMMA 骨水泥抗拉强度为 42 MPa(高于商业产品 30 MPa)，抗压缩强度仍可达到 76 MPa，与此同时不会对放热与固化时间和弹性模量的特性和功能造成改变。Dalloca 等在新西兰白兔中植入填充 β－TCP/PMMA 多孔骨水泥 8 个星期后，探究微结构和组织学表征后发现骨水泥生物相容性优良[11]，15 个星期后，兔骨组织的表面覆盖率在植入体中改变至 70%，同时骨水泥和植入体之间出现了一层较薄的纤维组织，试验后生物活性和诱导骨组织生长的能力均显著提升[12]。

Lopez 等[13]在(PMMA－co－EHA)骨水泥中加入 30%平均粒径 8.7 μm 的生物活性玻璃 $3CaO-P_2O_5-MgO-SiO_2$，加入后最大弹性模量可改变至 1.1 GPa(仍低于 ISO5833 标准)，最大弯曲强度将改变至 29 MPa，但添加生物活性玻璃加速了促磷灰石迅速在骨水泥表面沉积，并且使得骨组织和植入体的界面作用增强。

Li 等[14]在 PMMA 中加入多孔钛粉研究显示，钛粉含量和混合材料的压缩模量载氧能力、拉伸模量和弯曲模量均呈现正相关，而通过加入 Ti 纤维，PMMA 的冲击性能明显增强约 80%[15]。

9.2　HA 改性对骨水泥性能的影响

9.2.1　羟基磷灰石 HA 简介

HA 是人体中骨骼的主要矿物组分[16]。HA 可以很好地结合骨骼，具有较为优秀的生物相容性，还拥有较好的骨整合性使其适合作为骨修复界面材料，除此之外，HA 具有一定的骨传导作用和骨诱导作用，这有助于促进和引导新骨生成，同时也具有较好的生物活性，有助于降低 PMMA 骨水泥的细胞毒性，因此被广泛用作骨组织修复材料[17]。

HA 在生理环境下较为稳定，将 HA 成形为块状植入物作为修复材料植入体内时，HA 兼具性质稳定和抵抗外力力学性能较强的优点[18]。但是其吸收性较差且材料本身的脆性，导致 HA 无法按照新骨生成的速度所被新骨替代，这一点严重限制了 HA 材料在骨修复应用中的作用。研究者需要进一步探究骨代谢性能较好，可以按照新骨生成的速度所降解，可以实现最大化完整替代新生成的骨组织所替代的最佳材料。

9.2.2　化学改性 HA 对 PMMA 基骨水泥性能的影响

1. 化学改性 HA

由于具备良好的骨整合、骨连接能力和生物稳定性，HA 类生物材料被大量应用于临床上，如人造骨和钛金属的表面涂层[19－20]。但是，HA 颗粒特别是纳米尺寸的颗粒和从 HA 涂层上掉落的碎片会引起人体炎症反应[21－22]。Xu[23]等报道了随着纳米 HA 浓度的增加，成骨细胞的凋亡率、抑制率上升。如果因为纳米 HA 的碎片的存在而导致成骨细胞在植入材料表面死亡，则新骨就很难形成。因此，为了进一步增强 HA 的力学性能和提高 HA 促进成骨细胞增殖、分化与矿化能力，大量的研究正致力于改良 HA 的表面修饰[24－25]。

目前，HA 的表面修饰主要分三类。第一类是使用偶联剂修饰改性 HA。Misra[26]等将氧锆基甲基丙酸盐和氧锆基 2－乙基己酸盐两种偶联剂修饰到 HA 的表面。掺入氧锆基甲基丙烯酸盐改性过的 HA 复合物拉伸模量是未经表面修饰的 HA 复合物的 1.5 倍。Vaz[27]等研究了不同偶联剂修饰后的 HA 对淀粉和聚乙烯－乙烯醇(EVA)复合物力学性能的影响。锆酸盐偶联剂修饰的 HA 显著增强了复合物的硬度(模量上升了 30％)，偶联剂修饰后的 HA 与复合物之间能形成良好的界面黏附。

第二类是通过酯化反应对 HA 进行表面改性。Nabakumar[28]等为了提高 HA 与醋酸乙烯酯共聚物(EVA)之间的界面相互作用力，通过磷酸基团与 HA 表面羟基发生酯化反应后，成功在 HA 表面修饰 2－磷酰基丙酸。修饰后的 HA 提高了其在聚合物基体中的分散性并与基体之间有很强的界面结合力。细胞毒性测试也证明了修饰后的 HA 不具备细胞毒性，可以被用作于骨替代物。Tanaka[29]等通过月桂醇上的羟基与 HA 表面的酸性磷酸发生酯化反应成功将月桂醇表面修饰到 HA，结果显示修饰后的 HA 可以在酒精中形成稳定的悬浮液，大大加强了胶体的稳定性。但是，通过酯化反应改性 HA 的方式往往不稳定，改性层容易脱落。

第三类是通过聚合物接枝改性。Azevedo[30]等将聚己内酯(PCL)接枝到 HA 的表面来提高 HA/PCL 复合物的力学性能。随着 HA 的修饰程度增加，HA/PCL 的模量也增加。Rai[31]等为了增强 HA 的颗粒分散性和生物活性，利用层层自组装技术在 HA 的表面包覆 3 个连续的生物电解质层(肝素、多组氨酸和肝磷脂)。改性后的 HA 在水溶液中有良好的稳定的分散性，并且还能持续释放出生长因子具有良好的成骨诱导功能。但是，聚合物接枝往往比较烦琐，而且聚合物的单体往往会被包埋在聚合物内部，植入人体后会可能对人体有一定的损伤。

现有研究中，将细胞外基质(ECM)蛋白或多肽修饰到材料表面常用的方法有物理吸附作用、化学键接枝两种。其中，物理吸附是最简单的修饰手段，但是，简单的物理吸附作用常常在材料植入的早期就已释放完全，很难形成一个长久的修复体系；而化学接枝正好弥补了这个缺陷，可以长时间有效地控制细胞的各种行为[32]。但是，化学接枝往往需要多个步骤才能完成[33－34]，再者，生物大分子在化学接枝过程中可能发生变性，从而限制了其在临床上的应用[35]。因此，大量研究致力于寻找一种合适的 HA 表面修饰方法。

2. 硅烷偶联剂修饰 HA

HA 具有独特的生物相容性和表面活性，能很好地与骨组织结合[36]。因此，在复合材料、离子交换等领域被广泛应用。但是 HA 为无机物，与高分子聚合物之间存在界面差异，导致两者的相容性差，故 HA 很难在聚合物中分散均匀。复合材料的力学性能主要决定因素是界面之间的相互作用力，良好的界面结合能带给材料良好的力学性能[37]。

硅烷偶联剂是一类结构特殊的有机硅化合物，具有两种功能不同的官能团，其中一部分官能团可以吸附在无机物的表面，另一部分可以和有机物反应形成化学键[38-39]，从而将 HA 与有机物之间的界面连接起来，提高其各方面的性能。生物活性 HA/PMMA 骨水泥的合成及理化性能如图 9.1 所示，HA 表面仿生肽的修饰越高，材料活性越高。

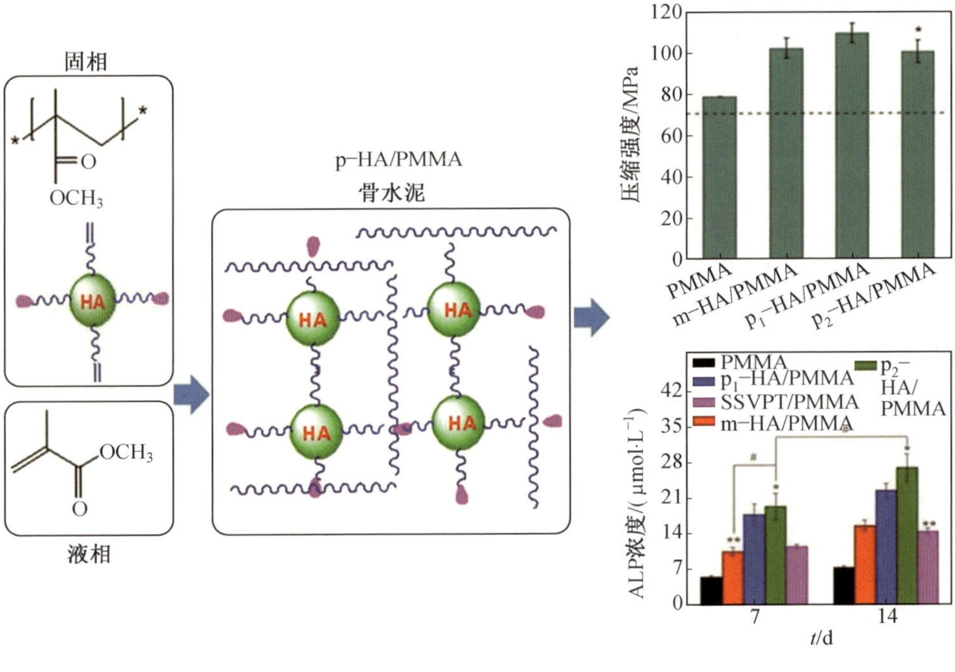

图 9.1 生物活性 HA/PMMA 骨水泥的合成及理化性能

p_1—低浓度肽修饰；p_2—高浓度肽修饰；m—偶联剂修饰；SSVPT—仿生肽修饰

全大萍[40]等用硅烷偶联剂(A-174)对 HA 表面处理后与聚 DL-聚丙交酯(PDLLA)进行复合，制备得到的 HA/PDLLA 复合材料，其力学性能有明显提高，SEM 结果表明，修饰后的 HA 在 PDLLA 中均匀分布，紧密结合。

Fan[41]等用γ氨丙基三乙氧基硅烷(A－1110)对HA进行表面处理，将改性后的HA粉末与聚丙交酯－乙交酯共聚物(PLGA)制备的HA/PLGA复合材料，其弯曲强度和模量均有提高，而且更有利于细胞黏附、增殖和分化。

Dupraz[42]等研究了不同硅烷偶联剂对HA表面修饰后与聚合物复合后，对复合物力学性能和生物学性能的影响。不同硅烷偶联剂修饰后的HA在不同程度上提高了复合材料的力学强度，且MTT等生物评价结果显示修饰后的HA是没有毒性的，对周围的组织生长不会产生影响，所有使用硅烷偶联剂修饰HA是安全的，可以广泛应用于临床。

3. 多巴胺修饰HA

多巴胺(Dopamine，DA)是一种生物神经递质，在碱性环境下，即使未经处理也可以黏附在任何固体的表面。更重要的是，以聚多巴胺(pDA)涂层作为基底，通过迈克尔加成或席夫碱反应可以将生物活性聚合物接枝到材料的表面[43]。近期，不少研究将聚多巴胺涂层后的nano－HA固定到材料表面，从而促进材料的骨整合能力和成骨诱导能力[44]。

Sun[45]等使用pDA对HA进行表面涂层后，通过迈克尔加成将BMP－2寡肽序列修饰到羟基磷灰石的表面。修饰后的材料可以诱导成骨细胞的黏附和增殖。碱性磷酸酶活性检测显示，pDA的涂层不会影响到材料的生物活性，当多肽的质量浓度达到100 μg/mL时，碱性磷酸酶的活性达到最大。经pDA表面涂层和多肽序列修饰后的HA拥有更好的生物活性。

Kim[46]等将骨形态发生蛋白－7(BMP－7)通过pDA修饰到nano－HA表面后对钛合金进行表面涂层。表面涂层后的钛合金生物促进细胞成骨增殖和分化的能力被大大地加强，这种涂层方法可以适用于改善复合材料的生物性能上来。

Quan等[47]将MPS和BMP－2仿生短肽接枝到HA表面，对其进行修饰，同时将固相成分中HA的添加量改变至40%，PMMA改变至60%后此PMMA基骨水泥的力学特性和功能不单单可以满足ISO5833标准，还在混合初期拥有着较好的流动性，保证了在临床中可通过影像设备的导视下准确安全地注射植入的可能性。

已经有很多研究表示在PMMA骨水泥中混入HA对其性能有一定的提升，但是HA/PMMA复合型骨水泥仍然存在问题，比如其体内的代谢能力较差和混合时的放热这些问题暂时都无法被解决。Hiroshi Itokawa等[48]将HA/PMMA骨水泥植入多组小猎犬，分别在术后的6周、12周、24周时将周围组织和植入材料取出。通过微计算机断层扫描(micro－CT)以及光学显微镜来观测样品：术后6周时观测到样品结缔组织纤维产生，复合材料界面发生突出；术后12周及24

周，可以通过将植入物周围组织拿走进一步观测新骨形成过程。然而，HA 生理环境下降解速率较为缓慢，而且 HA/PMMA 骨水泥的材料结构较为致密，孔隙率低，导致细胞难以进入所制备合成的材料内部，从而形成的新骨难以实现内部填充到 HA/PMMA 骨水泥中，阻碍了临床上 HA/PMMA 骨水泥的进一步开发使用。

9.3　HA/PMMA 的界面改性研究进展

9.3.1　HA/PMMA 复合型骨水泥的研究进展

HA 作为一种良性的生物活性剂，被广泛地应用到临床实践中。与原材料相比，这种复合材料有显著的优势[49]。第一，HA/聚合物的复合材料能以简单的方法引入具有成骨诱导能力的 HA。第二，这种复合材料可以选择多种多样具备不同力学性能的聚合物，按需制备成承重材料或者非承重材料。最后，通过加入生物可降解的聚合物后可制备出可完全降解的复合材料，这种生物可降解的复合材料在降解的同时可以诱导新骨的形成[50]。PMMA 是骨水泥中应用比较广泛的高分子聚合物，特别是在髋关节置换术当中。但是，PMMA 是生物惰性材料，不能很好地与宿主骨结合，容易松动。为了解决这个问题，不少研究者通过向骨水泥中加入矿物质颗粒如 HA 来提高骨水泥的生物相容性。因此，HA/PMMA 复合型骨水泥已成为当今热门课题之一。

Lee[51]等第一次提出将 HA 作为填充剂加入到 PMMA 骨水泥中，在 PMMA 骨水泥的固体组分中添加 50%的 HA，不仅其力学性能大大提高，而且从组织学上分析表明骨水泥与人体骨之间的黏合力也被大幅度地增强。

Chu[52]的研究中也证实了类似的结果：当 HA 的质量分数在 10%～20%时，骨水泥的力学性能被大大地加强；当 HA 的质量分数达到 40%时，PMMA 骨水泥在聚合过程中所产生的热量被大大地减少，且骨水泥的固化时间随着羟基磷灰石的含量增加而增加。

为了证明 HA 的掺入是否会影响骨水泥的生物活性，Moursi[53]等将加入 20%HA 的 PMMA 骨水泥与纯 PMMA 骨水泥进行对比。8 d 后，HA/PMMA 骨水泥的增殖结果明显高于其余各组，免疫组化染色结果表明，在 HA/PMMA 骨水泥表面附着的成骨细胞的组织形态网络被明显加强；矿化结果表明，相比于 PMMA 骨水泥，HA/PMMA 骨水泥表面形成了更加成熟的矿化结，因此证明了 HA 的加入能大大加强 PMMA 骨水泥的成骨活性。

Shinzato[54]以小鼠为生物模型，将骨水泥移植到小鼠的胫骨上，实验结果表明，8 周后，HA/PMMA 拥有比单纯 PMMA 骨水泥更多的骨沉积。Kown[55]以兔为生物模型，在植入兔体内 6 周后，30％HA 的 HA/PMMA 骨水泥明显加强了骨与骨水泥界面之间的抗剪切强度。

虽然有大量的报道已经证实了 HA 的掺入对 PMMA 骨水泥有很大的改善，但是目前 HA/PMMA 复合型骨水泥仍存在一些令人不满意的问题：(1)力学性不能达到临床需求；(2)聚合时产生温度高；(3)不具备成骨诱导功能等。因此，越来越多的学者关注于加强 HA/PMMA 骨水泥的界面作用力与提高 HA/PMMA 骨水泥的成骨诱导能力等方面的研究。

9.3.2 HA/PMMA 骨水泥改性研究

HA 拥有与人体骨骼内磷灰石相似的晶体结构和化学组成，并且 HA 与骨组织之间有良好的化学结合能力，因此常常被用作 PMMA 骨水泥的主要成分之一。但是，HA 为无机纳米粒子，PMMA 基体为高分子聚合物，两者没有稳固的结合能力，骨水泥内 HA 颗粒与 PMMA 基体相互作用力差；在骨水泥形成过程中，HA 发生团聚现象，HA 颗粒在 PMMA 基体内难分散均匀；HA 不能诱导细胞成骨分化等因素制约了 HA/PMMA 骨水泥在临床上的应用。

近期，不少的研究已经在 HA/PMMA 骨水泥的改性上取得了成就。对 HA/PMMA 改性方法主要分三类：第一类是在 HA/PMMA 骨水泥中再添加一种增强剂，以提高 HA/PMMA 骨水泥的力学性能和生物学性能。Singh[56]等在 HA/PMMA 中加入碳纳米管，结果显示，碳纳米管的加入使 HA 在 HA/PMMA 复合骨水泥中分散更加均匀，加强了 HA 与 PMMA 基体之间的界面作用力，从而使加强了力学性能。但是，随着碳纳米管质量分数的提高，骨水泥的力学性能呈下降趋势，实验还证明了当碳纳米管的质量分数在 0.1％时，HA/PMMA 骨水泥的力学性能达到最强。

第二类是对 HA 的改性，可增强 HA 与 PMMA 基体之间的作用力。Ni[57]等将制备了含锶的 HA，并将其作为增强剂制备了 Sr－HA/PMMA 骨水泥，探讨了这种骨水泥在动物体内的性能。Sr－HA/PMMA 骨水泥与骨组织之间的亲和性指数为(85.06±5.40)％，远远高于 HA/PMMA 与骨组织的亲和指数，并且在植入后没有形成纤维膜结构。Tham[58]等研究了硅烷偶联剂修饰后的 HA 对骨水泥力学性能的影响。当硅烷偶联剂的质量分数达到 6％时，骨水泥的弯曲性能明显高于未修饰的 HA/PMMA 骨水泥，且随着偶联剂浓度的变化，骨水泥的断裂强度也受到一定的影响，因此硅烷偶联剂修饰后的 HA 能提高骨水泥的力学性能，增强了骨水泥无机与有机相的界面作用力。

第三类通过添加骨颗粒、生长素或成骨诱导因子提高骨水泥的生物活性。Attenello[59]等将壳聚糖修饰到 HA/PMMA 骨水泥的表面合成了含有三种不同壳聚糖浓度的 HA/PMMA 骨水泥。加入壳聚糖后的骨水泥吸水能力、质量损失和孔隙率均高于 PMMA 骨水泥，但是压缩强度和弹性模量有所下降。含有壳聚糖的 HA/PMMA 骨水泥均没有细胞毒性，并且相比于 HA/PMMA 骨水泥有更好的细胞黏附能力。动物体内实验表明，含有壳聚糖的骨水泥比 HA/PMMA 骨水泥拥有更好的生物相容性和骨传导能力。Dai[60]等将骨颗粒填充进入骨水泥，以狗作为生物模型，研究了含骨颗粒的骨水泥在生物体内的性能。骨水泥植入后 1 个月，在骨水泥内明显发现有新骨的形成，3 个月后新骨已贯穿于骨水泥的内部，1 年后骨水泥内骨组织已经发育成熟并呈现略微的骨活性。生物力学测试结果显示，含骨颗粒的骨水泥与骨组织之间的作用力是不含骨颗粒的骨水泥的 3.6 倍，良好的界面作用将导致更好的临床效果。因此，这款骨水泥能被应用于临床上骨植入物固定手术当中。

9.4 载细胞因子 PMMA 基复合骨水泥

骨缺损的修复一直是临床治疗领域的一大难题，近些年来研究最热门的是骨组织工程联合前沿的生物材料技术，以达到最理想的骨修复效果。骨组织工程的支架结构应当尽可能模仿天然骨组织结构，有利于具备适当的力学性能和理想的骨传导性和诱导特性。一般来说，单纯使用生物材料并不能达到理想的骨诱导性和骨传导性，不足以促进骨缺损组织的修复进程，因此，需要对支架材料的性能进行进一步的优化。考虑到血管网络系统的构建，是骨组织存活并与宿主组织相整合的前提条件，所以一般将种子细胞、细胞因子缓释体系和支架材料整合起来。为确保细胞渗透、血管长入、营养物质的输送和代谢废物的清除，支架材料应当含有相互连通的孔隙、高孔隙率及合适大小的孔径以促进细胞在支架上的黏附、增殖、分化，以及细胞外基质分泌功能[61−62]，可将诱导骨再生和血管化相关的细胞因子引入骨组织工程支架，使其与宿主自身的成骨细胞和血管内皮细胞相互作用，发挥细胞因子促进血管生成和骨组织再生的作用，以达到骨缺损部位更好的修复效果。

9.4.1 骨形态发生蛋白简介

骨形态发生蛋白(bone morphogenetic protein，BMP)是转移生长因子−β 超家族(transforming growth factors−β，TGF−β)中的一员，由一组具有高度保守

结构的二聚体蛋白构成[55]，是细胞内促进骨组织生长和再生的主要细胞因子之一。1965 年，Urist[63]从脱钙骨质中发现了这种促进异位骨生成的生物活性物质，并命名为“骨形态发生蛋白”。在接下来的几年里，Sampath 和 Reddi[64]关于 BMP 对异位骨的形成做了一个粗略的生物再生评价，提出 BMP 作用于骨形成的初始阶段，在 BMP 的诱导下，存在于骨髓中的祖细胞向骨细胞分化。近几年，大量的研究关于 BMPs 展开，尤其是对 BMP－2 和 BMP－7 的同源二聚体。近期的研究已经证明了 BMP－2 和 BMP－7 作用于包括细胞增殖、细胞分化、细胞迁移和细胞再生在内的多个生物过程[65－66]。

9.4.2 BMP－2 研究进展

TGF－β 超家族共有 43 种生长因子，各具不同的成骨能力，其中 BMP－2 的成骨能力最强，在近几年尤其受到重视[67]。BMP－2 作为一种分泌性多功能蛋白，合成时有一个大的前体蛋白，包括一个前结构域、一个信号肽和一个羧基末端区[68－70]。该前体蛋白释放到细胞外，可以与机体各靶细胞表面的相应受体结合，发挥诱导未分化的骨髓间充质干细胞向成软骨细胞以及成骨细胞定向分化和成熟的能力，从而参加骨和软骨的生长及组织修复过程，加速骨缺损修复进程[71－72]。BMP－2 也是第一个被证明在体内对骨和软骨的生长和再生有促进作用的 BMP 蛋白分子，大量的实验已经证明了 BMP－2 在体外和体内能促进成骨分化和诱导骨形成的能力。Wang[73]等成功分离和纯化了 BMP－2 蛋白，并通过体内实验证明了 BMP－2 能促进小鼠体内异位骨的形成，并发现随着 BMP－2 用量的提高，材料促进骨形成的能力越强。因此，在理论上，BMP－2 可以运用到人体内促进异位骨的形成。2002 年，美国药品监管局和欧洲药品管理局通过了可以将人重组骨形态发生蛋白－2（rhBMP－2）和 rhBMP－7 应用于临床骨折、脊柱融合术和植入物固定的治疗上的法案，BMP－2 作为诱导骨生长的蛋白质被大量运用到临床治疗中[74]。

9.4.3 BMP－2 的应用研究

龚跃昆等[75]制备了以异体脱抗原松质骨（AACB）为基底，复合有碱性成纤维细胞生长因子（bFGF）和 BMP－2 的复合型支架材料来修复动物股骨头坏死修复模型。实验中含有 BMP－2 组成骨作用和成血管作用明显优于其余各组，且各组均没有毒性反应和炎症反应，表明该材料可以运用于股骨头坏死的修复当中。

Kokubo[76]等研究了负载有不同 rhBMP－2 浓度的聚乳酸（PLA）支架对骨缺损的修复的影响，并通过影像学愈合率来评定 16 周后的新生骨的生物力学性能。实验结果表明，随着 rhBMP－2 浓度的增加，骨愈合率呈上升趋势，同时新生骨的力学性能也提高。组织学结果分析得，再生骨的重塑能力也被提高。因此，BMP－2 的介入可大大提高 PLA 支架的成骨修复功能。

Lutolf[77]等利用细胞外基质具有控制细胞迁移的能力，制备了以聚乙二醇(PEG)为基底的，具备利于细胞黏附的整合素结合位点的水凝胶，并研究了其复合了 rhBMP－2 后在小鼠体内释放的情况。结果表明，3～4 周内，细胞完全渗透进入了复合了 rhBMP－2 的水凝胶，并形成骨组织。Pratt[78]等也得到了同样的结果，细胞能侵入接枝有 BMP－2 的水凝胶网络，促进 rhBMP－2 在体内的稳定释放和作用。

rhBMP－2 生成过程复杂、纯化难、造价昂贵等缺陷不利于临床使用。临床上，rhBMP－2 的用量至少达到 10 mg 时才能诱导脊柱修复[79－80]，这不仅导致了医疗成本的大幅度增加，还加大了 rhBMP－2 产生副作用的风险。因此，寻找一类结构和功能上与 BMP－2 类似却能起到低剂量高效的蛋白类物质，将具有很好的发展前景。

9.4.4　寡聚 BMP－2 多肽序列的发展

作为 rhBMP－2 的替代物，容易生产、不需化学交联就能与胶原蛋白作用且化学性质稳定的寡肽成为首选[81]。BMPs 首先与细胞表面的Ⅰ型和Ⅱ型受体结合从而激活细胞的成骨活性[82]。BMP－2 有两个抗原表位："腕表位"和"关节表位"。腕表位的功能是将 BMP IA 型受体与晶状的 BMP－2－BMP IA 型受体复合物的主要成分相结合[83]。而关节表位的功能是与 BMP Ⅱ型受体相结合[84－85]。因此不少研究致力于寻找 BMP－2 上起到关键性作用的核心区域。

Saito[86]等根据 BMP－2 关节表位的核心片段(第 73～92 个氨基酸)合成一个新的 BMP－2 片段，碱性磷酸酶活性明显提高，并且该片段能与细胞表面的Ⅰ型受体和Ⅱ型受体结合，将其固定到藻酸盐凝胶内后植入老鼠小腿肌肉后结果显示，该片段还能促进骨钙素的信使 RNA 的表达并能诱导异位钙化。

Lee[87]等合成了包含有 BMP－2 受体结合肽段中促进成骨分化的区域片段(oPDs)的自组装结构。oPDs 片段通过固相多肽合成法合成。结果证明，oPDs 片段与 BMP 受体之间有极强的结合能力，可诱导人骨髓间充质干细胞分化为成骨细胞。当细胞黏附在材料表面时，细胞内 Smad 蛋白(一种细胞开始成骨分化的标志物)被活化。因此，这种可以被作为细胞支架材料运用于骨再生当中。

9.5 万古霉素在骨修复材料中的应用

创伤后的骨组织缺损处常会伴有骨及周围软组织的感染，而现有 PMMA 骨水泥不具备抗感染能力，尤其是在注射骨水泥后的放热过程中有可能进一步导致组织的感染，从而导致严重的后果甚至在材料还未松动的情况下就会引发二次手术。万古霉素(Vancomycin)是一种三环糖肽类抗生素[88]，它能够有效地干扰细菌的细胞壁肽聚糖交联从而使细菌溶解，达到抗菌抗感染的功效。万古霉素对多种细菌均有着抗感染的功效，其中包含葡萄球菌、肠球菌、链球菌、芽孢杆菌、厌氧球菌、部分棒状杆菌、梭状芽孢杆菌等多种革兰阳性菌[89]。万古霉素杀死细菌的方式，是由于它能够阻断细菌的生殖繁衍和成长过程，万古霉素能够阻碍肽聚糖也就是细菌细胞壁结构中的关键组分来打断细胞壁的合成，会减缓细胞壁中磷脂和多肽的繁衍，从而起到抗菌灭菌的作用。万古霉素在感染治疗方面的作用主要有对于耐药菌感染的治疗和用在难辨梭菌酿成的抗生素耐药性的伪膜性肠炎的治疗。万古霉素除了对金黄色葡萄球菌、化脓链球菌、肺炎链球菌等有十分明显的效果，对难辨校状芽孢杆菌、炭疽杆菌、白喉杆菌等的作用效果也很良好。

在骨组织的细菌感染中常见的有金黄色葡萄球菌，以及耐甲氧西林金黄色葡萄球菌(methicillin－resistant staphylococcus aureus, MRSA)，在抵御这类细菌的感染中，万古霉素有着强效的作用。Van Staden[90]等将万古霉素加载至 CPC 骨水泥后发现可以显著提升 CPC 骨水泥的抗菌效果，并且其生物性能也有一定的提升，并且混合也导致升温速率有所下降。Luo[91]等研究发现万古霉素加载的 PMMA 骨水泥对慢性骨髓炎的治疗有着明显的效果提升。

Yu[92]等研究发现万古霉素联合妥布霉素使用对骨髓间充质干细胞存活率和增殖无不良影响。局部应用妥布霉素可能会干扰骨再生过程。而低浓度的万古霉素在体外可促进骨髓间充质干细胞的成骨分化，也可恢复受妥布霉素抑制的骨髓间充质干细胞的成骨潜能。Alessandro Bidossi[93]等将万古霉素和庆大霉素联用，获得了相似的结论，实验组可以有效地提升对于骨修复感染的治愈率和治疗效果。

Zhang[94]等设计的根据 pH 响应释放万古霉素的多功能 3D 打印多孔 Ti6Al4V 种植体(图 9.2)可以在感染性骨缺损的治疗中发挥作用，实验组的兔胫骨骨髓炎模型的治疗效果明显要好于对照组。

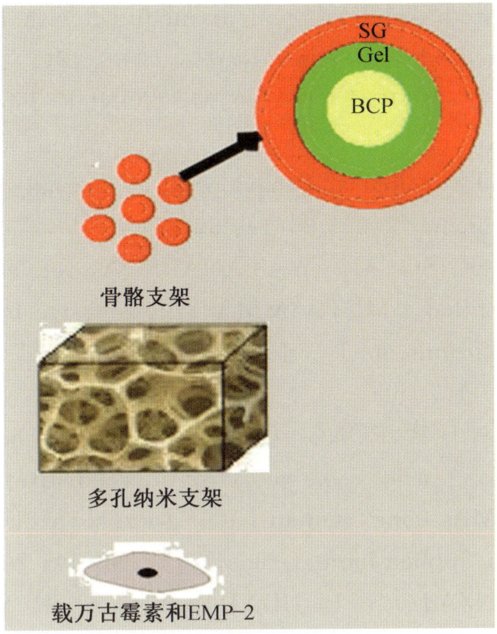

图 9.2　一种用于骨修复的负载万古霉素的纳米复合支架

本章参考文献

[1] SHINZATO S, NAKAMURA T, KOKUBO T, et al. A new bioactive bone cement: effect of glass bead filler content on mechanical and biological properties[J]. Journal of biomedical materials research, 2001, 54(4): 491-500.

[2] SHINZATO S, KOBAYASHI M, MOUSA W F, et al. Bioactive polymethyl methacrylate-based bone cement: Comparison of glass beads, apatite- and wollastonite-containing glass-ceramic, and hydroxyapatite fillers on mechanical and biological properties[J]. Journal of biomedical materials research, 2000, 51(2): 258-272.

[3] VÁZQUEZ B, GINEBRA M P, GIL X, et al. Acrylic bone cements modified with beta-TCP particles encapsulated with poly(ethylene glycol)[J]. Biomaterials, 2005, 26(20): 4309-4316.

[4] KIM S B, KIM Y J, YOON T L, et al. The characteristics of a hydroxyapatite-chitosan-PMMA bone cement[J]. Biomaterials, 2004, 25(26): 5715-5723.

[5] VALLO C I, MONTEMARTINI P E, FANOVICH M A, et al. Polym-

ethylmethacrylate-based bone cement modified with hydroxyapatite[J]. Journal of biomedical materials research, 1999, 48(2): 150-158.

[6] HERNÁNDEZ L, GURRUCHAGA M, GOÑI I. Injectable acrylic bone cements for vertebroplasty based on a radiopaque hydroxyapatite. Formulation and rheological behaviour[J]. Journal of materials science materials in medicine, 2009, 20(1): 89-97.

[7] LEE R R, OGISO M, WATANABE A, et al. Examination of hydroxyapatite filled 4-META/MMA-TBB adhesive bone cement in vitro and in vivo environment[J]. Journal of biomedical materials research, 1997, 38(1): 11-16.

[8] LAM W M, PAN H B, FONG M K, et al. In Vitro characterization of low modulus linoleic acid coated strontium-substituted hydroxyapatite containing PMMA bone cement [J]. Journal of biomedical materials research part B, applied biomaterials, 2011, 96(1): 76-83.

[9] GOTO K, SHINZATO S, FUJIBAYASHI S, et al. The biocompatibility and osteoconductivity of a cement containing beta-TCP for use in vertebroplasty[J]. Journal of biomedical materials research part A, 2006, 78(3): 629-637.

[10] LYE K W, TIDEMAN H, WOLKE J C, et al. Biocompatibility and bone formation with porous modified PMMA in normal and irradiated mandibular tissue[J]. Clinical oral implants research,2013, 100:100-109.

[11] DALL'OCA C, MALUTA T, CAVANI F, et al. The biocompatibility of porous vs non-porous bone cements: A new methodological approach[J]. European journal of histochemistry, 2014, 58(2): 2255.

[12] LYE K W, TIDEMAN H, WOLKE J C G, et al. Biocompatibility and bone formation with porous modified PMMA in normal and irradiated mandibular tissue[J]. Clinical oral implants research, 2013, 24(Suppl A100): 100-109.

[13] LOPES P, CORBELLINI M, FERREIRA B L, et al. New PMMA-co-EHA glass-filled composites for biomedical applications: mechanical properties and bioactivity[J]. Acta biomaterialia, 2009, 5(1): 356-362.

[14] LI B Q, LU X. Influence of Ti powder characteristics on the mechanical properties of porous Ti using space holder technique [J]. Acta metallurgica sinica (English letters), 2014, 27(2): 338-346.

[15] PARK J B. Bioceramics : properties, characterizations, and applications

[J]. Springer, 2009: 1934-1935.
[16] RAMAY H R, ZHANG M Q. Preparation of porous hydroxyapatite scaffolds by combination of the gel-casting and polymer sponge methods [J]. Biomaterials, 2003, 24(19): 3293-3302.
[17] KITSUGI T, YAMAMURO T, NAKAMURA T, et al. Four calcium phosphate ceramics as bone substitutes for non-weight-bearing[J]. Biomaterials, 1993, 14(3): 216-224.
[18] TSUKEOKA T, SUZUKI M, OHTSUKI C, et al. Mechanical and histological evaluation of a PMMA-based bone cement modified with γ-methacryloxypropyltrimethoxysilane and calcium acetate [J]. Biomaterials, 2006, 27(21): 3897-3903.
[19] WOODARD J R, HILLDORE A J, LAN S K, et al. The mechanical properties and osteoconductivity of hydroxyapatite bone scaffolds with multi-scale porosity[J]. Biomaterials, 2007, 28(1): 45-54.
[20] LIN D Y, WANG X X. A novel method to synthesize hydroxyapatite coating with hierarchical structure [J]. Colloids and surfaces B: Biointerfaces, 2011, 82(2): 637-640.
[21] LAQUERRIERE P, GRANDJEAN-LAQUERRIERE A, ADDADI-REBBAH S, et al. MMP-2, MMP-9 and their inhibitors TIMP-2 and TIMP-1 production by human monocytes in vitro in the presence of different forms of hydroxyapatite particles[J]. Biomaterials, 2004, 25(13): 2515-2524.
[22] LAQUERRIERE P, GRANDJEAN-LAQUERRIERE A, JALLOT E, et al. Importance of hydroxyapatite particles characteristics on cytokines production by human monocytes in vitro[J]. Biomaterials, 2003, 24(16): 2739-2747.
[23] XU Z L, SUN J, LIU C S, et al. Effect of hydroxyapatite nanoparticles of different concentrations on rat osteoblast[J]. Materials science forum, 2009, 610/611/612/613: 1364-1369.
[24] OHBA S, WANG W, ITOH S, et al. Acceleration of new bone formation by an electrically polarized hydroxyapatite microgranule/platelet-rich plasma composite[J]. Acta biomaterialia, 2012, 8(7): 2778-2787.
[25] HONG Y J, CHUN J S, LEE W K. Association of collagen with calcium phosphate promoted osteogenic responses of osteoblast-like MG63 cells [J]. Colloids and surfaces B: biointerfaces, 2011, 83(2): 245-253.

[26] MISRA D N. Adsorption of zirconyl salts and their acids on hydroxyapatite: use of the salts as coupling agents to dental polymer composites[J]. Journal of dental research, 1985, 64(12): 1405-1408.

[27] VAZ C M, REIS R L, CUNHA A M. Use of coupling agents to enhance the interfacial interactions in starch-EVOH/hydroxylapatite composites [J]. Biomaterials, 2002, 23(2): 629-635.

[28] PRAMANIK N, MOHAPATRA S, BHARGAVA P, et al. Chemical synthesis and characterization of hydroxyapatite (HAp)-poly (ethylene co vinyl alcohol) (EVA) nanocomposite using a phosphonic acid coupling agent for orthopedic applications[J]. Materials science and engineering: C, 2009, 29(1): 228-236.

[29] BORUM-NICHOLAS L, WILSON O C. Surface modification of hydroxyapatite. Part I. Dodecyl alcohol[J]. Biomaterials, 2003, 24(21): 3671-3679.

[30] AZEVEDO M C, REIS R L, CLAASE M B, et al. Development and properties of polycaprolactone/hydroxyapatite composite biomaterials[J]. Journal of materials Science: Materials in medicine, 2003, 14 (2): 103-107.

[31] WANG C X, TONG J. Interfacial strength of novel PMMA/HA/ nanoclay bone cement[J]. Bio-medical materials and engineering, 2008, 18(6): 367-375.

[32] RAI B, GRØNDAHL L, TRAU M. Combining chemistry and biology to create colloidally stable bionanohydroxyapatite particles: toward load-bearing bone applications[J]. Langmuir, 2008, 24(15): 7744-7749.

[33] ITO Y. Covalently immobilized biosignal molecule materials for tissue engineering[J]. Soft matter, 2007, 4(1): 46-56.

[34] YANG K, LEE J S, KIM J, et al. Polydopamine-mediated surface modification of scaffold materials for human neural stem cell engineering [J]. Biomaterials, 2012, 33(29): 6952-6964.

[35] MELKOUMIAN Z, WEBER J L, WEBER D M, et al. Synthetic peptide-acrylate surfaces for long-term self-renewal and cardiomyocyte differentiation of human embryonic stem cells[J]. Nature biotechnology, 2010, 28(6): 606-610.

[36] LUO R F, TANG L L, WANG J, et al. Improved immobilization of biomolecules to quinone-rich polydopamine for efficient surface

functionalization[J]. Colloids and surfaces B: Biointerfaces, 2013, 106: 66-73.

[37] LIAO J G. Surface modification of nano-hydroxyapatite with silane agent [J]. Journal of inorganic materials, 2008, 23(1): 145-149.

[38] LIU Q, CUI H X, GU W. Surface modification of nano-silica by silane coupling agent KH-570 [J]. Nanoscience & technology, 2009, 6 (3): 15-18.

[39] MA S R, SHI L Y, FENG X, et al. Graft modification of ZnO nanoparticles with silane coupling agent KH570 in mixed solvent [J]. Journal of Shanghai university (English edition), 2008, 12(3): 278-282.

[40] 全大萍，李世普，袁润章，等. 聚 DL—丙交酯/羟基磷灰石(PDLLA/HA)复合材料：Ⅱ：硅烷偶联剂处理羟基磷灰石表面的作用研究[J]. 复合材料学报，2000，17(4)：114-118.

[41] FAN X, CHEN J, RUAN J M, et al. Preparation and properties of poly (lactide-co-glycolide)/bone meals composite materials [J]. Polymer-plastics technology and engineering, 2010, 49(3): 309-315.

[42] DUPRAZ A M P, MEER S A T V D, DE WIJN J R, et al. Biocompatibility screening of silane-treated hydroxyapatite powders, for use as filler in resorbable composites [J]. Journal of materials science: Materials in medicine, 1996, 7(12): 731-738.

[43] LEE H, DELLATORE S M, MILLER W M, et al. Mussel-inspired surface chemistry for multifunctional coatings [J]. Science, 2007, 318 (5849): 426-430.

[44] CHIEN C Y, LIU T Y, KUO W H, et al. Dopamine-assisted immobilization of hydroxyapatite nanoparticles and RGD peptides to improve the osteoconductivity of titanium [J]. Journal of biomedical materials research part A, 2013, 101(3): 740-747.

[45] SUN Y H, DENG Y, YE Z Y, et al. Peptide decorated nano-hydroxyapatite with enhanced bioactivity and osteogenic differentiation via polydopamine coating [J]. Colloids and surfaces B: Biointerfaces, 2013, 111: 107-116.

[46] KIM H K, KIM J H, PARK D S, et al. Osteogenesis induced by a bone forming peptide from the prodomain region of BMP-7 [J]. Biomaterials, 2012, 33(29): 7057-7063.

[47] QUAN C Y, TANG Y, LIU Z Z, et al. Effect of modification degree of

nanohydroxyapatite on bio compatibility and mechanical property of injectable poly(methylmethacrylate)-based bone cement[J]. Journal of biomedical materials research part B,2016, 104(3):576-584.

[48] ITOKAWA H, HIRAIDE T, MORIYA M, et al. A 12 month in vivo study on the response of bone to a hydroxyapatite-polymethylmethacrylate cranioplasty composite[J]. Biomaterials, 2007, 28(33): 4922-4927.

[49] LABELLA R, BRADEN M, DEB S. Novel hydroxyapatite-based dental composites[J]. Biomaterials, 1994, 15(15): 1197-1200.

[50] LIU Q, DE WIJN J R, VAN BLITTERSWIJK C A. Covalent bonding of PMMA, PBMA, and poly (HEMA) to hydroxyapatite particles [J]. Journal of biomedical materials research, 1998, 40(2): 257-263.

[51] ISHIHARA K, NAKABAYASHI N. Adhesive bone cement both to bone and metals: 4-META in MMA initiated with tri-n-butyl borane [J]. Journal of biomedical materials research, 1989,23(12):1475-1482.

[52] CHU K T, OSHIDA Y, HANCOCK E B, et al. Hydroxyapatite/PMMA composites as bone cements[J]. Bio-medical materials and engineering, 2004, 14(1): 87-105.

[53] MOURSI A M, WINNARD A V, WINNARD P L, et al. Enhanced osteoblast response to a polymethylmethacrylate-hydroxyapatite composite[J]. Biomaterials, 2002, 23(1): 133-144.

[54] SOLEYMANI E B S, BAKHSHESHI-RAD H R, KARBASI S, et al. Polymethyl methacrylate- based bone cements containing carbon nanotubes and graphene oxide: an overview of physical, mechanical, and biological properties[J]. Polymers, 2020, 12(7):1469.

[55] KWON S Y, KIM Y S, WOO Y K, et al. Hydroxyapatite impregnated bone cement: in vitro and in vivo studies[J]. Bio-medical materials and engineering, 1997, 7(2): 129-140.

[56] SINGH M K, SHOKUHFAR T, DE ALMEIDA GRACIO J J, et al. Hydroxyapatite modified with carbon-nanotube-reinforced poly (methyl methacrylate): a nanocomposite material for biomedical applications[J]. Advanced functional materials, 2008, 18(5): 694-700.

[57] NI G X, LU W W, CHIU K Y, et al. Strontium-containing hydroxyapatite (Sr-HA) bioactive cement for primary hip replacement: An in vivo study[J]. Journal of biomedical materials research part B: Applied biomaterials, 2006, 77B(2): 409-415.

[58] THAM W L, CHOW W S, MOHD ISHAK Z A. The effect of 3-(trimethoxysilyl) propyl methacrylate on the mechanical, thermal, and morphological properties of poly(methyl methacrylate)/hydroxyapatite composites[J]. Journal of applied polymer science, 2010, 118(1): 218-228.

[59] ATTENELLO N H, MAAS C S. Injectable fillers: review of material and properties[J]. Facial plastic surgery, 2015, 31(1): 29-34.

[60] DAI K R, LIU Y K, PARK J B, et al. Bone-particle-impregnated bone cement: An in vivo weight-bearing study[J]. Journal of biomedical materials research, 1991, 25(2): 141-156.

[61] KLOTZ B J, GAWLITTA D, ROSENBERG A J W P, et al. Gelatin-methacryloyl hydrogels: Towards biofabrication-based tissue repair[J]. Trends in biotechnology, 2016, 34(5): 394-407.

[62] MOORE A N, HARTGERINK J D. Self-assembling multidomain peptide nanofibers for delivery of bioactive molecules and tissue regeneration[J]. Accounts of chemical research, 2017, 50(4): 714-722.

[63] URIST M R. Bone: formation by autoinduction[J]. Science, 1965, 150(3698): 893-899.

[64] SAMPATH T K, REDDI A H. Dissociative extraction and reconstitution of extracellular matrix components involved in local bone differentiation[J]. Proceedings of the national academy of sciences of the United States of America, 1981, 78(12): 7599-7603.

[65] YILGOR P, SOUSA R A, REIS R L, et al. Effect of scaffold architecture and BMP-2/BMP-7 delivery on in vitro bone regeneration[J]. Journal of materials science materials in medicine, 2010, 21(11): 2999-3008.

[66] POUNTOS I, GEORGOULI T, HENSHAW K, et al. The effect of bone morphogenetic protein-2, bone morphogenetic protein-7, parathyroid hormone, and platelet-derived growth factor on the proliferation and osteogenic differentiation of mesenchymal stem cells derived from osteoporotic bone[J]. Journal of orthopaedic trauma, 2010, 24(9): 552-556.

[67] KANN S, CHIU R, MA T, et al. OP-1 (BMP-7) stimulates osteoprogenitor cell differentiation in the presence of polymethylmethacrylate particles[J]. Journal of biomedical materials

research part A, 2010, 94(2): 485-488.
[68] ROSEN V. BMP2 signaling in bone development and repair[J]. Cytokine & growth factor reviews, 2009, 20(5/6): 475-480.
[69] EHLERT N, HOFFMANN A, LUESSENHOP T, et al. Amino-modified silica surfaces efficiently immobilize bone morphogenetic protein 2 (BMP2) for medical purposes[J]. Acta biomaterialia, 2011, 7(4): 1772-1779.
[70] MOORE N M, LIN N J, GALLANT N D, et al. Synergistic enhancement of human bone marrow stromal cell proliferation and osteogenic differentiation on BMP-2-derived and RGD peptide concentration gradients[J]. Acta biomaterialia, 2011, 7(5): 2091-2100.
[71] HEO S Y, KO S C, NAM S Y, et al. Fish bone peptide promotes osteogenic differentiation of MC3T3-E1 pre-osteoblasts through upregulation of MAPKs and Smad pathways activated BMP-2 receptor[J]. Cell biochemistry and function, 2018, 36(3): 137-146.
[72] SAITO T, OGAWA M, HATA Y, et al. Acceleration effect of human recombinant bone morphogenetic protein-2 on differentiation of human pulp cells into odontoblasts[J]. Journal of endodontics, 2004, 30(4): 205-208.
[73] WANG E A, ROSEN V, D'ALESSANDRO J S, et al. Recombinant human bone morphogenetic protein induces bone formation [J]. Proceedings of the national academy of sciences of the United States of America, 1990, 87(6): 2220-2224.
[74] ZHANG J, ZHOU H J, YANG K, et al. RhBMP-2-loaded calcium silicate/calcium phosphate cement scaffold with hierarchically porous structure for enhanced bone tissue regeneration[J]. Biomaterials, 2013, 34(37): 9381-9392.
[75] 龚跃昆，彭吾训，李彪，等. bFGF/BMP/AACB复合物修复犬股骨头缺损坏死模型的实验研究[J]. 中华创伤骨科杂志，2006，8(3)：248-251.
[76] KOKUBO S, FUJIMOTO R, YOKOTA S, et al. Bone regeneration by recombinant human bone morphogenetic protein-2 and a novel biodegradable carrier in a rabbit ulnar defect model[J]. Biomaterials, 2003, 24(9): 1643-1651.
[77] LUTOLF M P, LAUER-FIELDS J L, SCHMOEKEL H G, et al. Synthetic matrix metalloproteinase-sensitive hydrogels for the conduction

of tissue regeneration: Engineering cell-invasion characteristics [J]. Proceedings of the national academy of sciences of the United States of America, 2003, 100(9): 5413-5418.
[78] PRATT A B, WEBER F E, SCHMOEKEL H G, et al. Synthetic extracellular matrices for in situ tissue engineering[J]. Biotechnology and bioengineering, 2004, 86(1): 27-36.
[79] BODEN S D, KANG J, SANDHU H, et al. Use of recombinant human bone morphogenetic protein-2 to achieve posterolateral lumbar spine fusion in humans: a prospective, randomized clinical pilot trial: 2002 volvo award in clinical studies[J]. Spine, 2002, 27(23): 2662-2673.
[80] GOVENDER S, CSIMMA C, GENANT H K, et al. Recombinant human bone morphogenetic protein-2 for treatment of open tibial fractures: a prospective, controlled, randomized study of four hundred and fifty patients [J]. The journal of bone and joint surgery American volume, 2002, 84 (12): 2123-2134.
[81] LEE J Y, CHOO J E, CHOI Y S, et al. Assembly of collagen-binding peptide with collagen as a bioactive scaffold for osteogenesis in vitro and in vivo[J]. Biomaterials, 2007, 28(29): 4257-4267.
[82] ATTISANO L, WRANA J L, LÓPEZ-CASILLAS F, et al. TGF-β receptors and actions[J]. Biochimica et biophysica acta (BBA)-molecular cell research, 1994, 1222(1): 71-80.
[83] KIRSCH T, SEBALD W, DREYER M K. Crystal structure of the BMP-2-BRIA ectodomain complex[J]. Nature structural biology, 2000, 7(6): 492-496.
[84] KIRSCH T, NICKEL J, SEBALD W. BMP-2 antagonists emerge from alterations in the low-affinity binding epitope for receptor BMPR-Ⅱ [J]. The EMBO journal, 2000, 19(13): 3314-3324.
[85] KNAUS P, SEBALD W. Cooperativity of binding epitopes and receptor chains in the BMP/TGFbeta superfamily[J]. Biological chemistry, 2001, 382(8): 1189-1195.
[86] SAITO A, SUZUKI Y, OGATA S I, et al. Prolonged ectopic calcification induced by BMP-2-derived synthetic peptide[J]. Journal of biomedical materials research part A, 2004, 70(1): 115-121.
[87] LEE J Y, CHOO J E, CHOI Y S, et al. Osteoblastic differentiation of human bone marrow stromal cells in self-assembled BMP-2 receptor-

binding peptide-amphiphiles[J]. Biomaterials, 2009, 30(21): 3532-3541.

[88]CAMAIONE L, ELLIOTT K, VAN STEELE M, et al. Vancomycin[J]. Phamacotherapy, 2013, 33(12): 1278-1287.

[89]SHI Y. Vancomycin [J]. Chinese journal of tuberculosis and respiratory disease, 2015, 38(6): 426.

[90] VAN STADEN A D, DICKS L M T. Calcium orthophosphate-based bone cements (CPCs): Applications, antibiotic release and alternatives to antibiotics[J]. Journal of applied biomaterials & functional materials, 2012, 10(1): 2-11.

[91] LUO S C, JIANG T M, YANG Y N, et al. Combination therapy with vancomycin-loaded calcium sulfate and vancomycin-loaded PMMA in the treatment of chronic osteomyelitis[J]. BMC musculoskeletal disorders, 2016, 17(1): 502.

[92] YU L J, FEI Q, LIN J S, et al. The osteogenic effect of local delivery of vancomycin and tobramycin on bone marrow stromal cells[J]. Infection and drug resistance, 2020, 13: 2083-2091.

[93] BIDOSSI A, BOTTAGISIO M, LOGOLUSO N, et al. In vitro evaluation of gentamicin or vancomycin containing bone graft substitute in the prevention of orthopedic implant-related infections[J]. International journal of molecular sciences, 2020, 21(23): 9250.

[94] ZHANG T, WEI Q G, ZHOU H, et al. Sustainable release of vancomycin from micro-arc oxidised 3D-printed porous Ti6Al4V for treating methicillin-resistant Staphylococcus aureus bone infection and enhancing osteogenesis in a rabbit tibia osteomyelitis model [J]. Biomaterials science, 2020, 8(11): 3106-3115.

名词索引

G

H

J

K

L